酸素が足りないぞ！
呼吸しろ！
酸素
酸素
ふあ〜
目の断面図
水晶体
虹彩
角膜
網膜
網膜の上に結ばれる像は上下左右が反対になっている。この像は、視神経をとおして、脳で正しい向きで認識される。
近視
近視用レンズ
水晶体
網膜
遠視
遠視用レンズ
男性ホルモン
女性ホルモン
神経細胞体
神経せんい
神経細胞
明るいとき
爪の構造
半規管
リンパ液が動く
内耳のなかのようす
蝸牛
ニャー
ズル
ニャー
鼓膜
外の気圧
中の気圧
耳の内部のようす
抗原退治だ！
脳幹
ねむっているあいだも、脳幹ははたらいている。
角質層
表皮
真皮
皮下脂肪
染色体
細胞
DNA
はたらきストップ!!
あたたかいときのはだ
汗腺
毛穴
立毛筋
肌はだがたつと……
皮ふがもちあがる
立毛筋がちぢむ
涙をつくる涙腺
食べることによって消化ホルモンが分泌されることも……
ヒリ ヒリ
爪の構造
爪体
（爪の本体）
爪半月

これだけは
知っておきたい

からだの大《だい》常《じょう》識《しき》

丸山　敬　監修

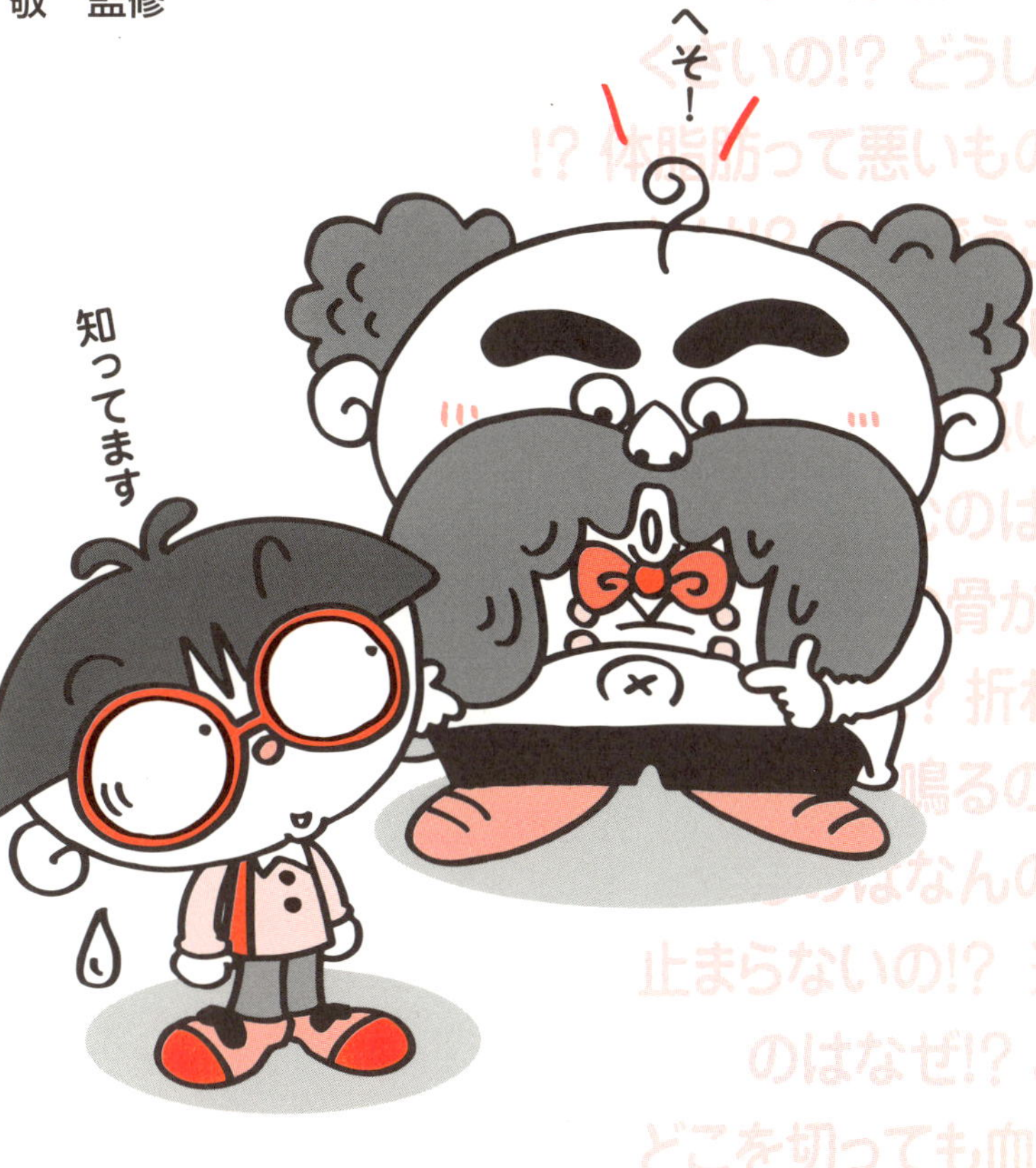

これだけは知っておきたい

からだの大常識

もくじ

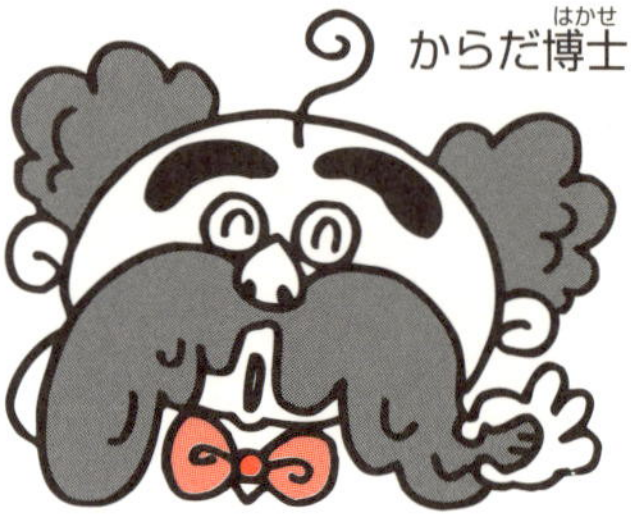

脳《のう》と感覚器官《かんかくきかん》のふしぎ

からだの
いろんなひみつが
わかるのじゃ。
ホッホッホ

からだを守るしくみのひみつ

成長《せいちょう》のひみつ・誕生《たんじょう》のふしぎ

健康《けんこう》・病気・ケガのひみつ

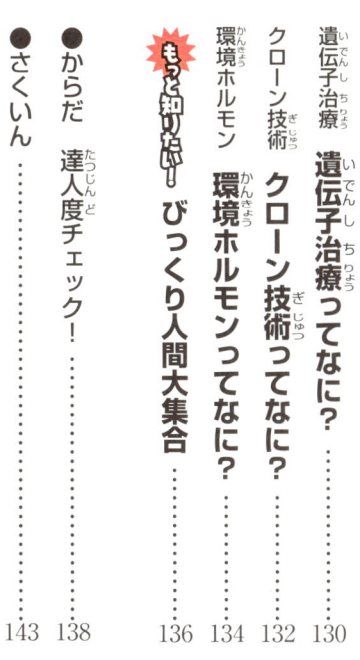

からだの超《ちょう》きほん 食べものの消化

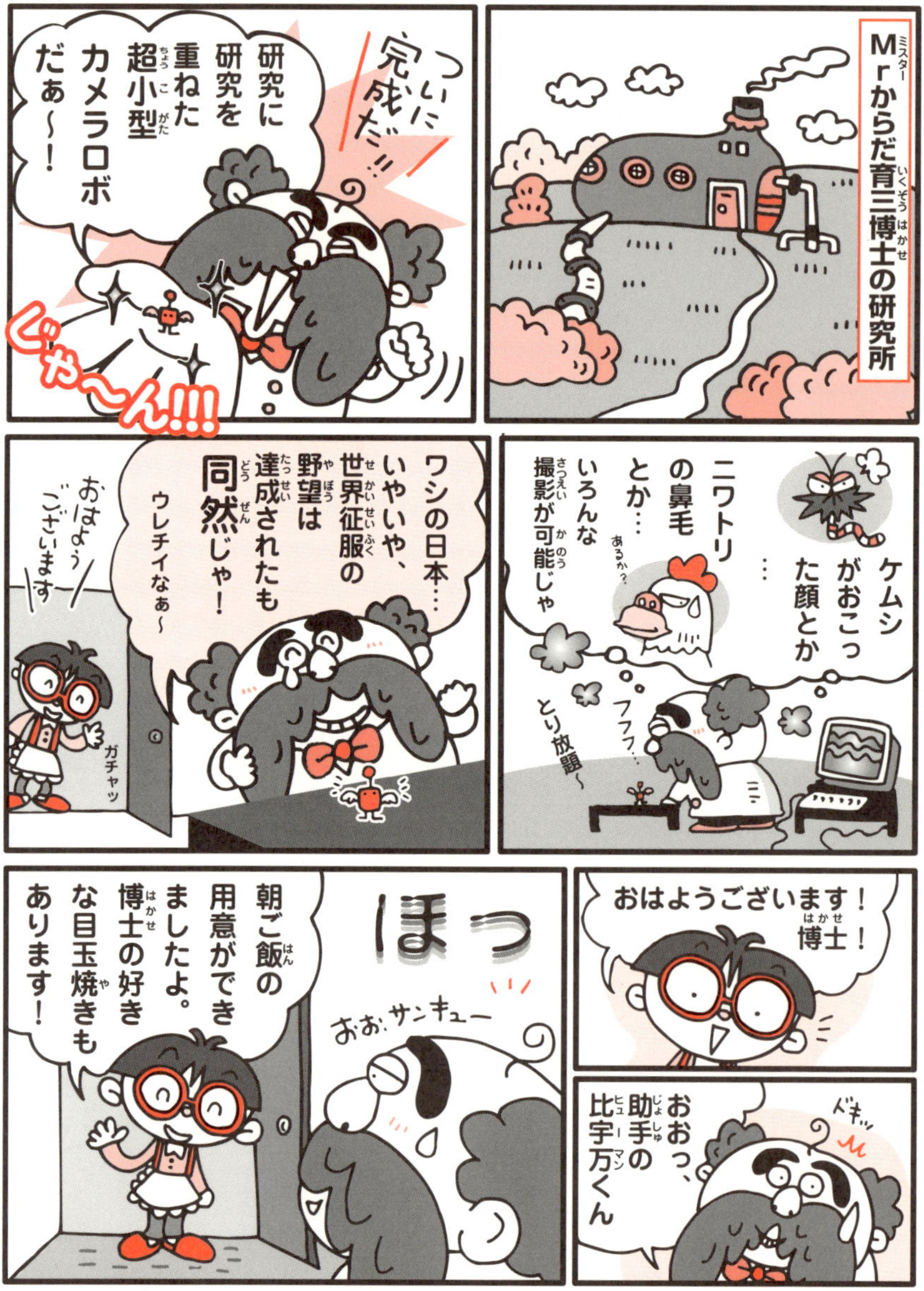

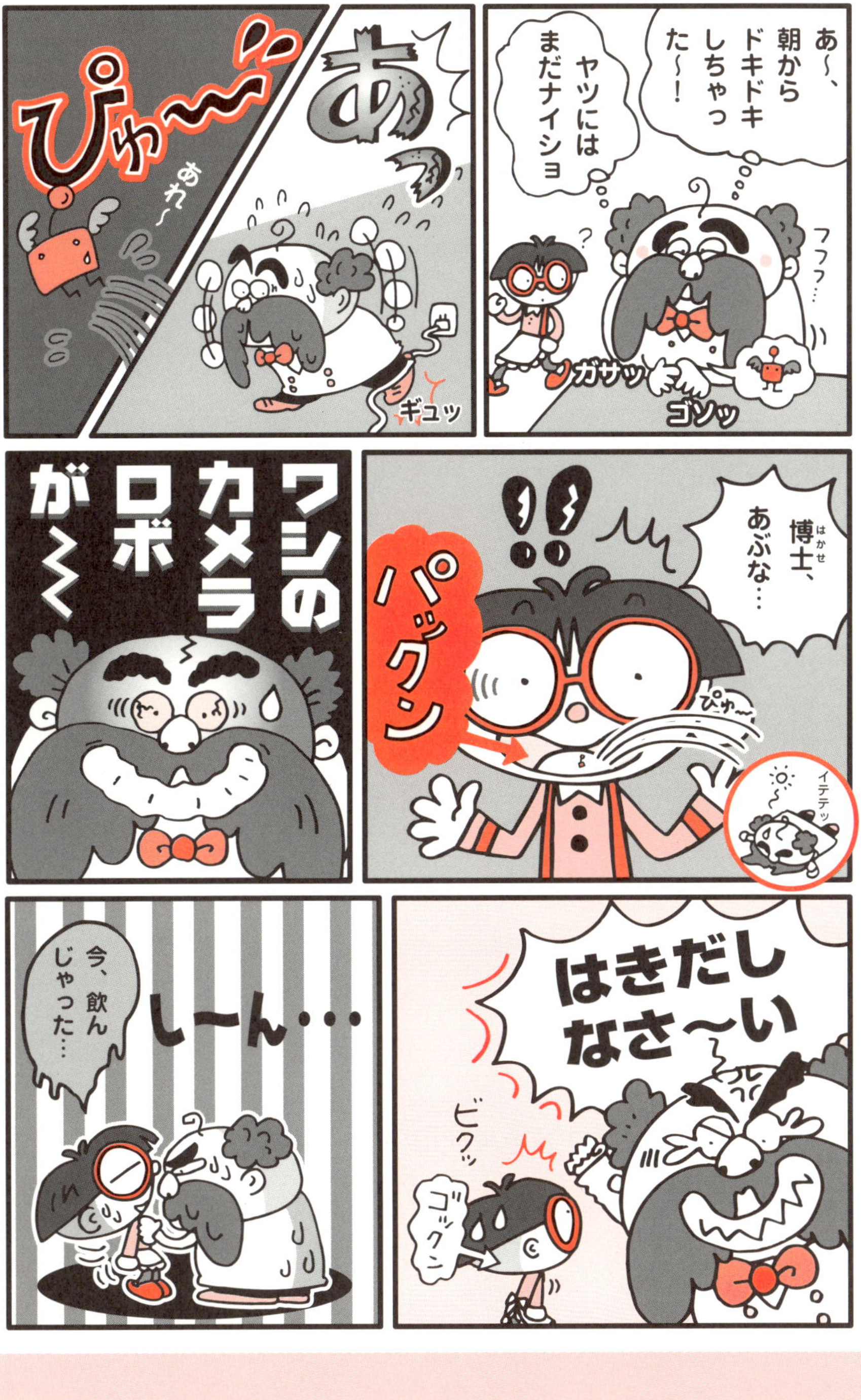

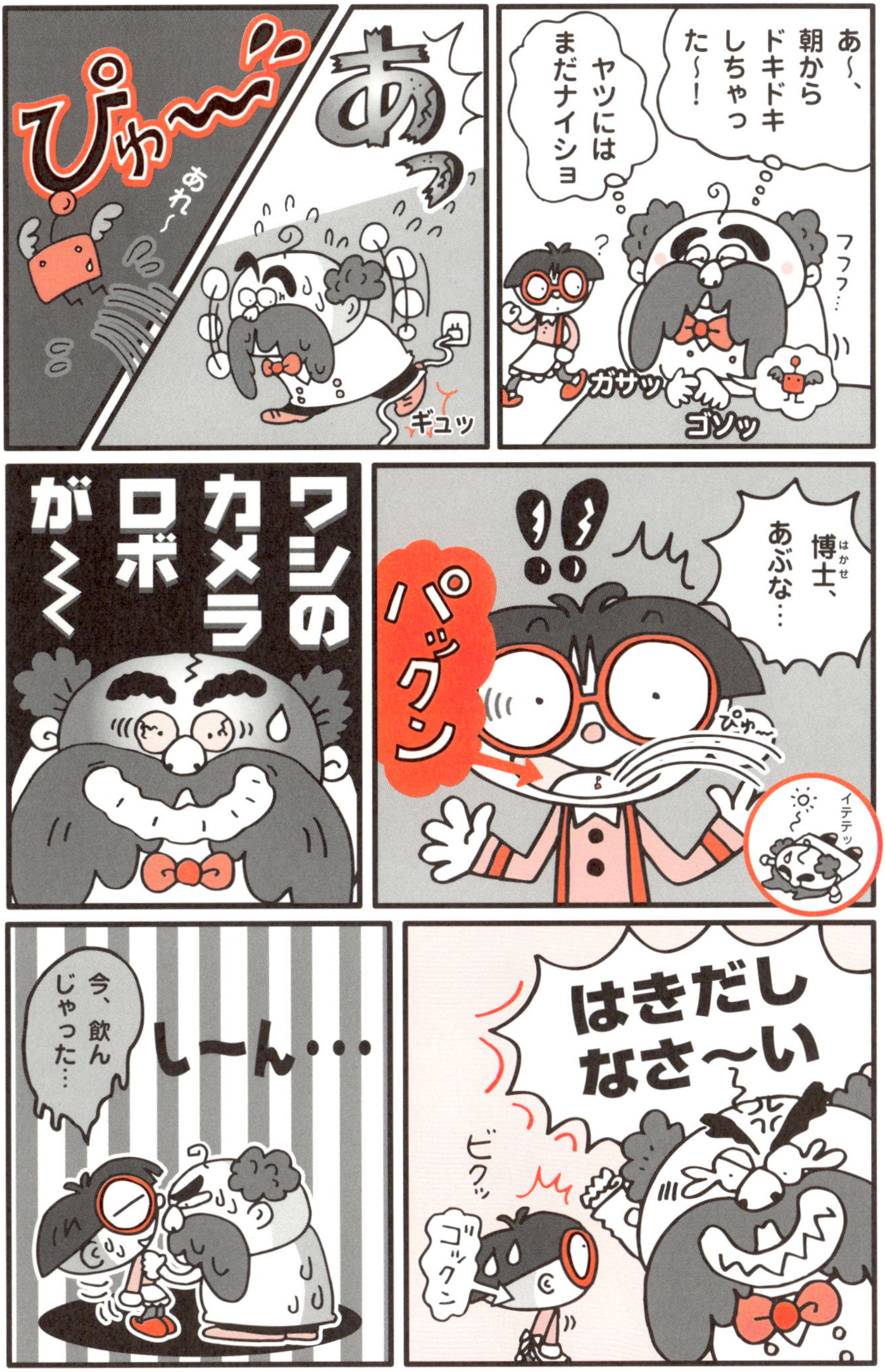

あ〜、朝からドキドキしちゃった〜〜！
ヤツにはまだナイショ
？
フフフ…
ガサッ
ゴソッ
あっ
ギュッ
ぴゅ〜〜
あれ〜
!!
博士《はかせ》、あぶな…
パクン
ぴゅ〜
イテテッ
ワシのカメラロボが〜〜
はきだしなさ〜い
ビクッ
ゴックン
しーん…
今、飲んじゃった…

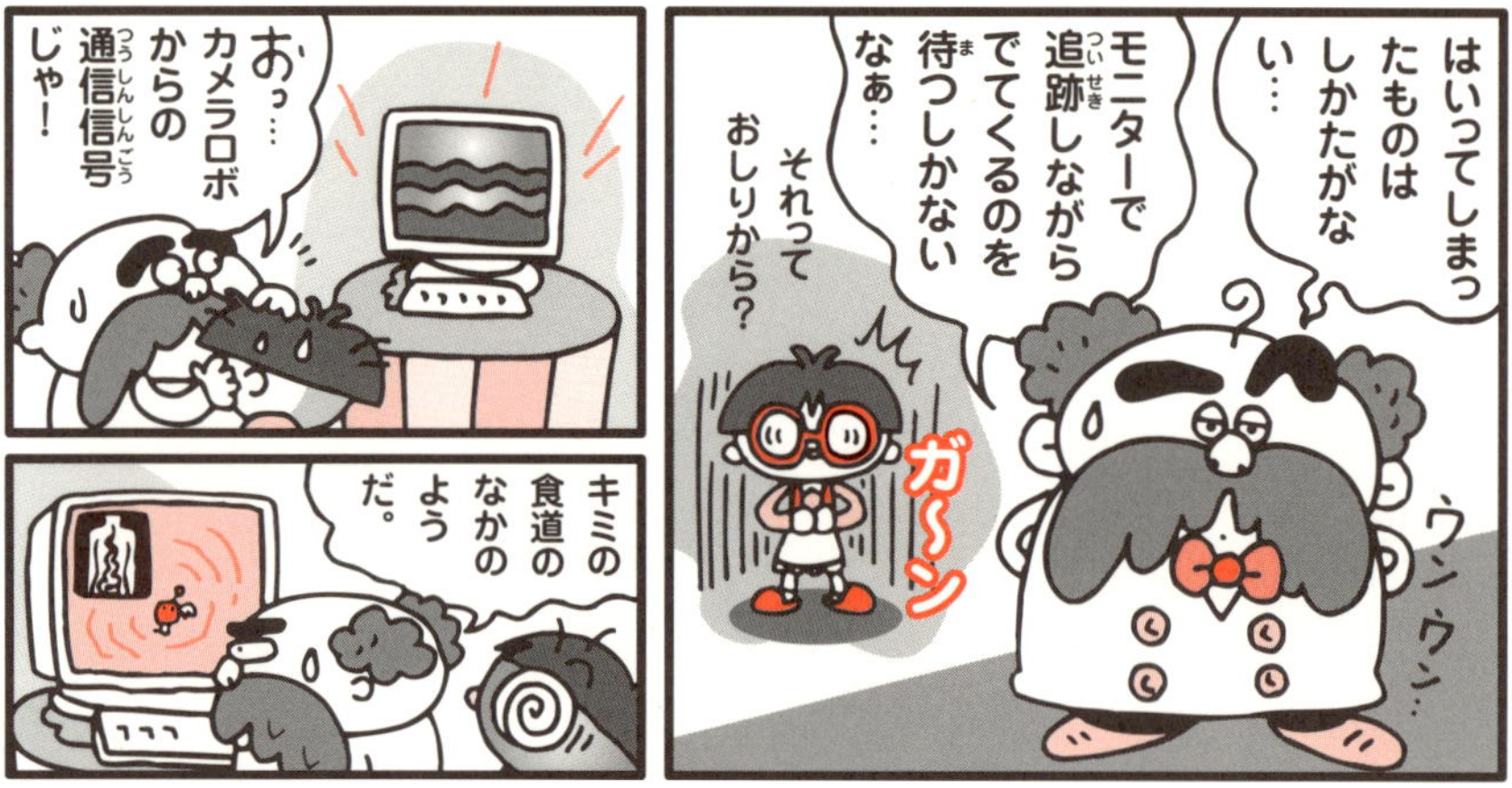
おっ…カメラロボからの通信《つうしん》信号《しんごう》じゃ!
キミの食道のなかのようだ。
はいってしまったものはしかたがない…
モニターで追跡《ついせき》しながらでてくるのを待《ま》つしかないなぁ…
それっておしりから?
ガ～ン
ウン、ウン…

口と食道のようす

8:00

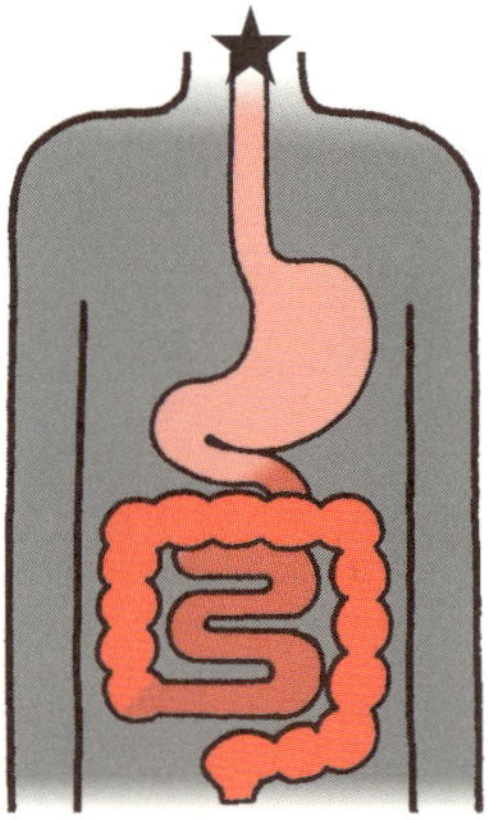
★

飲みこんだ直後

口→食道

消化液《しょうかえき》は食べものをからだに吸収《きゅうしゅう》しやすいものに分解《ぶんかい》するのじゃ。

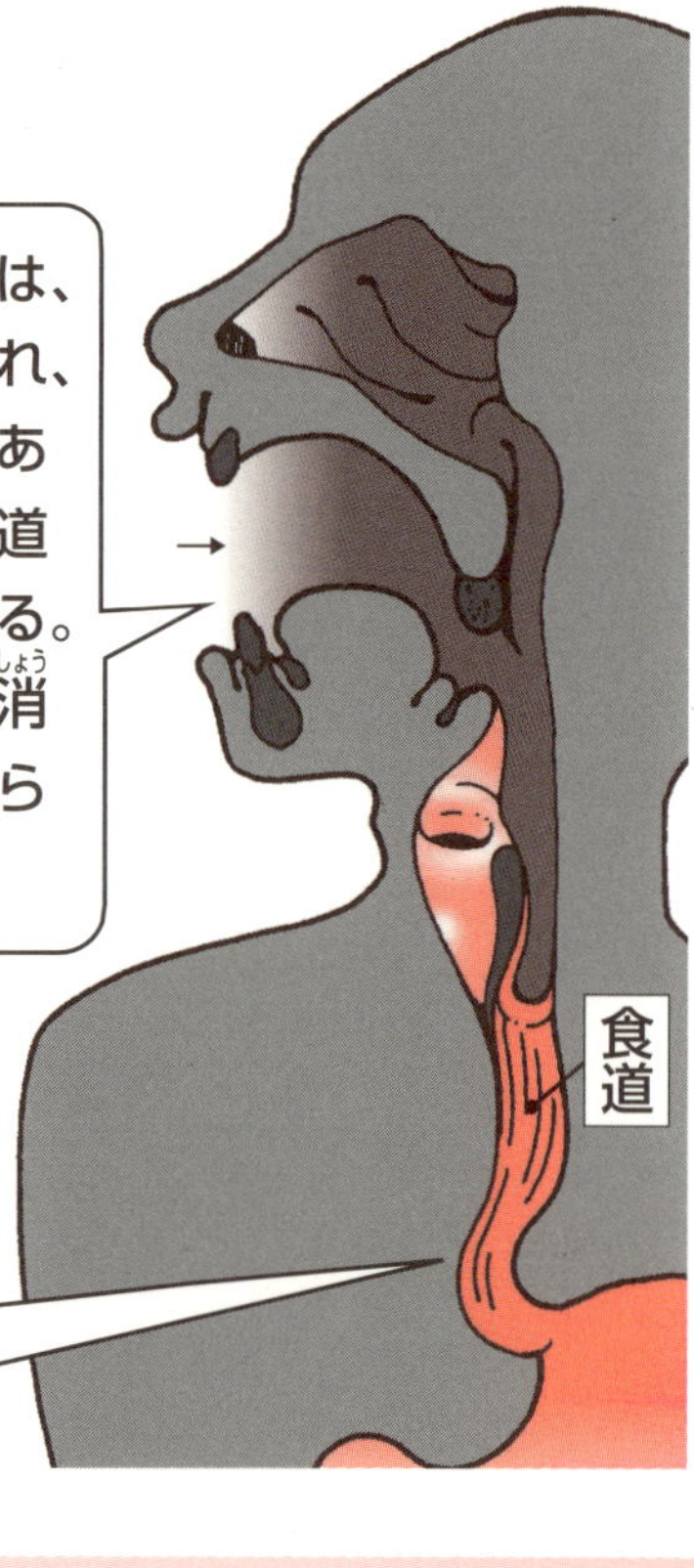
→
食道

食べたものは、歯でくだかれ、だ液《えき》と混《ま》ぜあわされ、食道におくられる。だ液《えき》には、消《しょう》化液《かえき》のはたらきもある。

食道のかべは、食べものがはいってくると、前側《まえがわ》がゆるみ、後《うし》ろ側《がわ》がちぢむというぜん動《どう》運動をはじめ、食べものを胃《い》におくりこむ。

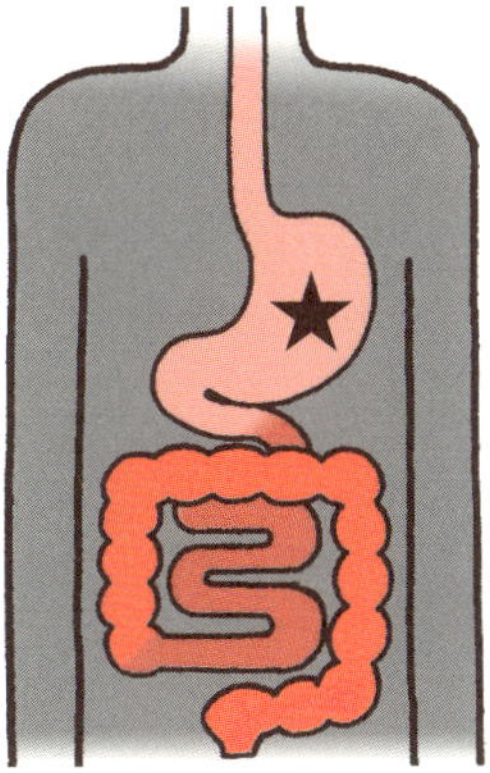

口→食道→胃《い》

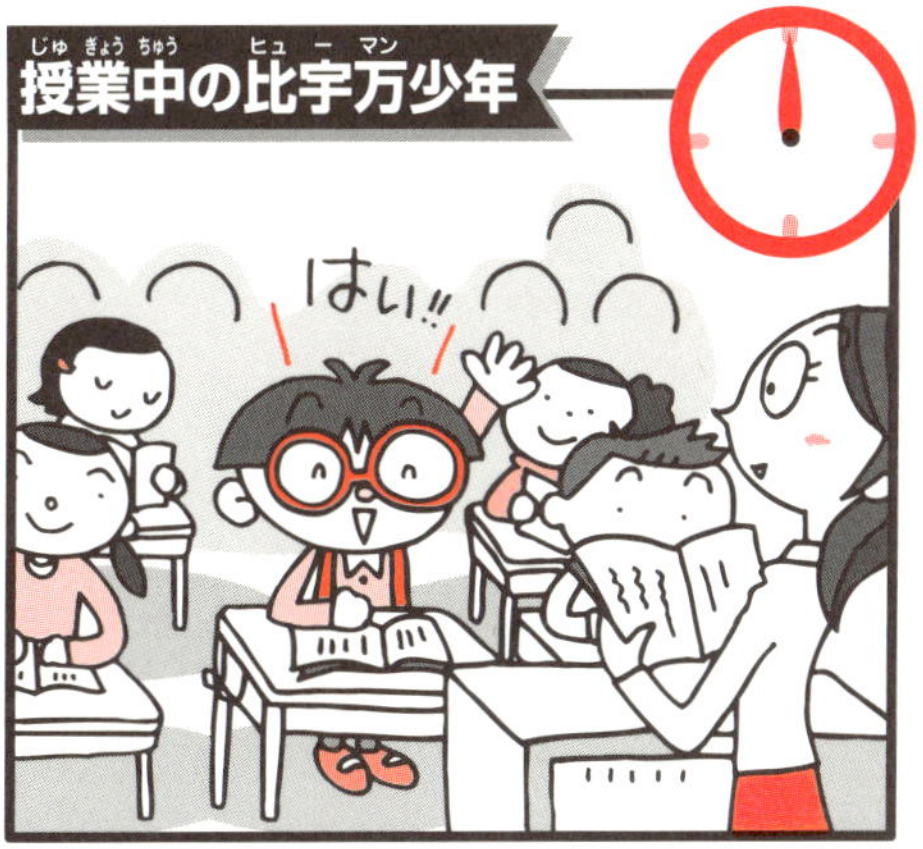

12:00

授業《じゅぎょう》をうけているころ……
（飲みこんでから約《やく》4時間後）

胃《い》のようす

胃《い》の筋肉《きんにく》は3つの層《そう》にわかれている。それぞれたて、よこ、ななめにのびちぢみするようにできていて、食べものをしっかり混《ま》ぜあわせている。

胃《い》のかべの内側《うちがわ》は、ひだになっていて、その表面からは胃《い》液《えき》という消化液《しょうかえき》がでている。

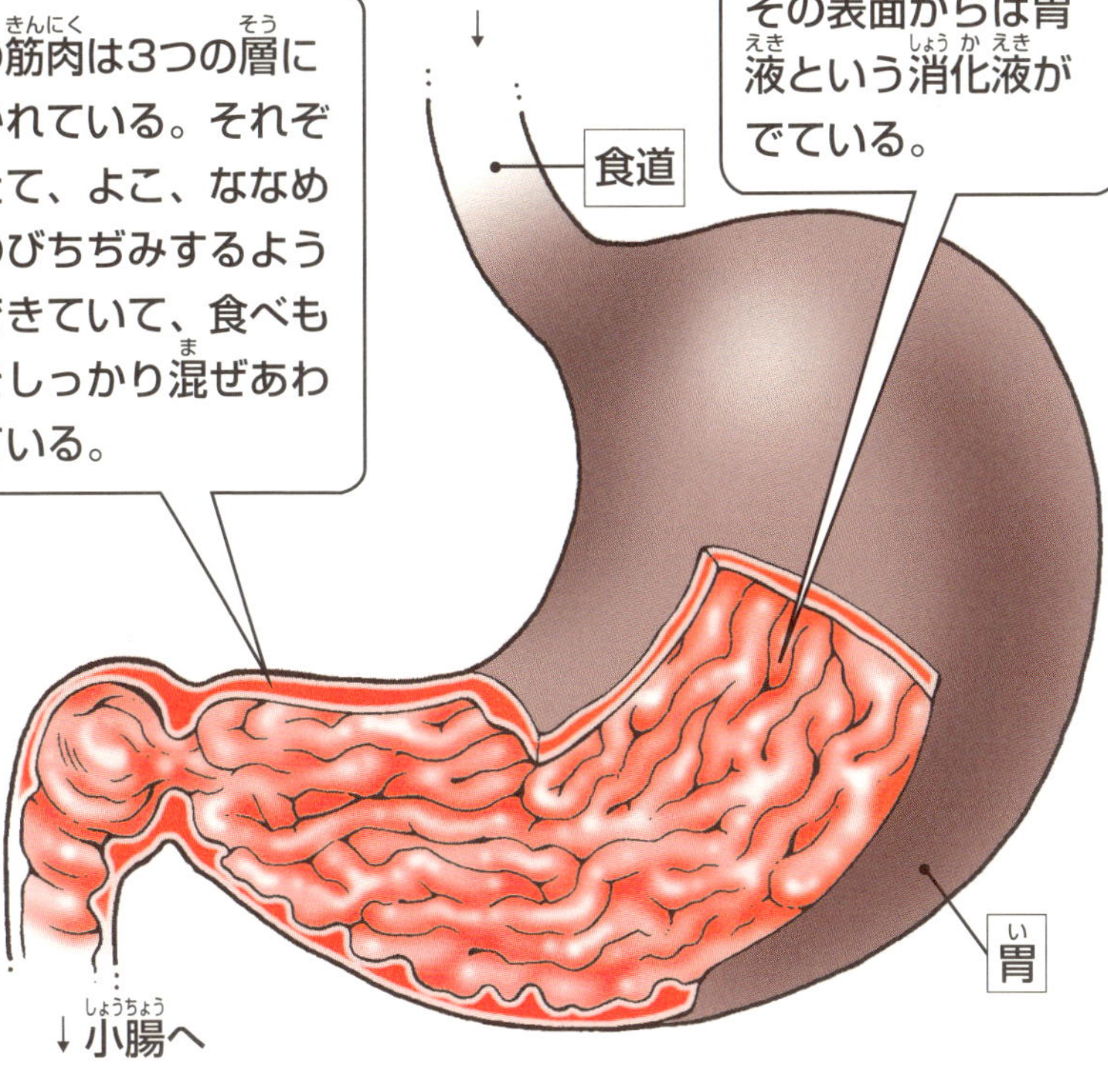

給食中《きゅうしょくちゅう》の比宇万《ヒューマン》少年

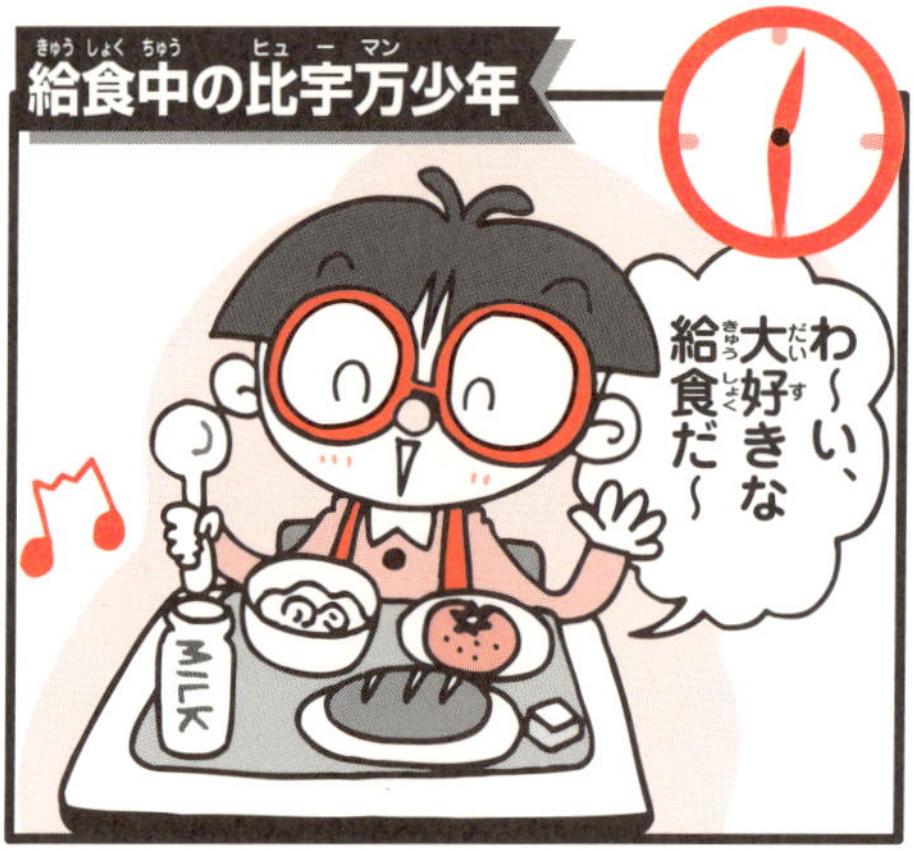
わ〜い、大好《だいす》きな給食《きゅうしょく》だ〜
MILK

12:30

給食《きゅうしょく》を食べるころ……
（飲みこんでから約《やく》4〜5時間後）

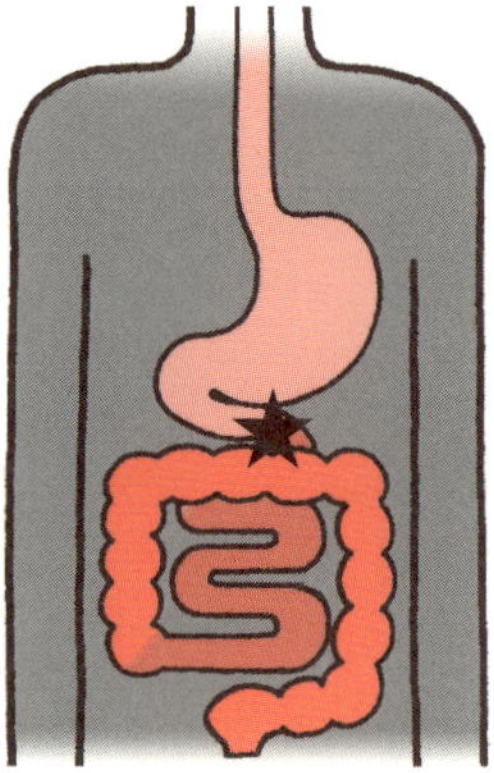

口→食道→胃《い》→小腸《しょうちょう》

小腸《しょうちょう》とすい臓《ぞう》・胆《たん》のうのようす

＊十二指腸《じゅうにしちょう》は小腸《しょうちょう》の一部で、入り口から20cmぐらいまでの部分をさす。すい臓《ぞう》は胃《い》の後《うし》ろにあり、この図は胃《い》をはぶいた状態《じょうたい》になっている。

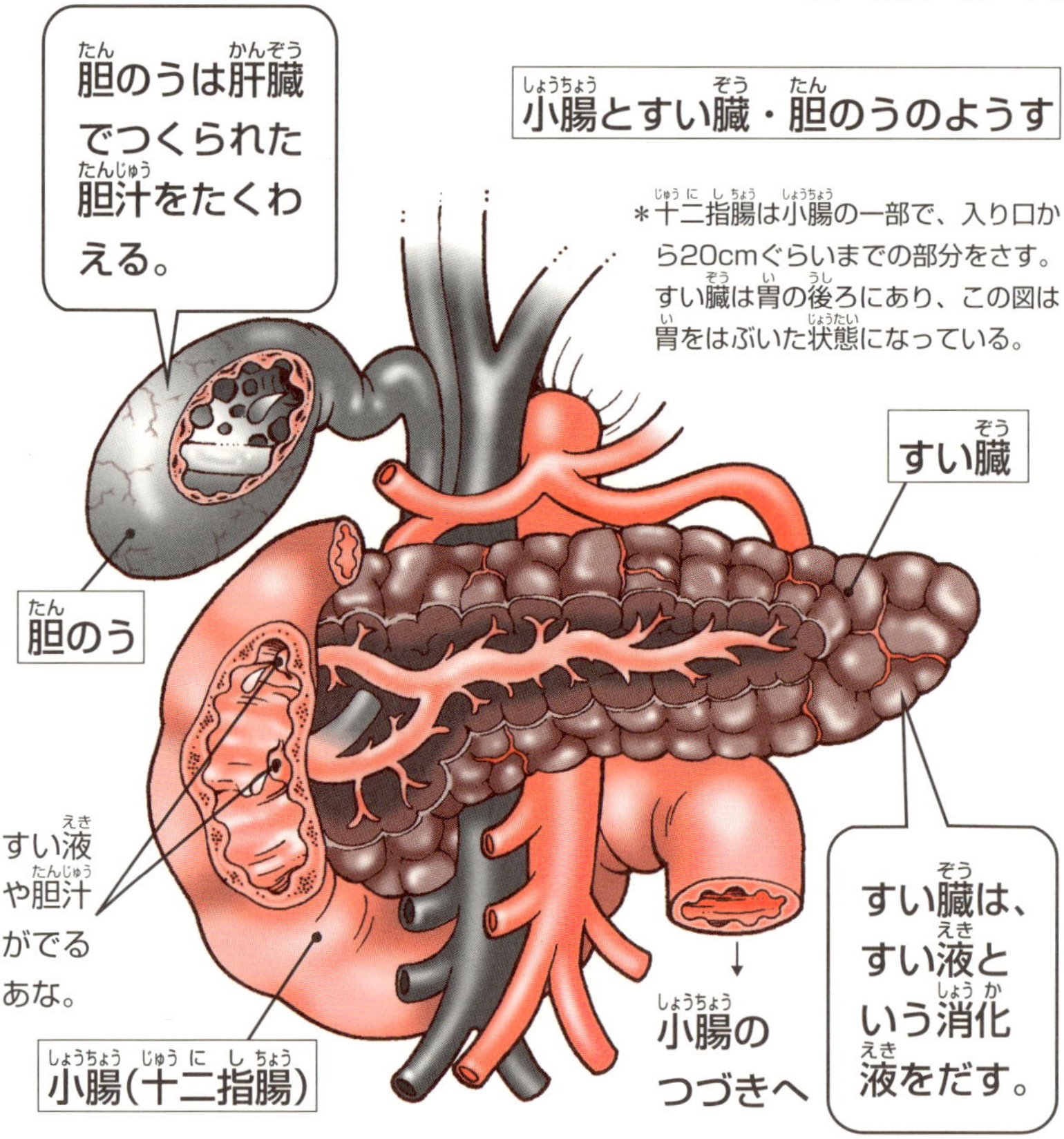
胆《たん》のうは肝臓《かんぞう》でつくられた胆汁《たんじゅう》をたくわえる。
すい臓《ぞう》
胆《たん》のう
すい液《えき》や胆汁《たんじゅう》がでるあな。
小腸《しょうちょう》(十二指腸《じゅうにしちょう》)
小腸《しょうちょう》のつづきへ
すい臓《ぞう》は、すい液《えき》という消化《しょうか》液《えき》をだす。

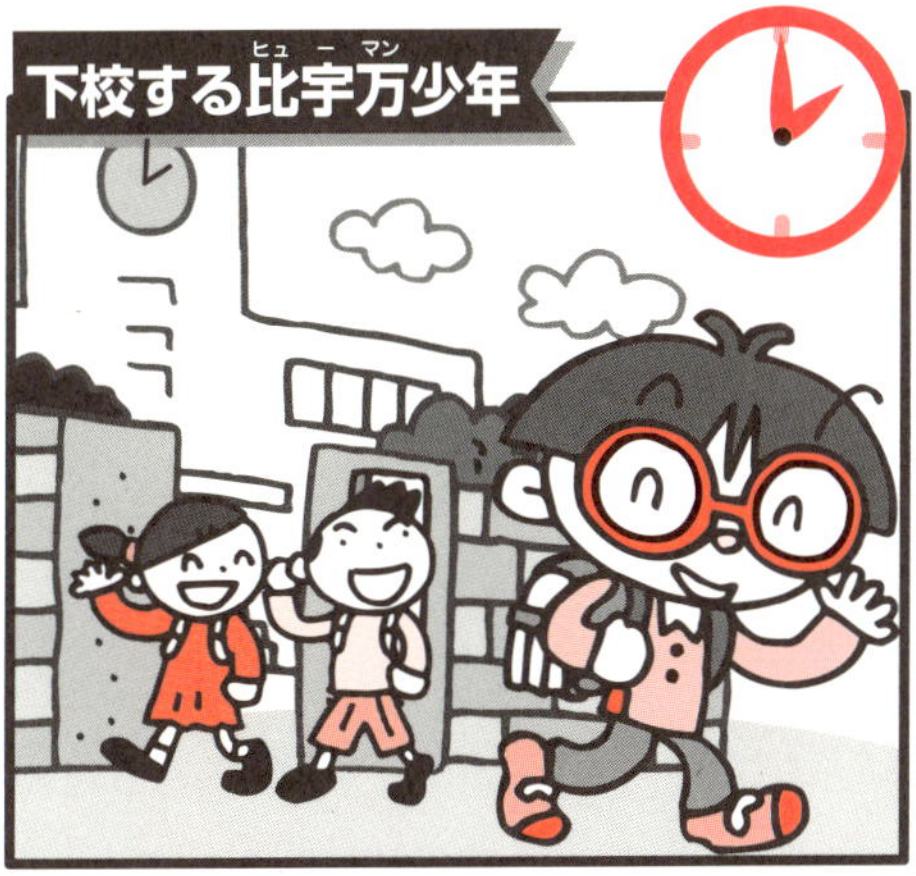

14:00

学校から帰るころ……

（飲みこんでから約《やく》6時間後）

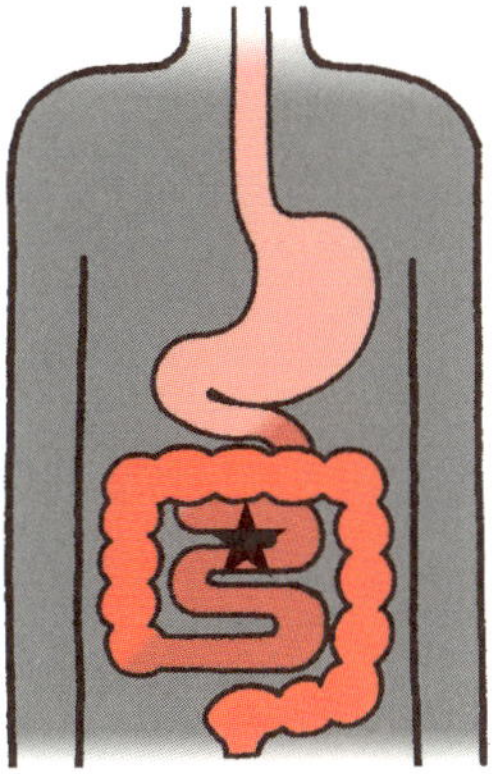

口→食道→胃《い》→小腸《しょうちょう》

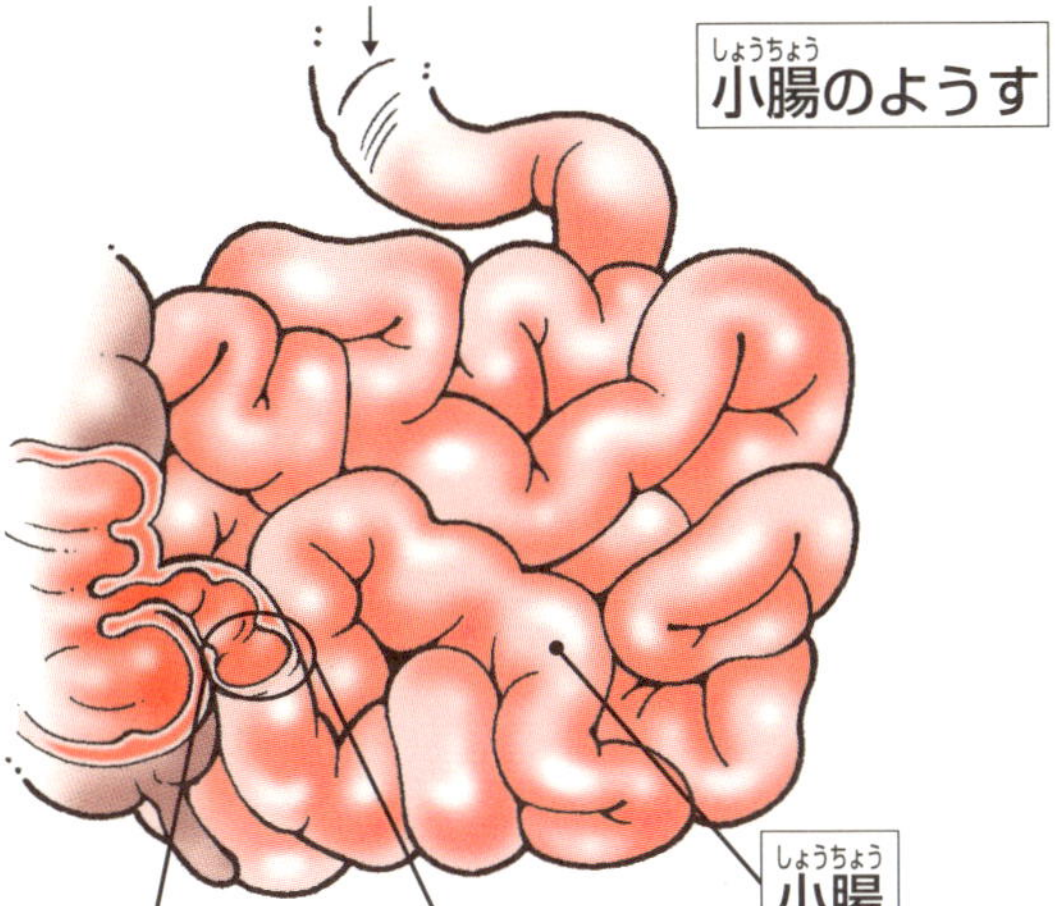

小腸《しょうちょう》の長さは、成人《せいじん》で6～7m。内側《うちがわ》のかべからは、腸液《ちょうえき》という消化液《しょうかえき》がでている。また、栄養分《えいようぶん》の吸収《きゅうしゅう》も、小腸《しょうちょう》でおこなっているのだ。

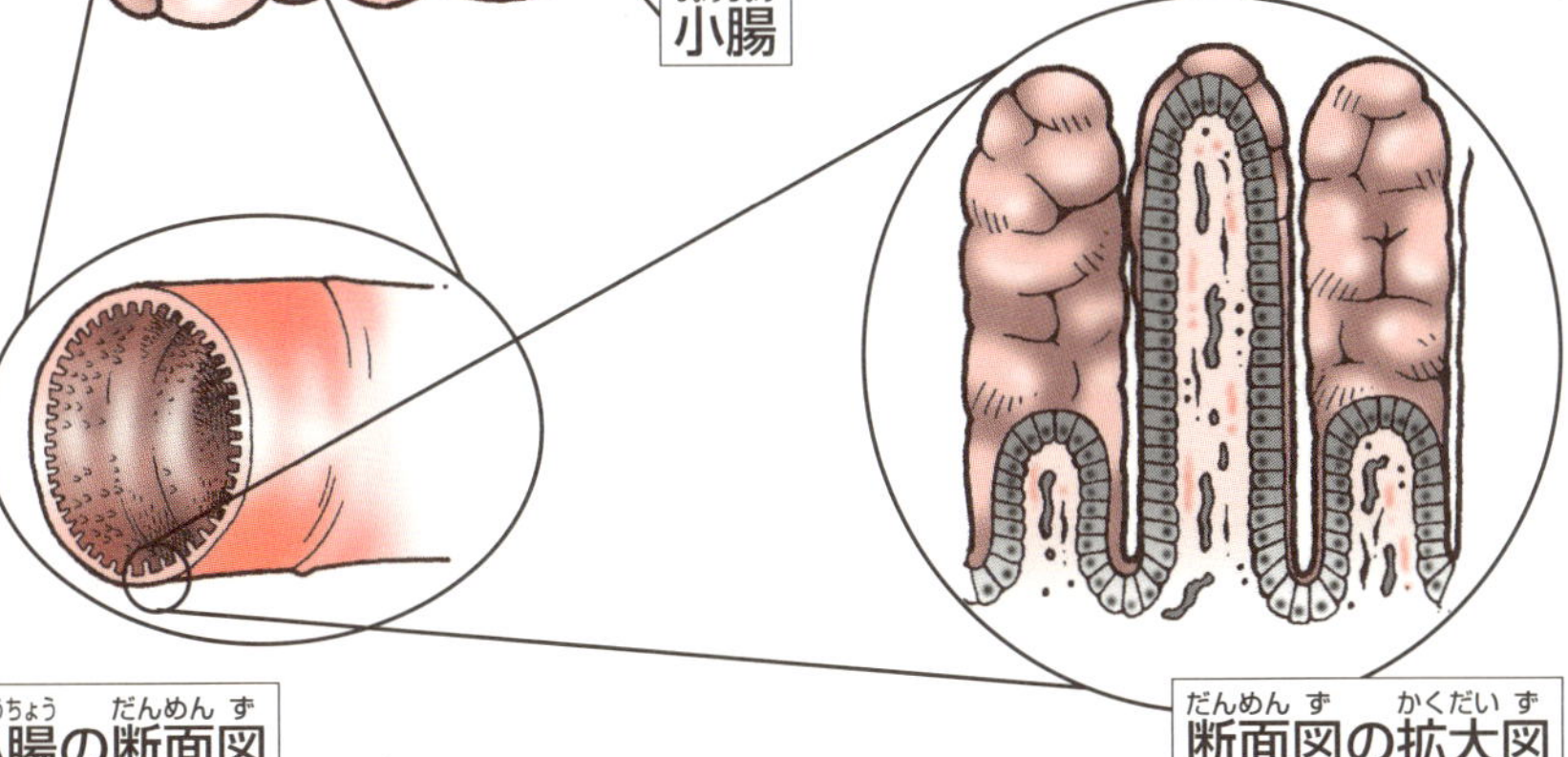

ねむっている比宇万《ヒューマン》少年

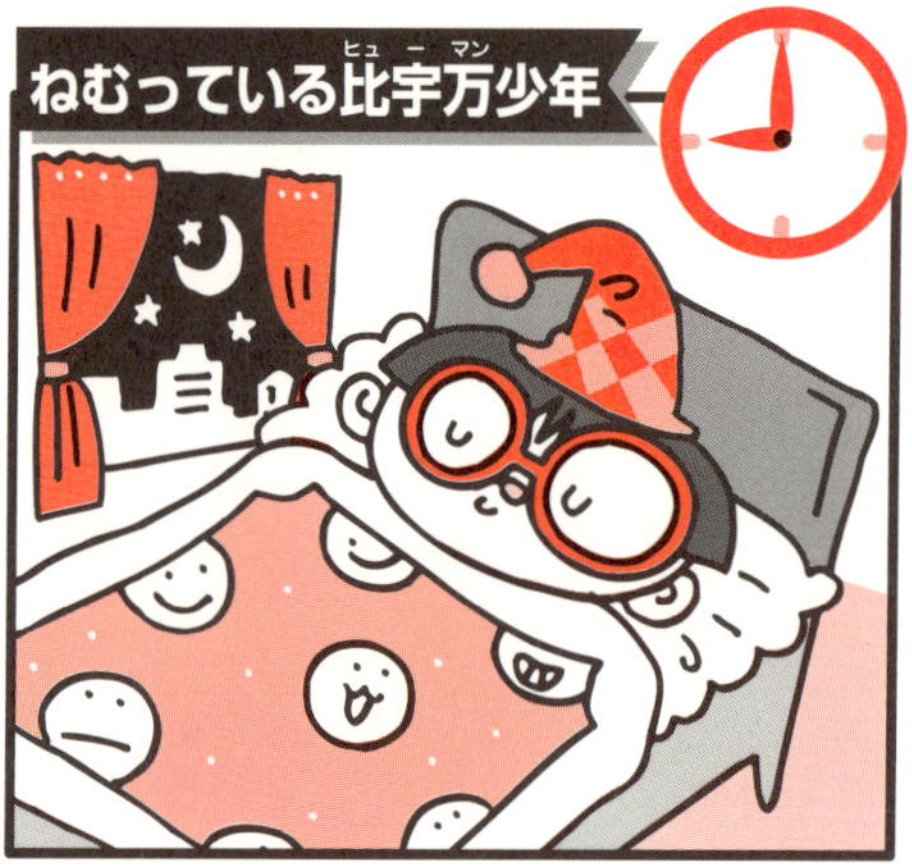

21:00

ねむっているころ……
（飲みこんでから約《やく》6～24時間後）

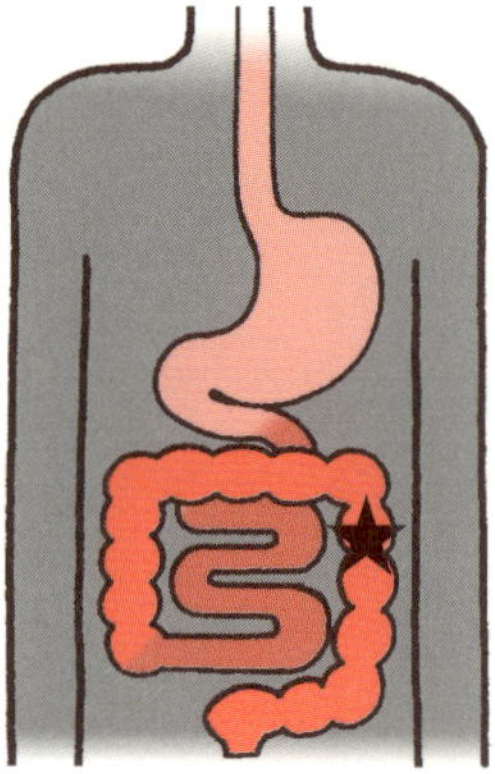

口→食道→胃《い》→小腸《しょうちょう》→大腸《だいちょう》

大腸《だいちょう》のようす

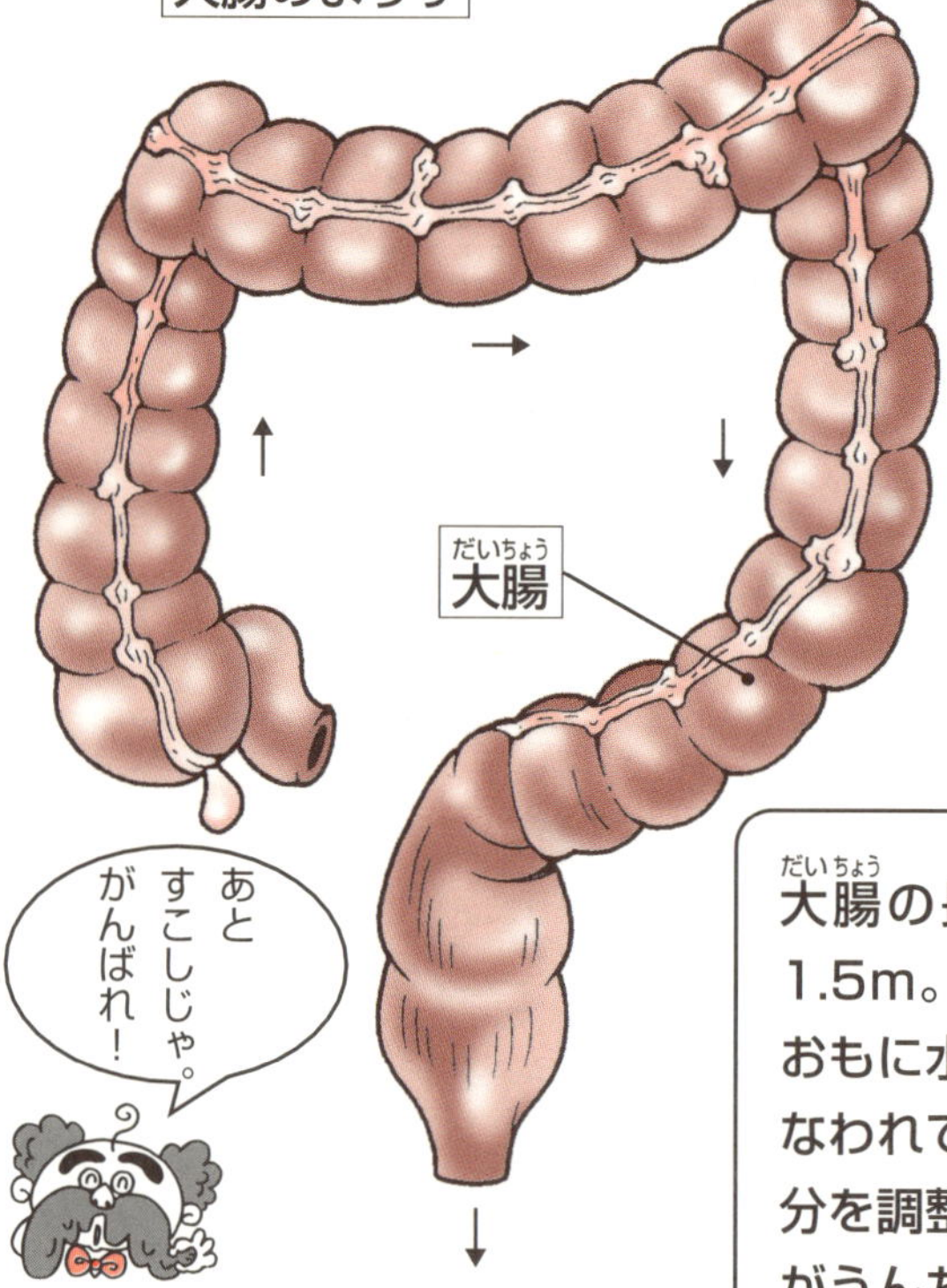
大腸《だいちょう》
あとすこしじゃ。がんばれ！

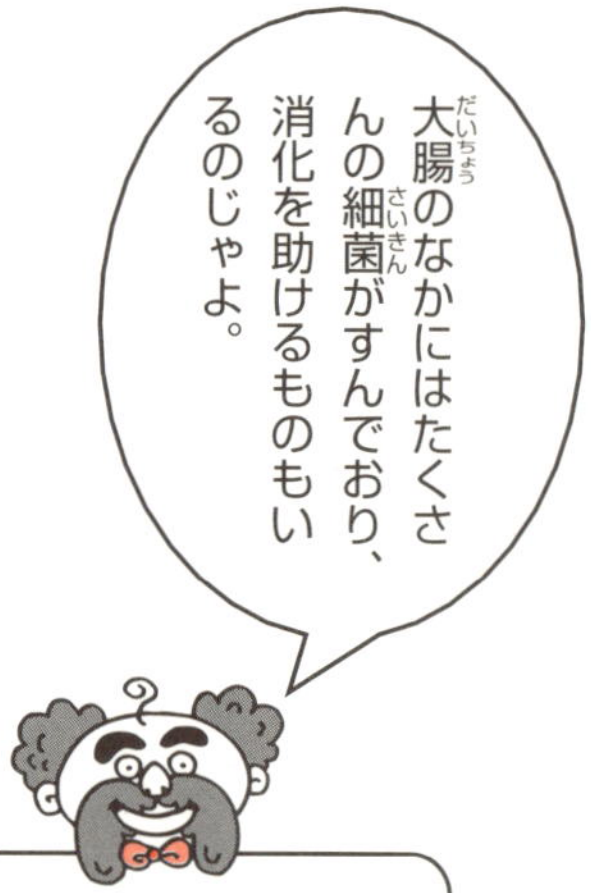
大腸《だいちょう》のなかにはたくさんの細菌《さいきん》がすんでおり、消化を助けるものもいるのじゃよ。

大腸《だいちょう》の長さは成人《せいじん》で約《やく》1.5m。内側《うちがわ》のかべでは、おもに水分の吸収《きゅうしゅう》がおこなわれている。大腸《だいちょう》で水分を調整された残《のこ》りかすがうんちになるのだ。

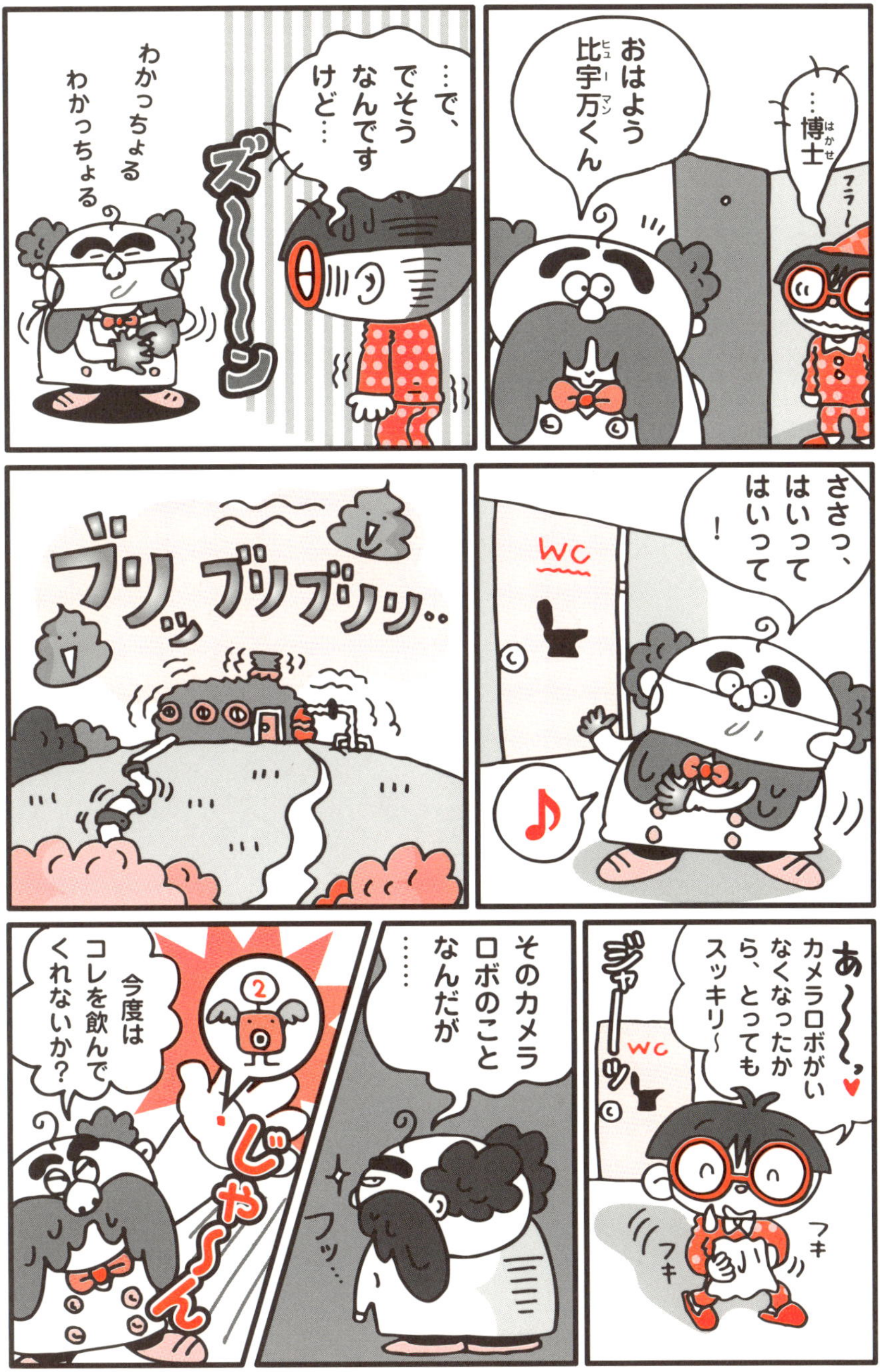
…博士《はかせ》
フラ〜
おはよう
比宇万《ヒューマン》くん
…で、
でそう
なんです
けど…
ズ〜〜〜ン
わかっちょる
わかっちょる
ささっ、
はいって
はいって
！
WC
♪
ブリッ ブリブリリッ‥
あ〜〜♥
カメラロボがいなくなったから、とってもスッキリ〜
ジャーーッ
WC
フキ
フキ
そのカメラ
ロボのこと
なんだが
……
フッ…
今度は
コレを飲んで
くれないか？
2
じゃ〜ん

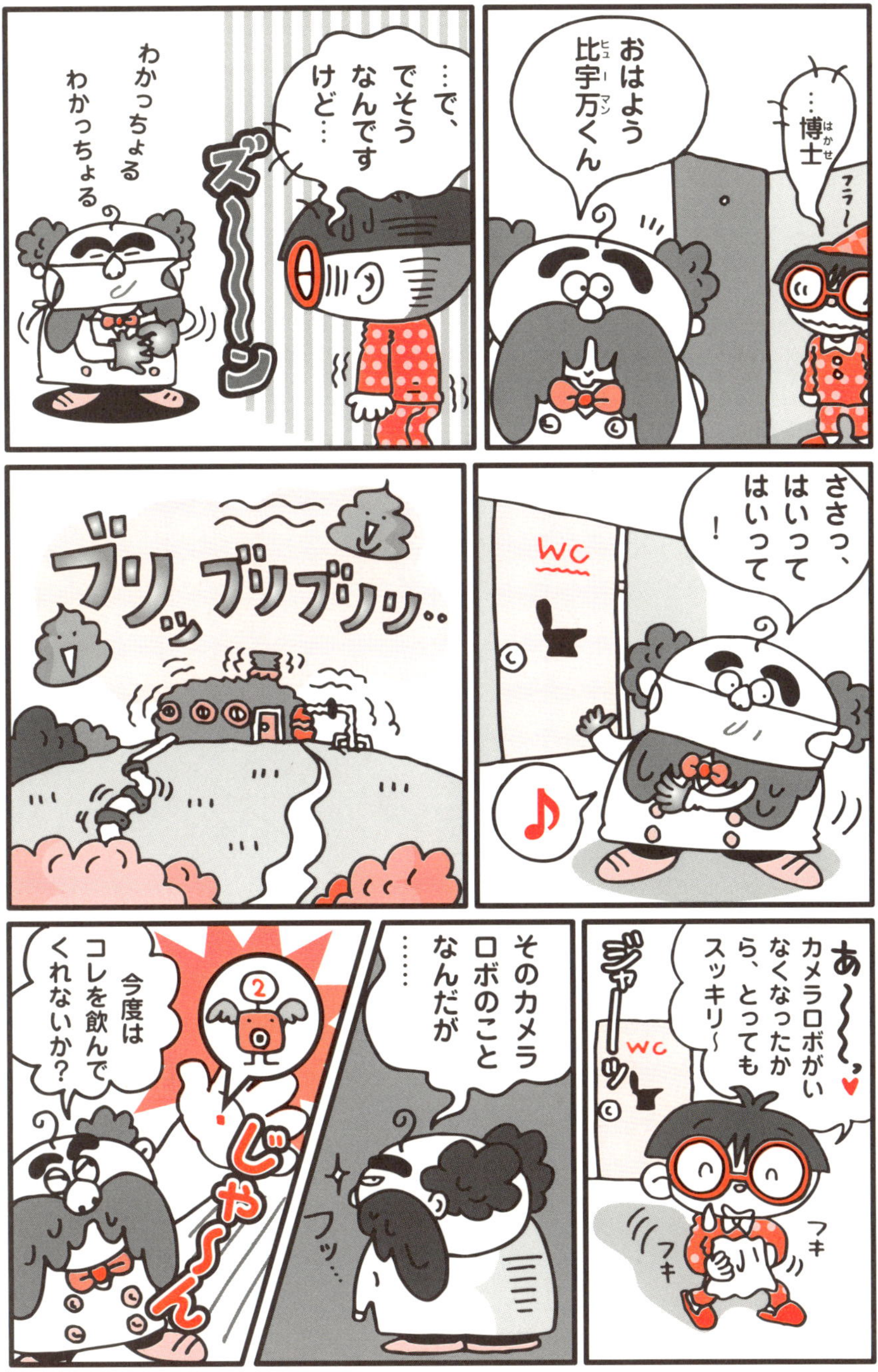

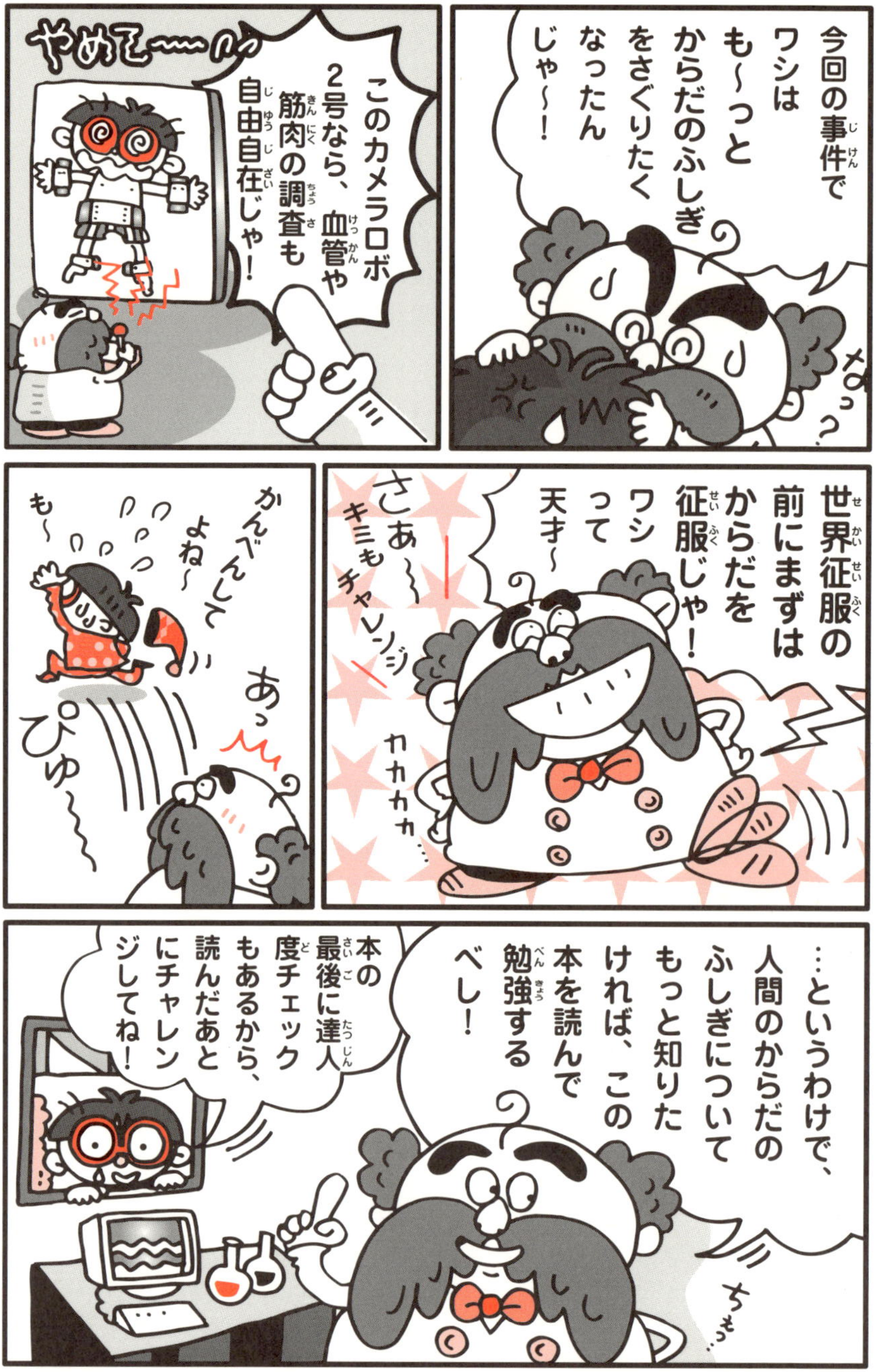
今回の事件《じけん》でワシはも～っとからだのふしぎをさぐりたくなったんじゃ～～!

なっ？

やめて～～!!

このカメラロボ2号なら、血管《けっかん》や筋肉《きんにく》の調査《ちょうさ》も自由自在《じゆうじざい》じゃ!

世界征服《せかいせいふく》の前にまずはからだを征服《せいふく》じゃ!

ワシって天才～

さぁ～キミもチャレンジ
カカカカ…

かんべんしてよね～

も～

あっ
ぴゅ～～

…というわけで、人間のからだのふしぎについてもっと知りたければ、この本を読んで勉強《べんきょう》するべし!

本の最後《さいご》に達人《たつじん》度《ど》チェックもあるから、読んだあとにチャレンジしてね!

ちぇっ…

からだの大常識…

その1

消《しょう》化《か》器《き》官《かん》のひみつ

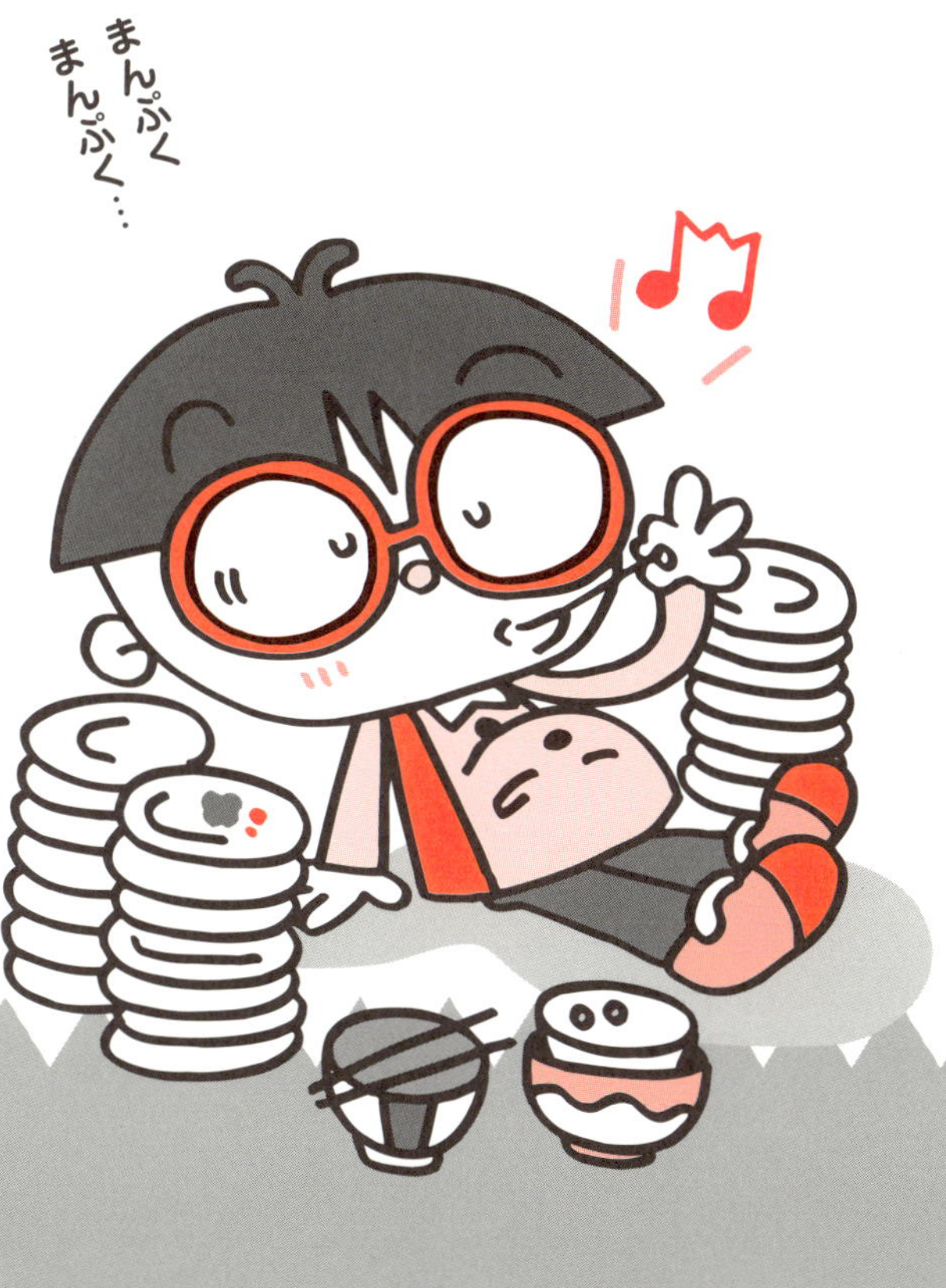

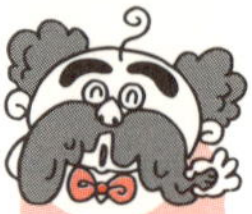

胃《い》　おなかがすくとグーッと鳴るわけ

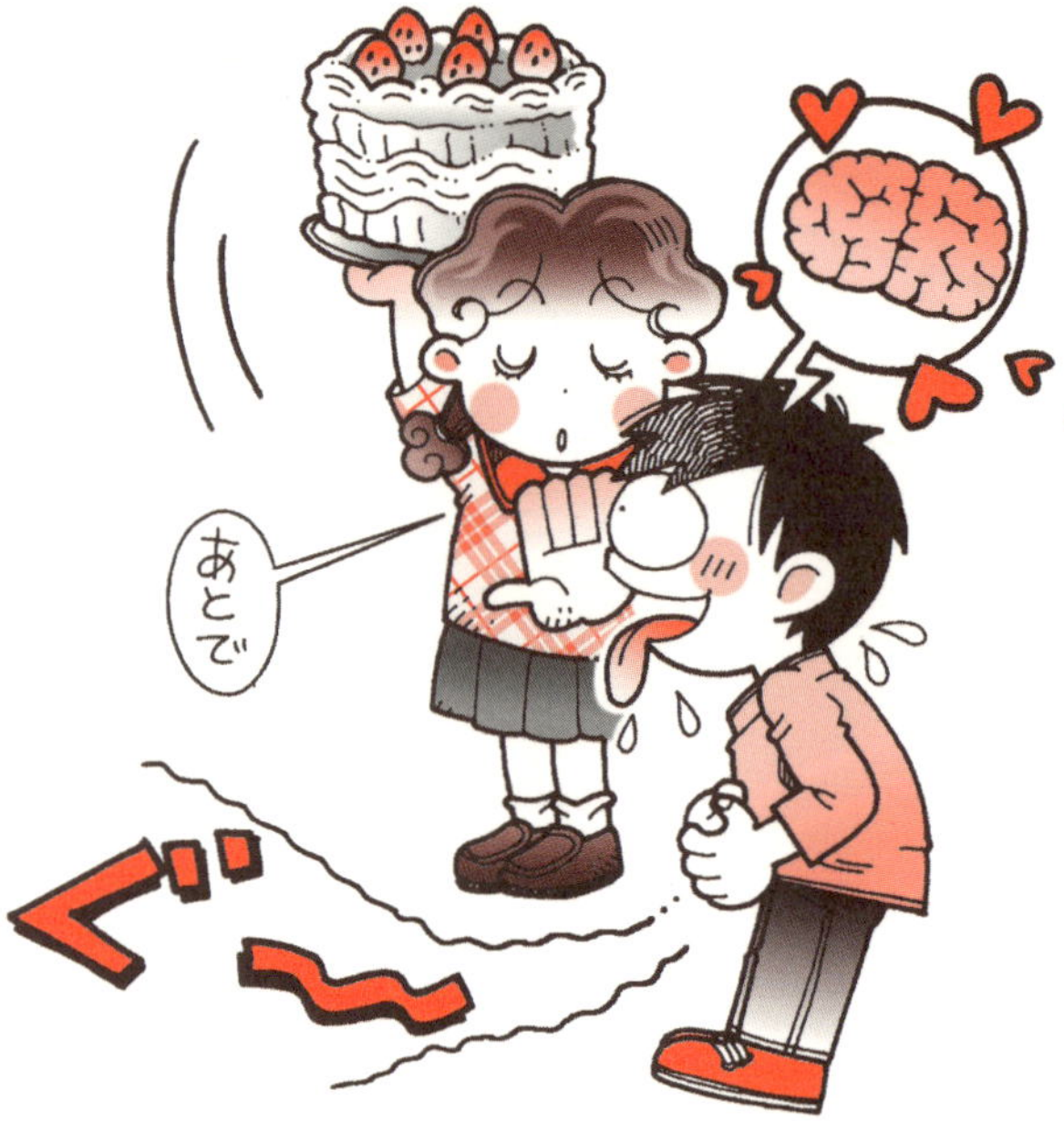

おなかがすくと「グーッ」と音がでることがある。これは、からっぽの胃《い》が空気をおしだす音だ。

胃《い》には、のびちぢみすることで波うつようにはげしく動き、食べたものを胃液《いえき》と混《ま》ぜあわせてやわらかくするはたらきがある。おなかがすくと、脳《のう》から胃《い》に「しっかり動いて、食べものをうけいれる準備《じゅんび》をはじめろ！」と信号《しんごう》がおくられる。すると、胃《い》はからっぽのまま運動をはじめ、胃《い》のなかの空気がおされて、グーッと音がでるというわけだ。

しかし、グーッと鳴るのは、おなかがすいているときだけではない。食べものを消化するには、約《やく》1日かかる。そのため、胃《い》や腸《ちょう》はいつもすこしずつ動いて、ときどき音をだしているのだ。

つぎのページから、からだ博士《はかせ》のからだクイズがはじまるぞ。

舌《した》

舌《した》はなんのためにあるの？

舌《した》の表面をさわると、ざらざらしている。これは、舌《した》の表面に小さなぶつぶつがたくさんあるため。このぶつぶつの奥《おく》には、味を感じる「味《み》らい」という器官《きかん》が集中している。舌《した》は、この器官《きかん》によって味を感じるはたらきをしているのだ。

味には「あまい」「塩《しお》からい」「すっぱい」「にがい」という4種類《しゅるい》がある。そして、ひとつの味《み》らいは、おもにひとつの味を強く感じる。食べものの成分《せいぶん》が、水分にとけて味《み》らいをしげきし、それが信号《しんごう》として脳《のう》に伝《つた》えられ、人間はその信号《しんごう》の組みあわせで、食べものの味を感じるわけだ。

でも、舌《した》の役目はそれだけではない！　舌《した》は、ほとんどが筋肉《きんにく》でできているので、上下左右《じょうげさゆう》になめらかに動かすことができる。そのおかげで、かみくだいた食べものを上手《じょうず》に混《ま》ぜあわせたり、飲みこんだりすることができるし、言葉を正しく発音したりすることもできるのだ。

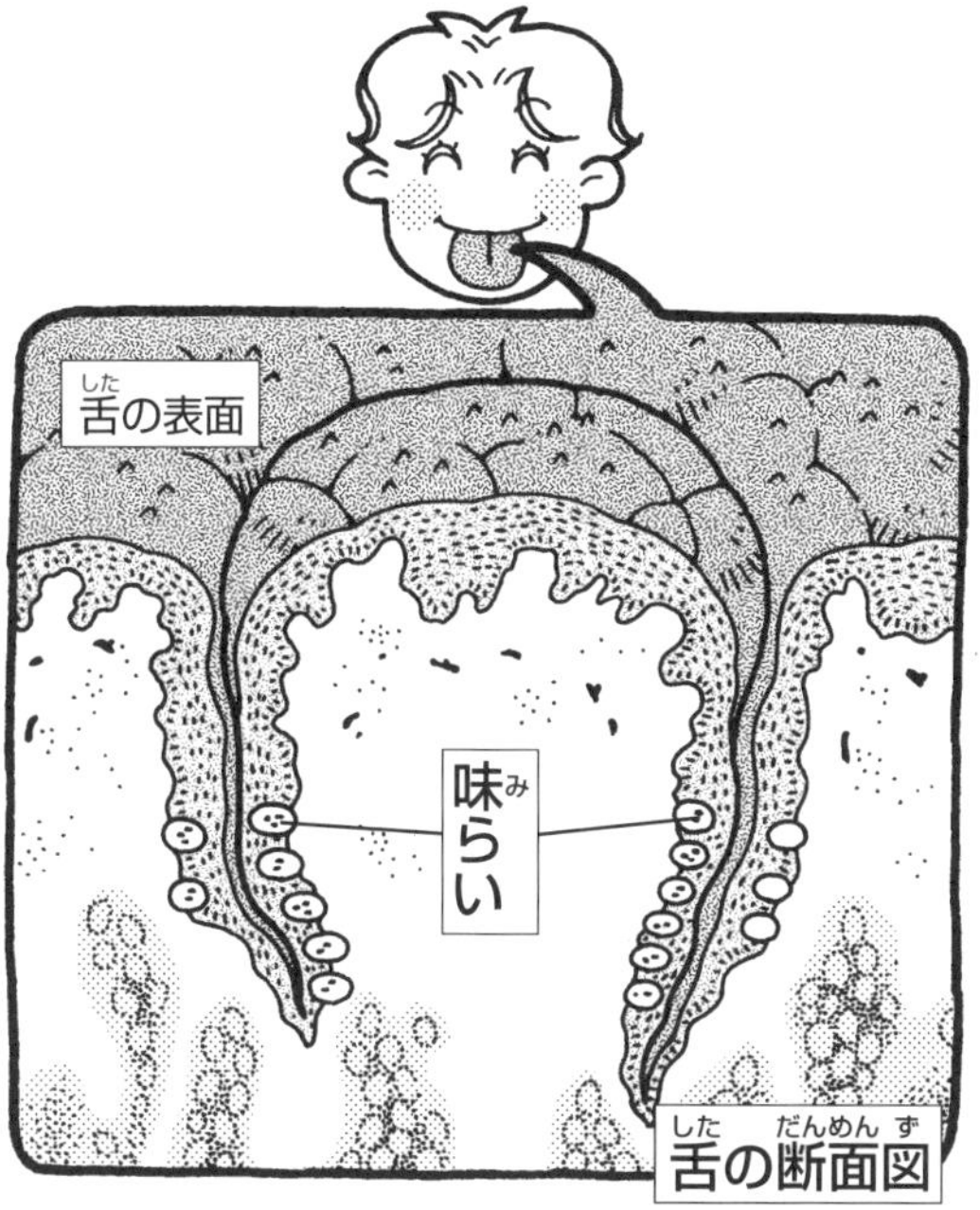

おとなの胃《い》の容量《ようりょう》はどのくらい？
1 0.5ℓ　**2** 2.5ℓ　**3** 10ℓ　（答えはつぎのページ）

つば

ものを食べるとつばがでるのはなぜ？

食べものが口にはいると、ひとりでにつば（だ液《えき》）がでる。このだ液《えき》には、食べものにふくまれるでんぷんを分解《ぶんかい》し、からだに吸収《きゅうしゅう》しやすい形にする、消化液《しょうかえき》としてのはたらきがあるのだ。

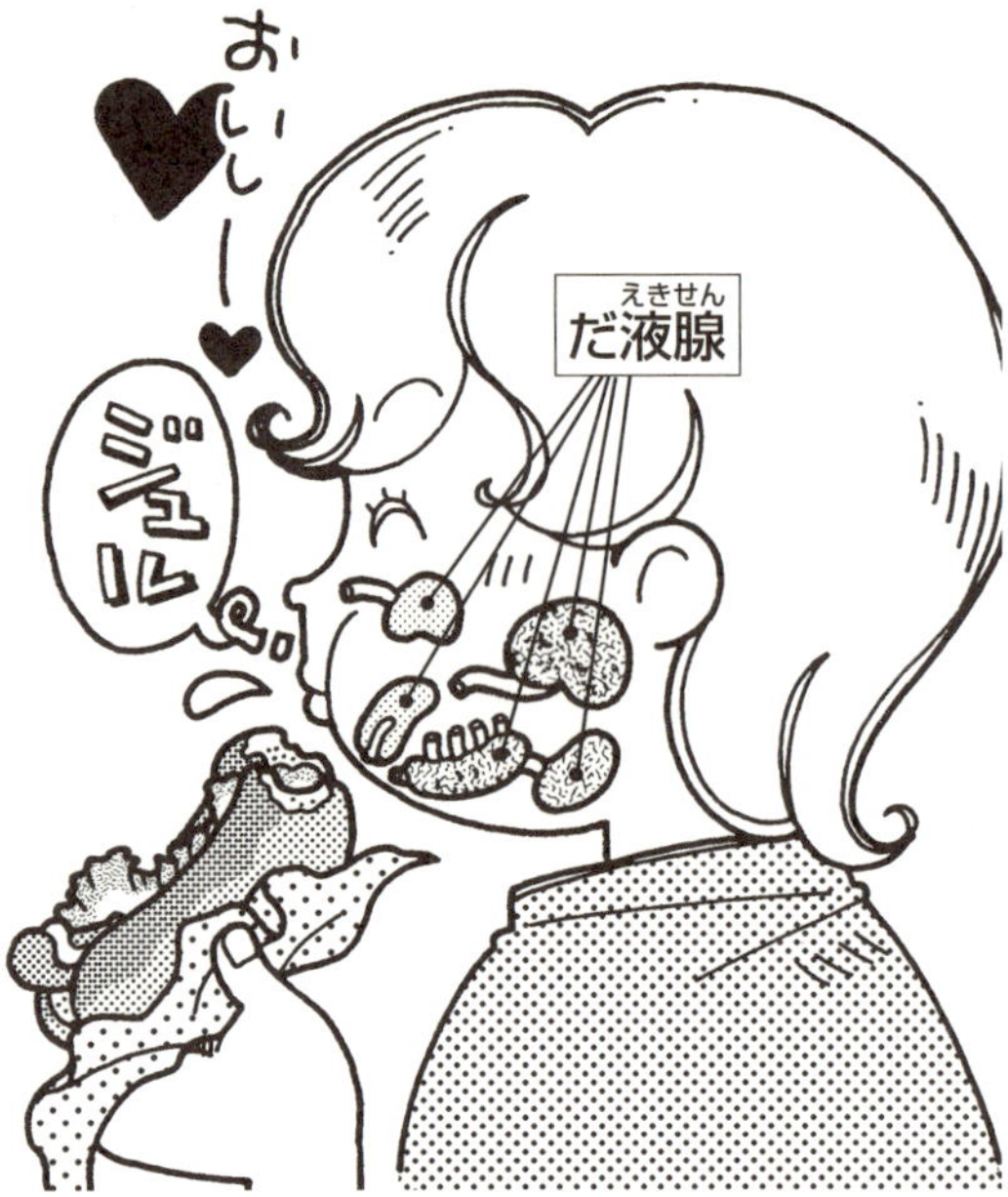

食べものが口にはいると、「だ液腺《えきせん》」という器《き》官《かん》からだ液《えき》がだされ、おもにごはんやパンなどにふくまれているでんぷんを、麦芽糖《ばくがとう》というあまい成分《せいぶん》に分解《ぶんかい》する。ごはんを口のなかでずっとかんでいると、あまく感じるようになるのは、そのためだ。

また、だ液《えき》には、もうひとつの大切なはたらきがある。食べものをやわらかくするはたらきだ。口のなかの食べものは、歯でかみくだかれながら、舌《した》の動きでだ液《えき》と混《ま》ぜあわされ、ドロドロにされてから、のどへとおくられる。こうすることで、食べものを飲みこみやすくしていると同時に、胃《い》や腸《ちょう》で消化しやすい状態《じょうたい》にしているのだ。

17ページの答え **2** 2.5ℓ 満腹《まんぷく》時のおとなの胃《い》は大きなペットボトル1本分とちょっとの容量《ようりょう》だ。

条件反射《じょうけんはんしゃ》
梅《うめ》ぼしを見ただけでつばがでるのはなぜ？

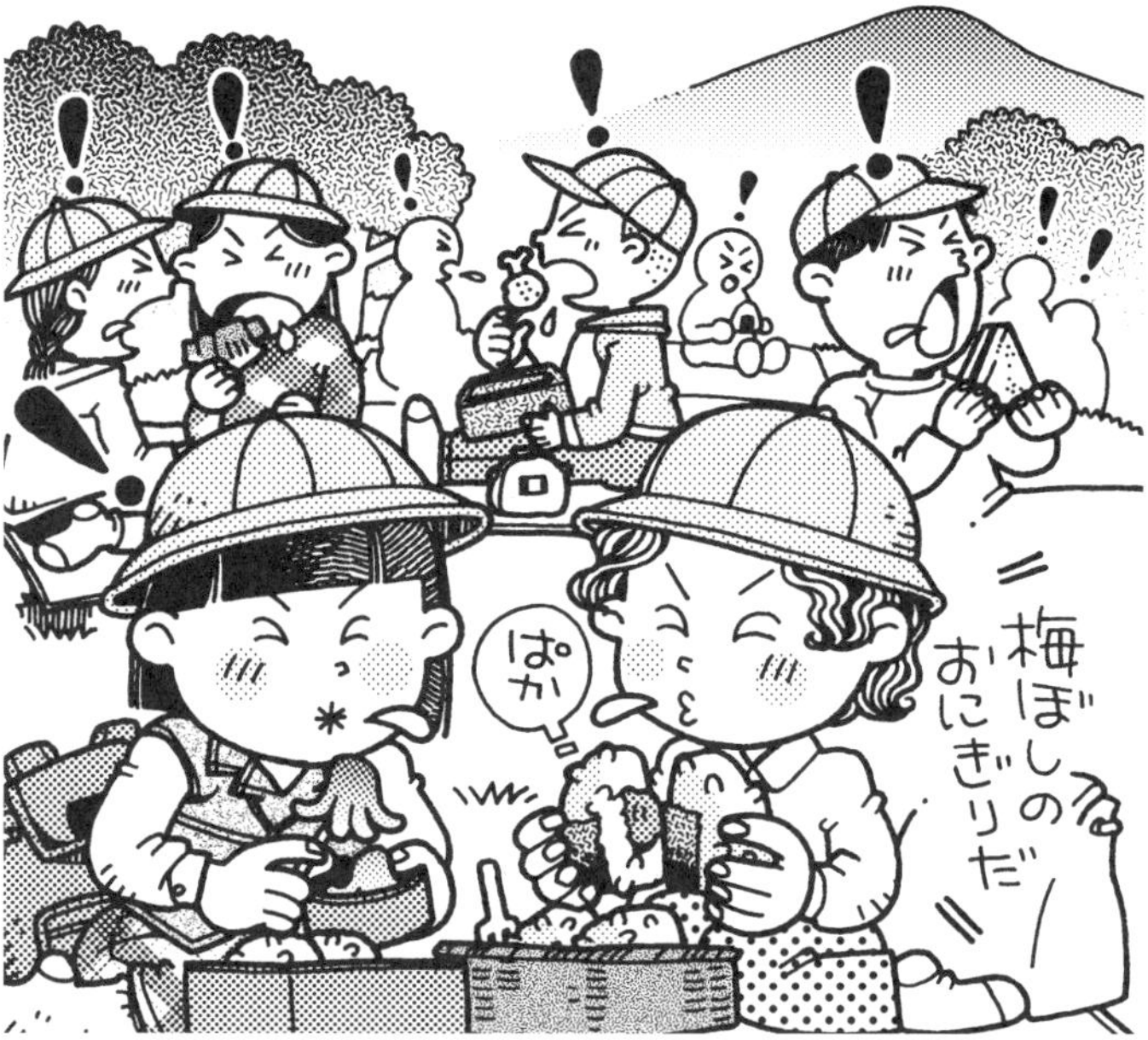

梅《うめ》ぼしを見ただけですっぱい味を思いだして、口のなかにジワーッとつば（だ液《えき》）がでてくることがある。これは「条件反射《じょうけんはんしゃ》」という脳《のう》のはたらきが原因《げんいん》だ。梅《うめ》ぼしを口にいれると、たくさんだ液《えき》がでてくる。何度も梅《うめ》ぼしを食べて味をおぼえてしまうと、梅《うめ》ぼしを見ただけで、脳《のう》から口に「だ液《えき》をだして梅《うめ》ぼしを食べる準備《じゅんび》をはじめろ」と信号《しんごう》がおくられるようになる。すると、ひとりでにだ液《えき》がでてしまうというわけ。

このように、同じことをくりかえすと、からだがかってに反応《はんのう》するようになるのが条件反射《じょうけんはんしゃ》。スポーツで、同じ練習をくりかえすと上達《じょうたつ》するのも、条件反射《じょうけんはんしゃ》でからだの各部分がうまく連《れん》けいして、すばやく動けるようになるからなのだ。

イヌを使った実験《じっけん》をし、条件反射《じょうけんはんしゃ》を発見した科学者はだれか？
1 パブロフ　**2** ニュートン　**3** アルキメデス　（答えはつぎのページ）

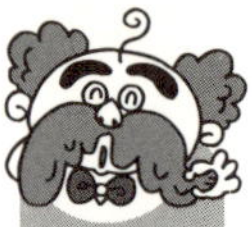

栄養分《えいようぶん》

おかしばかり食べていたらどうなるの？

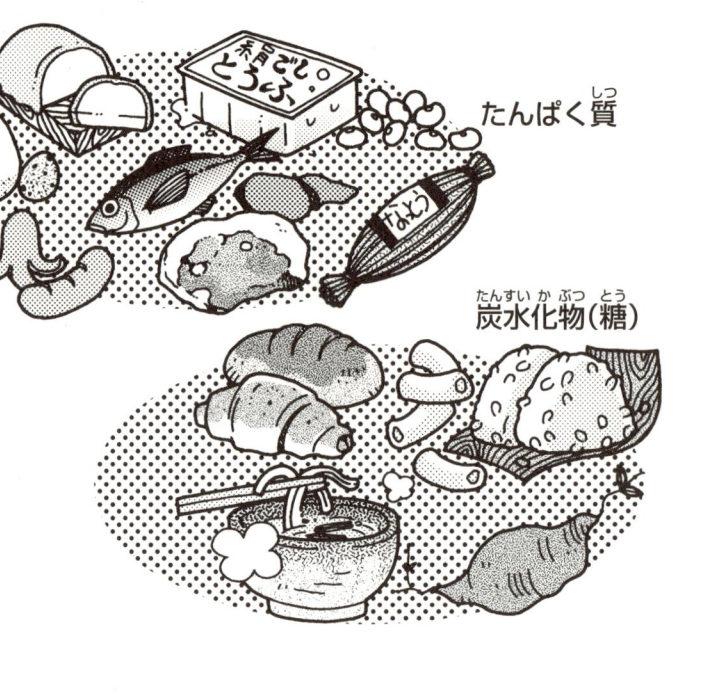

人間は、さまざまな栄養分《えいようぶん》をとりいれながら生きている。これらの栄養分《えいようぶん》はどれも、人間にとって欠《か》かすことができない物質《ぶっしつ》だ。

たとえば、炭水化物《たんすいかぶつ》（糖《とう》）は、生きていくためのエネルギーのもとになる栄養分《えいようぶん》。人間のからだを家にたとえると、大工《だいく》さんにあたる。大工《だいく》さんがいないと、いろいろな材料《ざいりょう》があっても家は建《た》たないというわけだ。糖《とう》は、たくさんとりいれると、肝臓《かんぞう》という器官《きかん》や皮《ひ》ふの下にたくわえられ、必要《ひつよう》なときにエネルギーのもととして使われる。

一方、たんぱく質《しつ》は、おもに筋肉《きんにく》やからだのさまざまな器官《きかん》をつくる材料《ざいりょう》になる栄養分《えいようぶん》で、家を建《た》てるときの材木《ざいもく》や、くぎにあたる。

また、脂肪《しぼう》は、おもに皮《ひ》ふの下にたくわえられ、

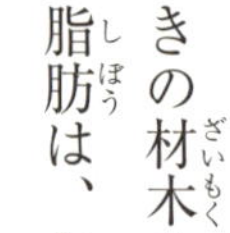

19ページの答え **1** パブロフ　パブロフは、イヌにベルの音を聞かせてえさをあげつづけると、やがてベルの音だけでつばがでるようになるという実験《じっけん》をおこなった。

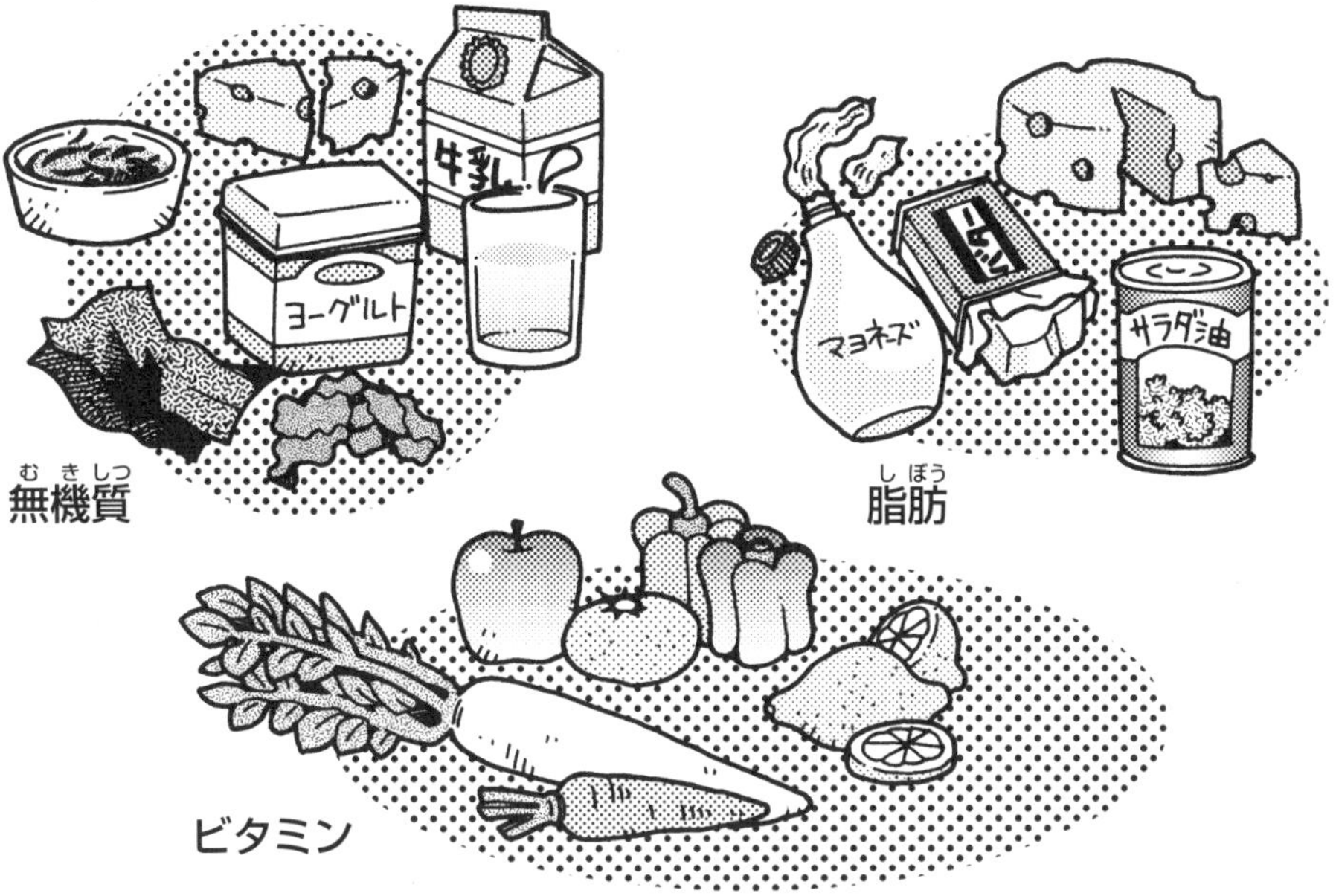

必要《ひつよう》なときにエネルギーのもとになる栄養分《えいようぶん》。いわば、予備《よび》の大工《だいく》さんといえる。
この3種類《しゅるい》以外《いがい》にも、野菜《やさい》などにふくまれているビタミンや無機質《むきしつ》とよばれる栄養分《えいようぶん》も大切だ。これらの物質《ぶっしつ》は、からだの調子《ちょうし》をととのえたり、からだのなかのさまざまな活動を助けたりしている。家でいうと、材料《ざいりょう》をきれいにととのえるかんなや、くぎを打つ金《かな》づちのようなものだ。このように多くの栄養分《えいようぶん》がからだのなかで協力《きょうりょく》しあうことで、人間ははじめて健康《けんこう》にすごせるわけ。
では、もしおかしばかり食べていたら、どうなるだろう。栄養分《えいようぶん》がかたより、いろいろな病気にかかりやすくなる。
健康《けんこう》をたもつためにも、おかしばかりを食べたりせずに、規則《きそく》正しく食事をし、栄養分《えいようぶん》をバランスよくとることが大切なのだ。

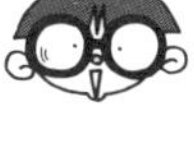

ビタミンCがたっぷりなのはつぎのうちどれ？
1 魚　**2** 小麦《こむぎ》　**3** レモン　（答えはつぎのページ）

消化と吸収《きゅうしゅう》

「食《く》いあわせ」ってなに？

「うなぎと梅《うめ》ぼしをいっしょに食べてはいけない」などと、聞いたことがあるだろう。このように、いっしょに食べると病気になったり、からだの調子《ちょうし》が悪くなったりすると考えられている食べものの組みあわせを「食《く》いあわせ」という。

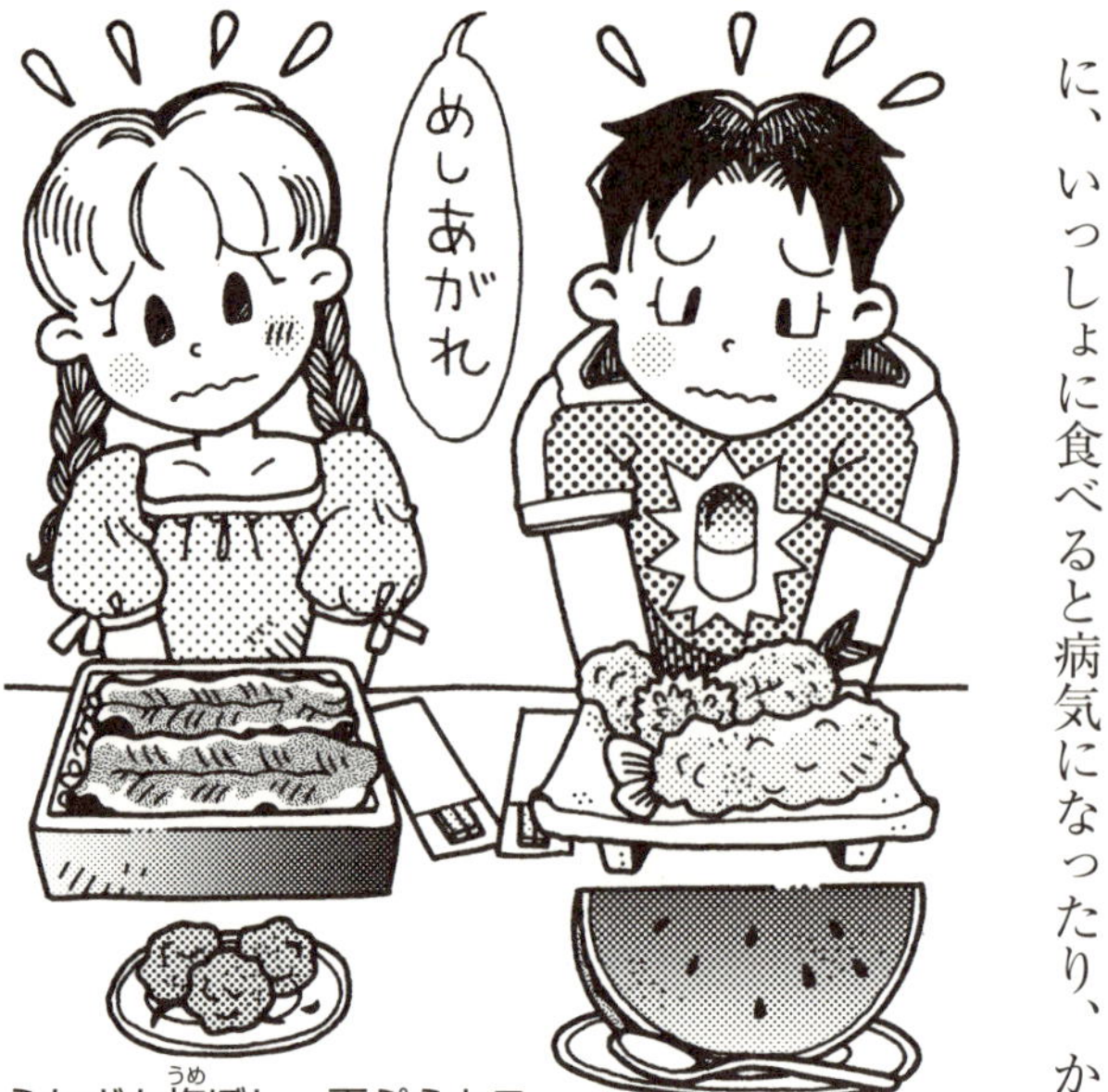

うなぎと梅《うめ》ぼし、天ぷらとスイカの食《く》いあわせは昔《むかし》からよく知られているよね。

食《く》いあわせとは、もともと大昔《おおむかし》の中国で考えられたもので、いっしょに食べると縁起《えんぎ》が悪かったり、たたられたりする食べものをさしていた。たとえば、スッポンとヒユ（植物《しょくぶつ》の一種《いっしゅ》）をいっしょに食べると、スッポンが生きかえり、胃《い》を食《く》いやぶると考えられていたのだ！　食《く》いあわせは、奈良時代《ならじだい》に日本に伝《つた》わった。そして、いつのまにか病気になる食べものの組みあわせをさすようになり、江戸時代《えどじだい》に人びとのあいだに広まった。

ただし、現代《げんだい》にのこっている食《く》いあわせには、科学的な根拠《こんきょ》はない。食《く》いあわせが原因《げんいん》で病気になることはほとんどないというわけだ。

21ページの答え　**3**　レモン　レモンなどのかんきつ類《るい》やイチゴ、メロン、緑《りょく》黄色《おうしょく》野菜《やさい》などに多くふくまれている。

味覚《みかく》　好《す》ききらいがあるわけ

だれでも、きらいな食べものがきっとあるはず。好《す》ききらいの原因《げんいん》、それはおいしさの感じかたが人によってちがうことなのだ。

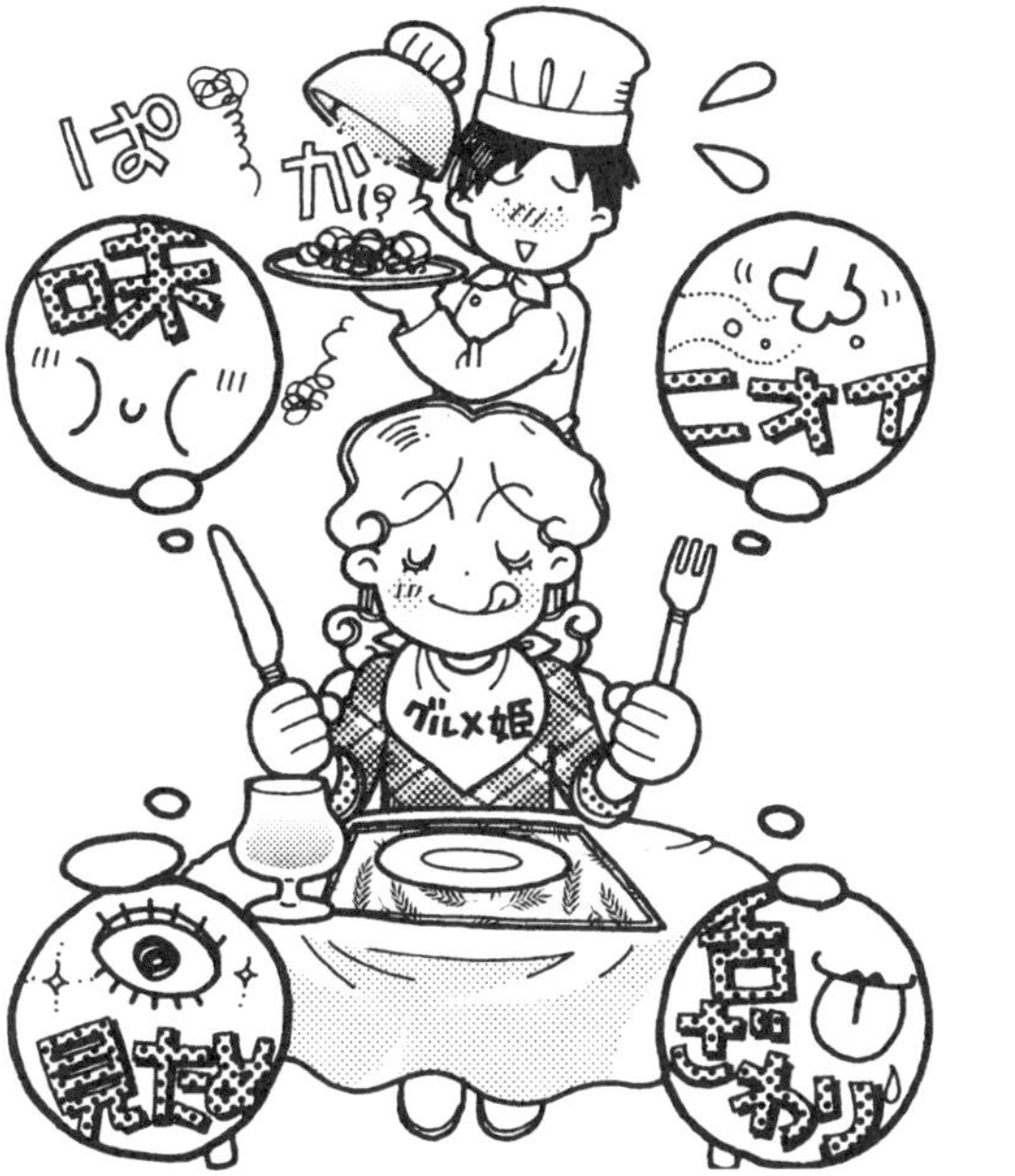

食べもののおいしさは、おもに「味」「におい」「見ため（色）」「舌《した》ざわり」の4つで決まるといわれている。かぜをひくと料理《りょうり》をおいしく感じなくなるのは、鼻や舌《した》の状態《じょうたい》が悪くなり、味やにおいがわからなくなるからだ。

しかし、おいしさを決めているのは、この4つだけじゃない！　その人の経験《けいけん》や食習慣《しょくしゅうかん》をとおしてつくられる「なれ」も、とても大切だ。多くの外国人が、食べなれていない納豆《なっとう》をまずく感じてしまうのはそのせい。好《す》ききらいは、このような経験《けいけん》や食習慣《しょくしゅうかん》のちがいによってできあがってしまうことも多い。食べずぎらいの前に、まずはなれることが大切なのだ。

納豆《なっとう》をつくってくれる細菌《さいきん》が多くすんでいるものは？
1 カーペット　**2** すのこ　**3** わら　（答えはつぎのページ）

口《こう》がい垂《すい》

のどちんこはなんのためにあるの？

口を大きくあけると、のどの奥《おく》に肉のかたまりのようなものがたれさがっているのが見える。これがのどちんこ。正式には「口《こう》がい垂《すい》」という。

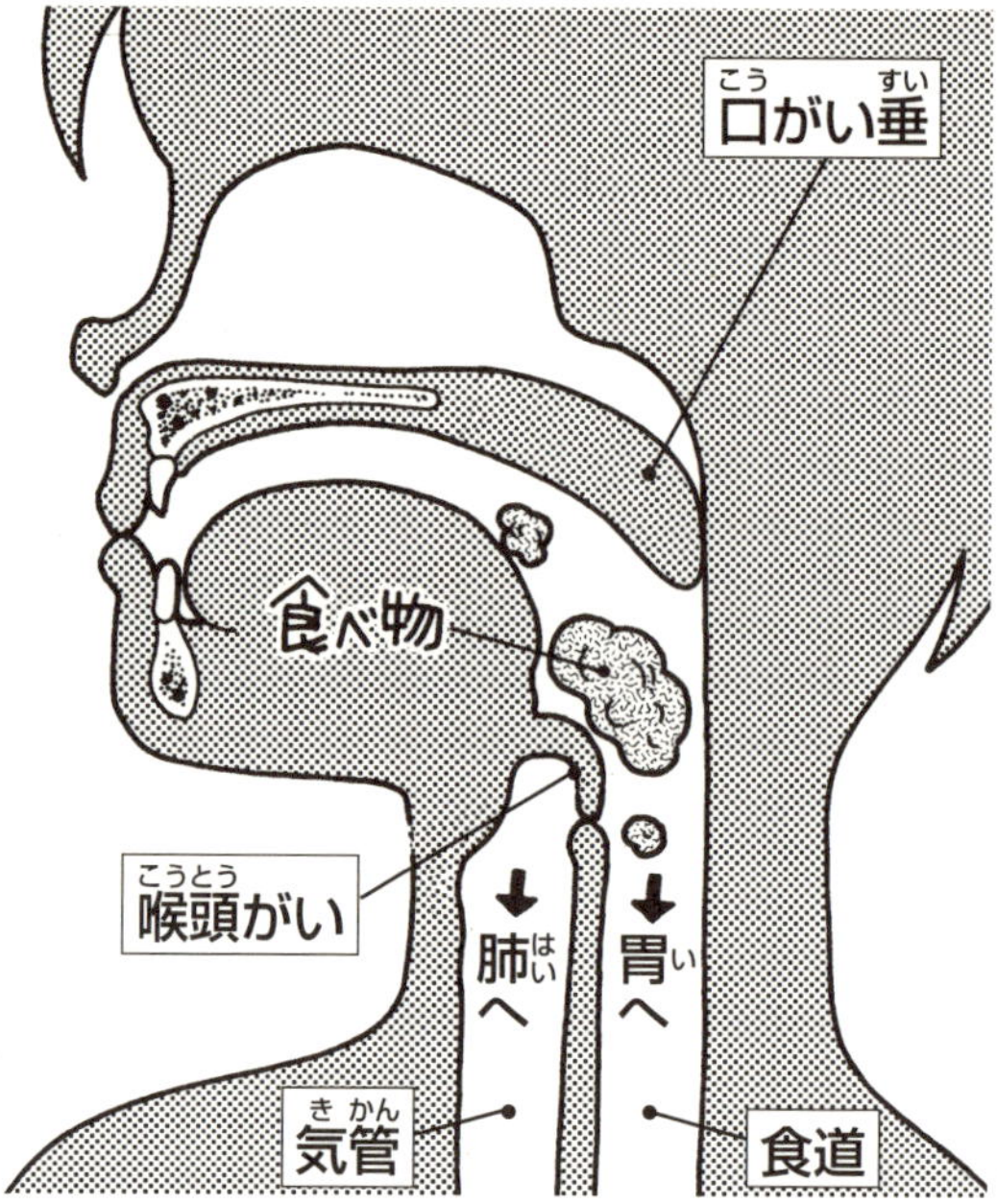

こののどちんこは、食べものを飲みこむときに、とても大切なはたらきをしている。

口の奥《おく》は、胃《い》へつづく管《くだ》（食道）のほかに、肺《はい》へつづく管《くだ》（気管《きかん》）や、鼻へつづく管《くだ》にもつながっている。口でかみくだかれた食べものは、この3つの管《くだ》のうち、食道をとおって胃《い》や腸《ちょう》へ運ばれていく。このとき、食べものが鼻へつづく管《くだ》や気《き》管《かん》のほうへいってしまったらたいへんだ！

そうならないように、のどちんこは3つの管《くだ》のうち、鼻へつづく管《くだ》をふさぐふたの役割《やくわり》をしている。同じように、気管《きかん》のふたの役割《やくわり》をしているのが、のどの下側《したがわ》にある「喉頭《こうとう》がい」とよばれる部分。これらがあいたりとじたりすることで、食べものや空気を正しい管《くだ》におくりとどけているのだ。

23ページの答え **3** わら　大豆《だいず》を納豆《なっとう》にする細菌《さいきん》（ナットウ菌《きん》）は、わらに多くすんでいる。昔《むかし》は大豆《だいず》をわらにつつんで納豆《なっとう》をつくっていた。

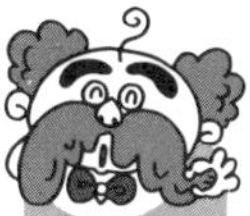

食道　さかだちしても水は飲めるの？

さかだちをして、水を飲んだらどうなる？　飲んだ水が、口にもどってきたらたいへんだ。でも安心。食べたり飲んだりしたものは、さかだちしていても、食道から胃《い》へおくられる。

食道は、食べものがはいってくると、前側《まえがわ》がゆるんで後《うし》ろ側《がわ》がちぢみ、食べものを胃《い》のほうに進める特別《とくべつ》な動きをはじめる。これを「ぜん動《どう》運動」という。食道は、ぜん動《どう》運動をくりかえすことで、歯みがき粉《こ》をチューブからおしだすときのように、食べものをすこしずつ胃《い》のほうにおくるのだ。ぜん動《どう》運動は、重力に関係《かんけい》ない。だから、さかだちしていても宇宙《うちゅう》のような無重力状態《むじゅうりょくじょうたい》でも、食べものを胃《い》のほうへおくりとどけることができるというわけ。

だからといって、あわてて食べたり、ふざけながら食べたりするのは、のどにつまったり、むせたりする原因《げんいん》になるから注意！

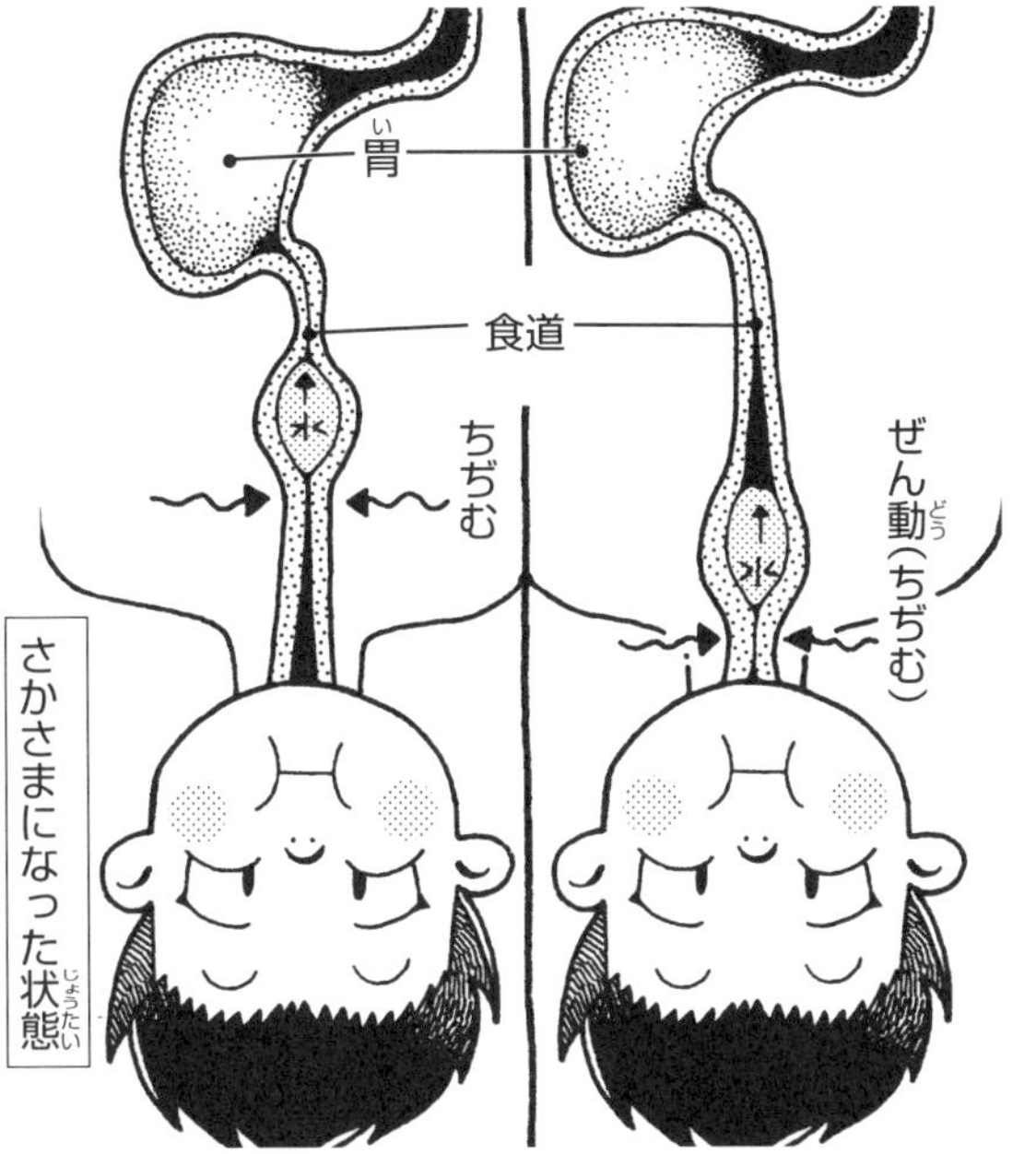

のどにものがつまって息ができなくなった状態《じょうたい》で生きていられるのは、ふつう何分ぐらい？　**1** 約《やく》30分　**2** 約《やく》10分　**3** 約《やく》4分　（答えはつぎのページ）

胃《い》
食べたあと、おなかがふくれるわけ

胃《い》は、食べものを消化すると同時に、一時ためておき、すこしずつ腸《ちょう》におくるというはたらきをもっている。ものを食べたときに、おなかがふくれるのは、胃《い》に食べものがたまっているせいだ。

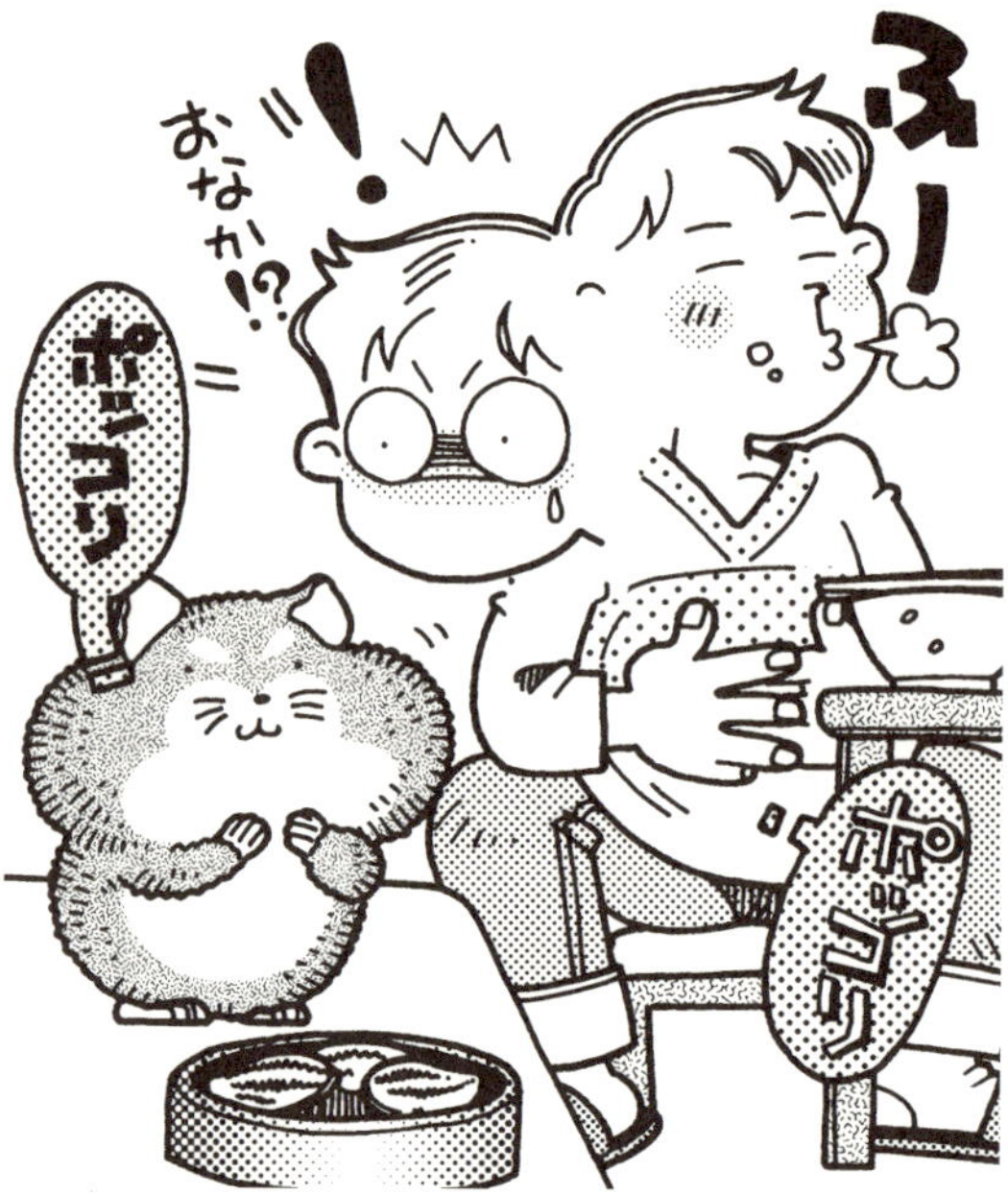

口からはいったものは、まず口のなかでかみくだかれ、だ液《えき》と混《ま》ぜあわされたあと、食道から胃《い》におくられる。すると、胃《い》のかべからは、たんぱく質《しつ》を分解《ぶんかい》する「ペプシン」という物質《ぶっしつ》をふくむ、胃液《いえき》という消化液《しょうかえき》がだされる。そして胃《い》は、はげしく動くことで食べものと胃液《いえき》を混《ま》ぜあわせ、たんぱく質《しつ》を分解《ぶんかい》するとともに、食べものをドロドロにして、腸《ちょう》での消化や吸収《きゅうしゅう》がおこなわれやすいようにする。1日にだされる胃液《いえき》の量《りょう》は、おとなの場合1.5〜2.5リットルにもなる！

こうして混《ま》ぜあわされた食べものは、胃《い》の出口にあたる幽門《ゆうもん》という部分から、約《やく》4時間かけてすこしずつ腸《ちょう》におくられる。

25ページの答え **3** 約《やく》4分　息ができなくなって約《やく》4分たつと死ぬ可能性《かのうせい》が高くなり、助かっても脳《のう》に障害《しょうがい》が残《のこ》る可能性《かのうせい》が高い。

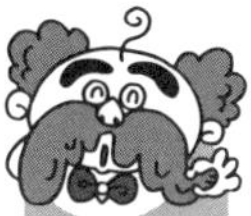

胃《い》

胃《い》が胃《い》液《えき》にとかされないのはなぜ？

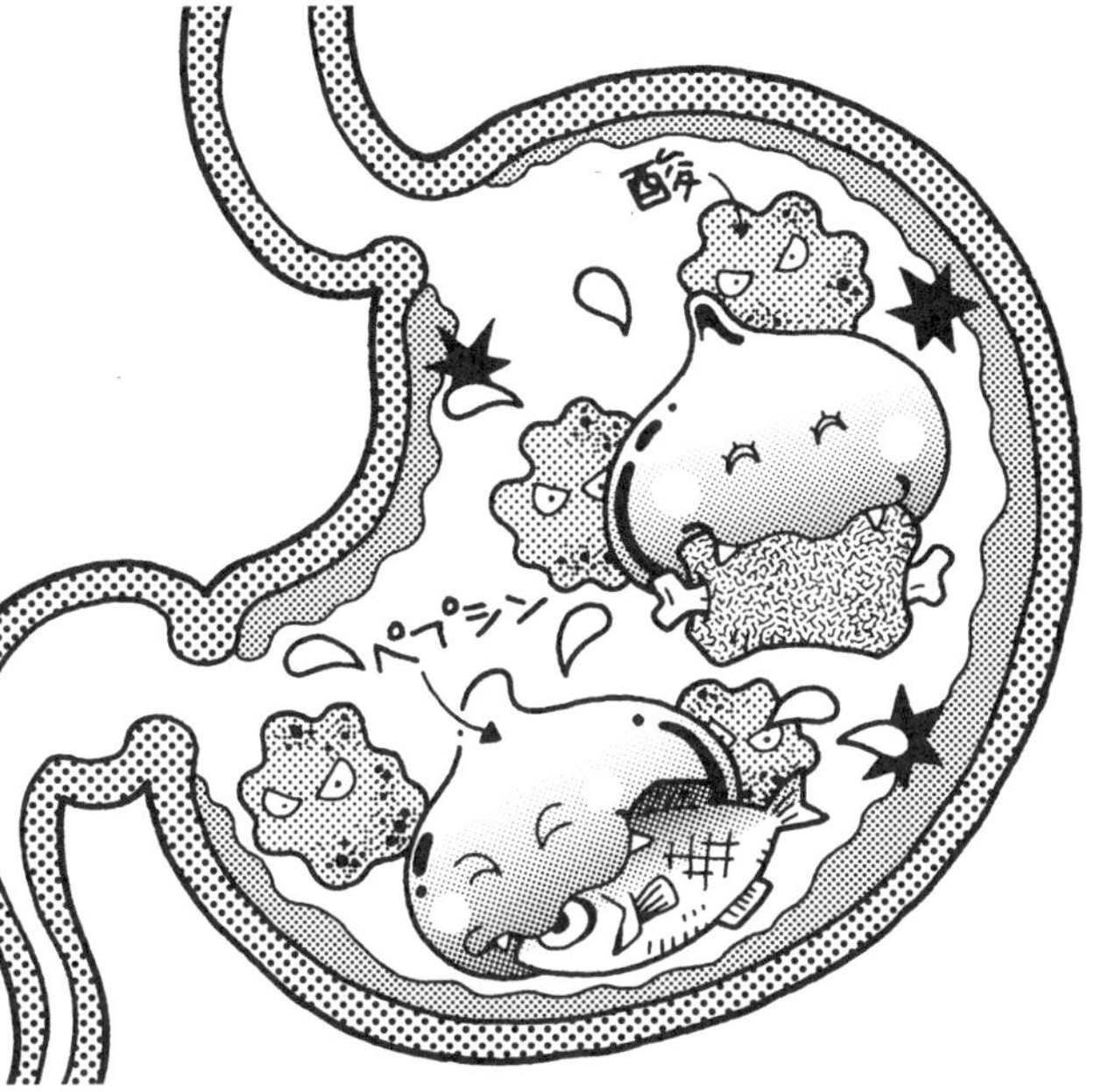

胃液《いえき》の酸《さん》は非常《ひじょう》に強力で、肉や骨《ほね》をとかすほどだ。また胃液《いえき》には、酸《さん》のなかでたんぱく質《しつ》を分解《ぶんかい》するペプシンという物質《ぶっしつ》もふくまれている。ところで、胃《い》も、たんぱく質《しつ》でできている。それなのに、胃《い》がとけないのは、胃《い》の内側《うちがわ》をおおっている粘液《ねんえき》（ねばねばの液《えき》）にひみつがある。

食べものが胃《い》にはいると、胃《い》のかべからは胃液《いえき》と同時に粘液《ねんえき》もたくさんでて、胃《い》の表面をおおってしまう。この粘液《ねんえき》は、たんぱく質《しつ》をとかすペプシンや強い酸《さん》から、胃《い》のかべを守っているバリアというわけだ！

食べものとともに腸《ちょう》におくられた胃液《いえき》は、中和《ちゅうわ》されて、はたらきが弱まる。だから、腸《ちょう》がとかされる心配もない。

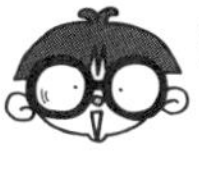

胃《い》をのぞくための胃《い》カメラをつくった人はどこの国の人？

1 アメリカ人　**2** フランス人　**3** 日本人　（答えは30ページ）

もっと知りたい!

人間にすみつく寄生虫《きせいちゅう》

動物や人間など、ほかの生きもののからだにすみついて、栄養分《えいようぶん》をとって生きるものを「寄生虫《きせいちゅう》」という。50年ぐらい前には、日本人の約《やく》70%に寄《き》生虫《せいちゅう》がいたが、今では衛生環境《えいせいかんきょう》や薬が進歩し、ずいぶんと少なくなった。人間にすみつく寄生虫《きせいちゅう》にはどんなものがあるか、ここに紹介《しょうかい》しよう。

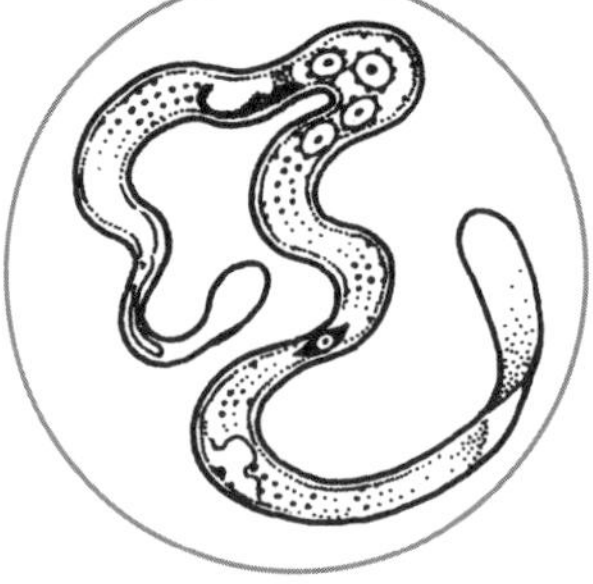

▲シジョウチュウ

フィラリアともいう。カに血をすわれたときに、カの口から感染《かんせん》する。皮《ひ》ふがゾウのようにはれあがることもある。

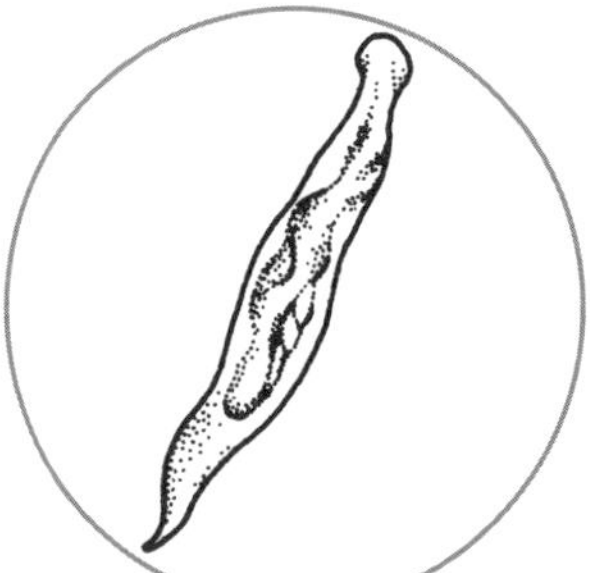

▲ギョウチュウ

夜中におしりの穴《あな》からはいでて卵《たまご》をうむ。卵《たまご》をほこりなどといっしょにすいこんで感染《かんせん》する。

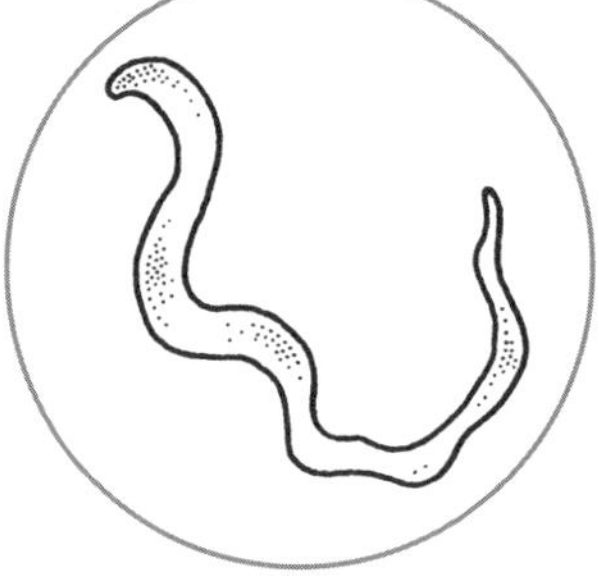

◀アニサキス

からだにはいると胃《い》や腸《ちょう》のかべにくいこみ、腹痛《ふくつう》やはき気の原因《げんいん》になる。アジやスルメイカ、サバを生《なま》で食べると感染《かんせん》することがある。

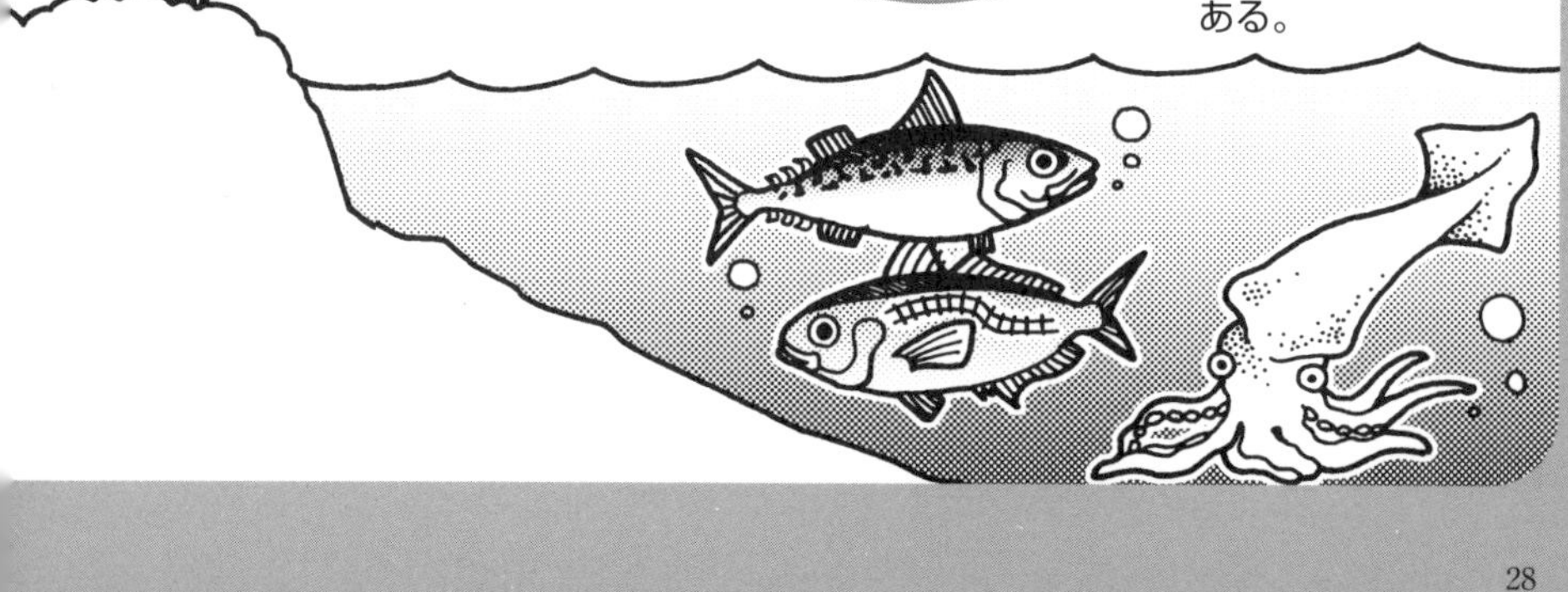

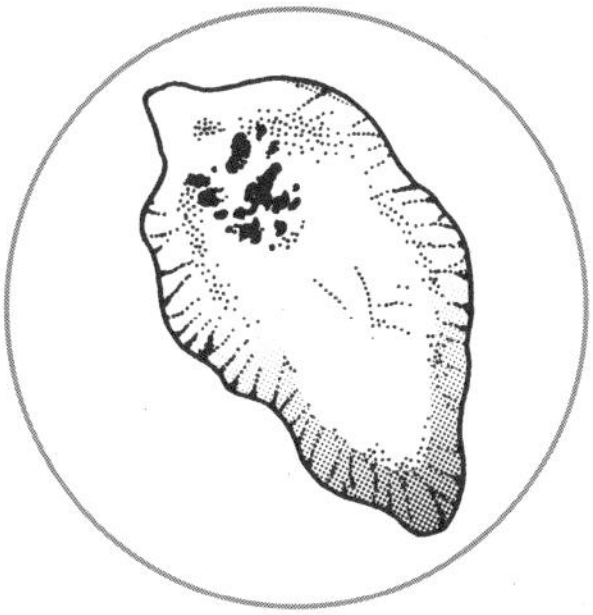

◀カンテツ

肝臓《かんぞう》にはいりこむと高熱《こうねつ》がでる。幼虫《ようちゅう》がついた野菜《やさい》や牛の内臓《ないぞう》を生《なま》で食べることによって感染《かんせん》する。

▶カイチュウ

おもに人ぷん肥料《ひりょう》についた卵《たまご》が野菜《やさい》につき、それを食べることによって感染《かんせん》する。

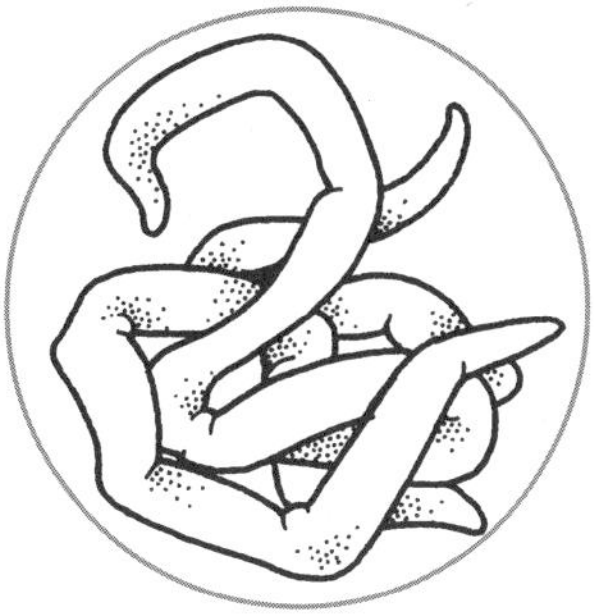

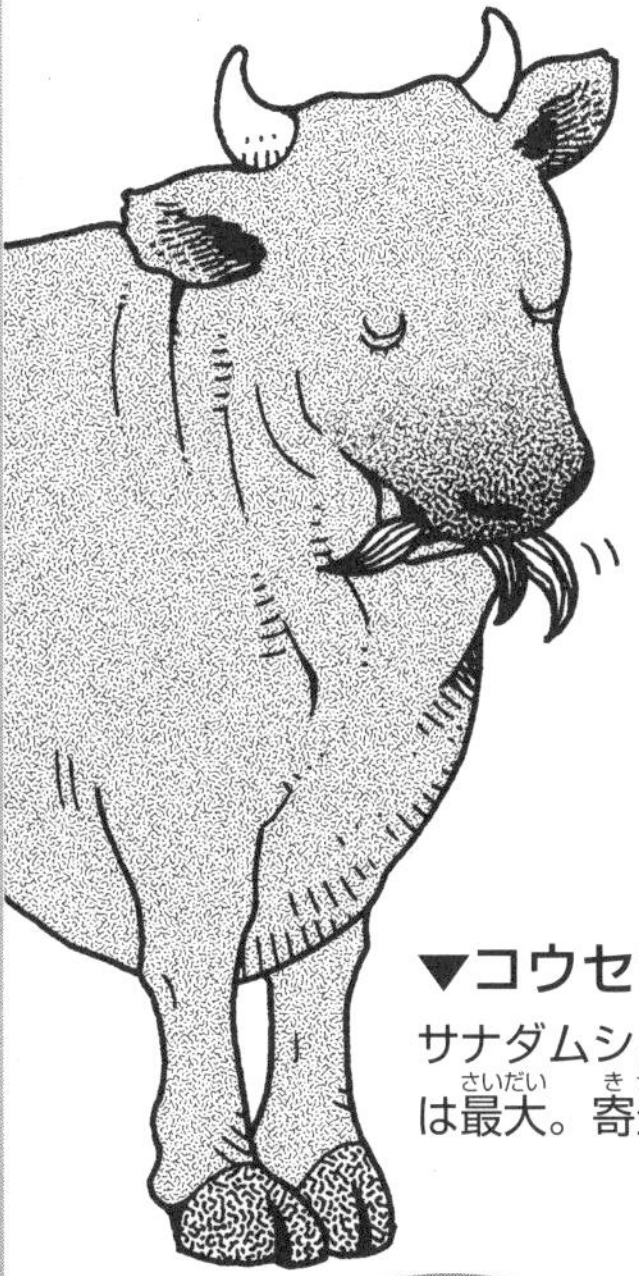

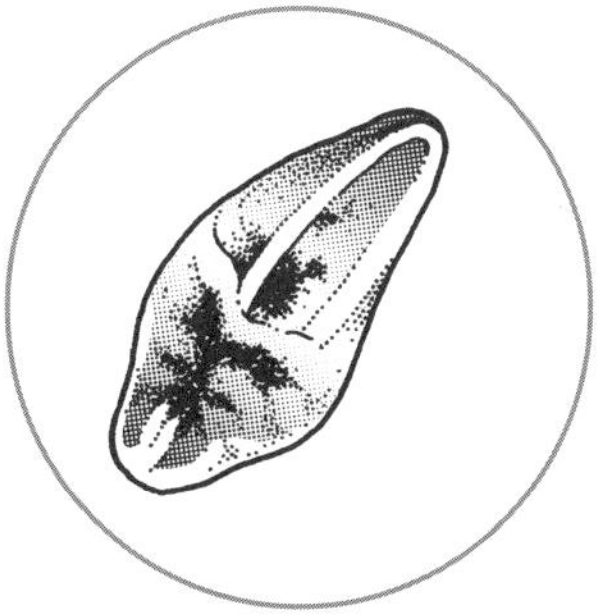

◀カンキュウチュウ

肝臓《かんぞう》ジストマともいう。肝臓《かんぞう》の病気をひきおこす。川魚を生《なま》で食べると感染《かんせん》することがある。

▼コウセツレットウジョウチュウ

サナダムシともいう。腸《ちょう》にすみつき、ヒトの寄生虫《きせいちゅう》としては最大《さいだい》。寄生《きせい》されたサケやマスを生《なま》で食べると感染《かんせん》する。

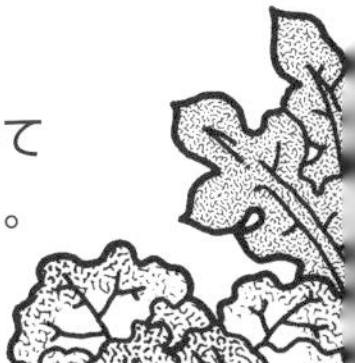

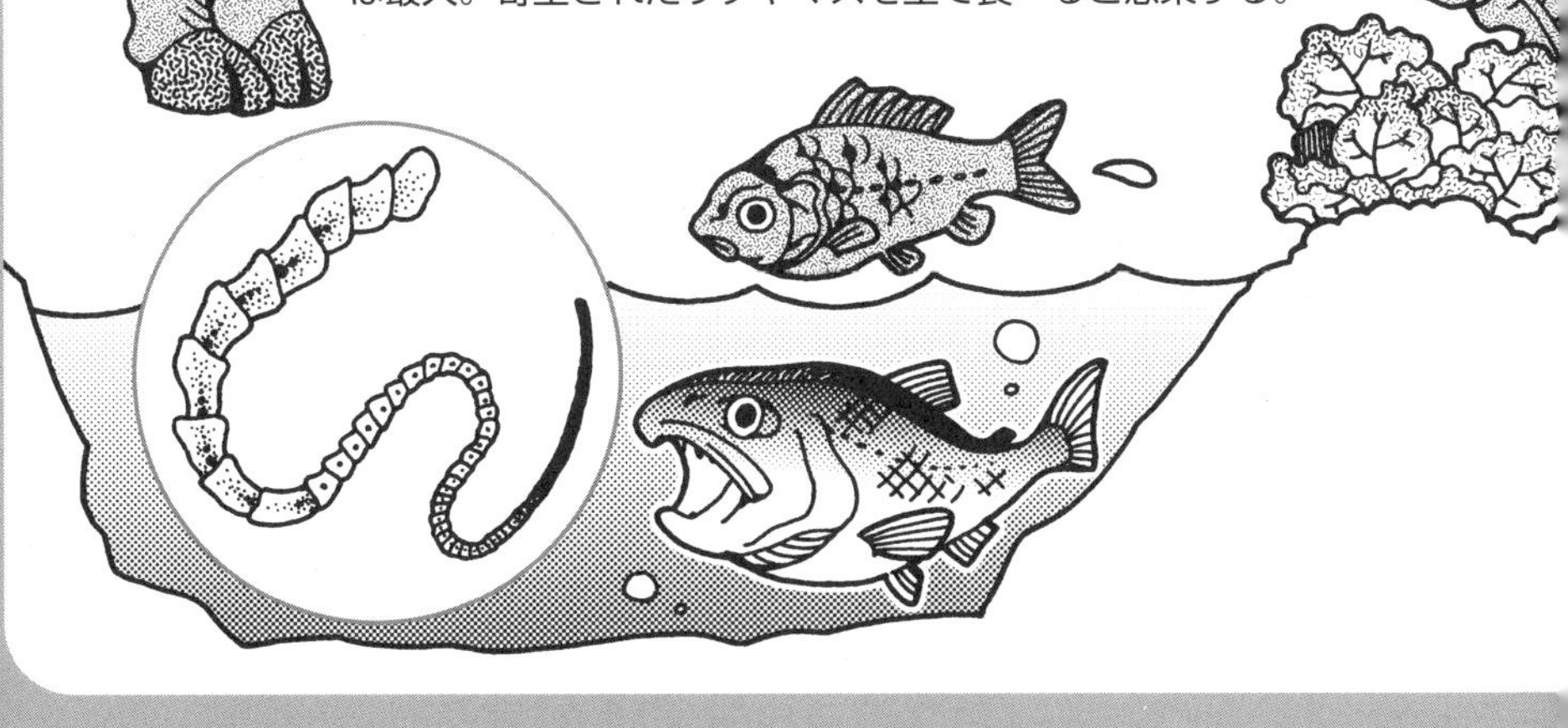

消化と吸収《きゅうしゅう》

水みたいなうんちがでるのはなぜ？

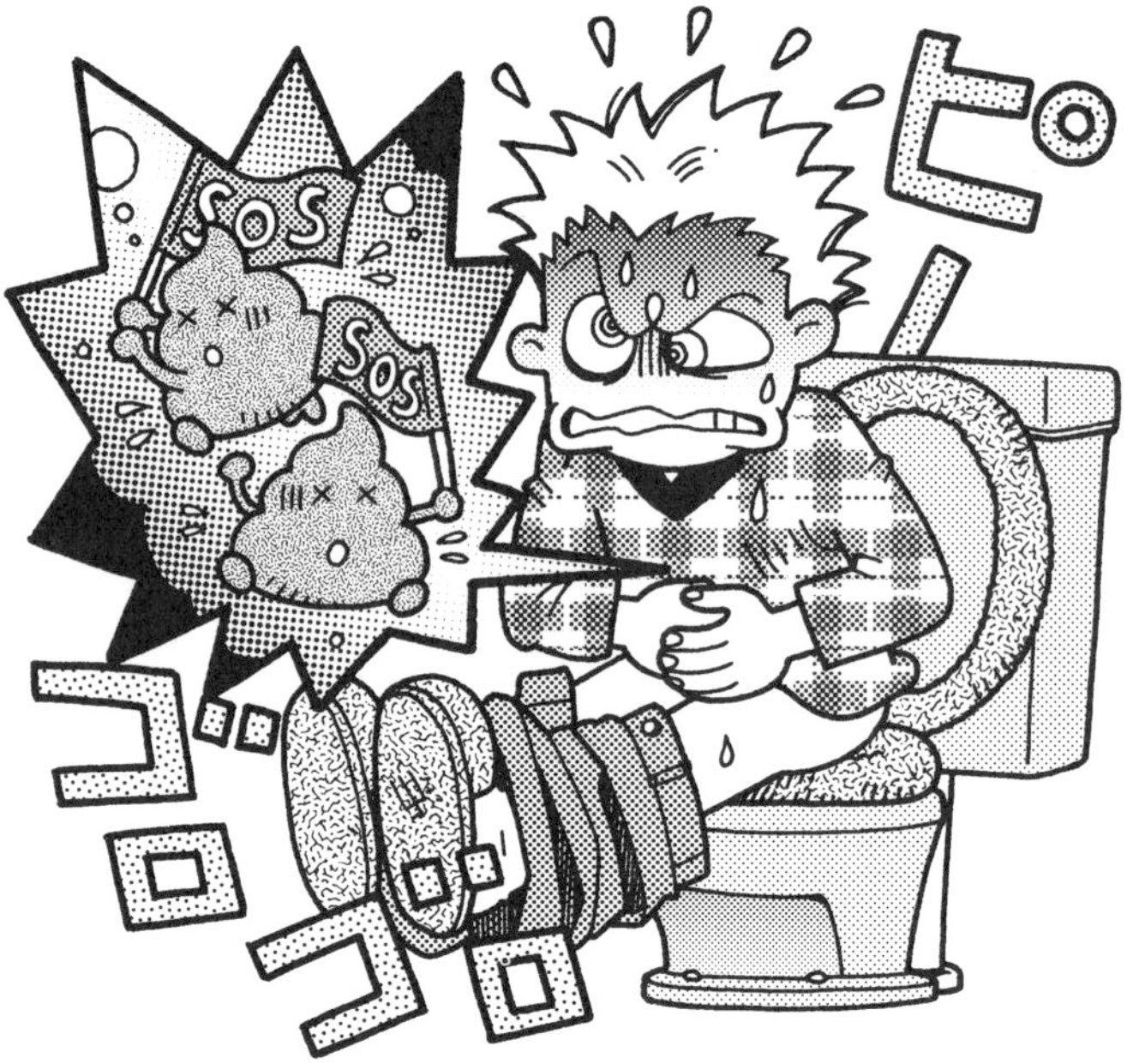

　胃《い》からおくりだされた食べものは、小腸《しょうちょう》でさまざまな消化液《しょうかえき》によって、さらに細《こま》かく分解《ぶんかい》されたあと、栄養分《えいようぶん》としてからだのなかに吸収《きゅうしゅう》される。そして、大腸《だいちょう》におくられて水分が吸収《きゅうしゅう》され、かたさが調節《ちょうせつ》されてうんちになる。ふつう、食べたものがうんちになるまでには、20時間以上《いじょう》かかる。

　ところが、胃《い》や腸《ちょう》の調子《ちょうし》が悪くなると、食べものの消化や吸収《きゅうしゅう》、水分の吸収《きゅうしゅう》などがうまくできなくなる。そして、これらが吸収《きゅうしゅう》されないまま、数時間ほどでうんちになってでてきてしまう。このようにうんちが水みたいにやわらかくなることを「げり」という。

　げりは、おなかが「調子《ちょうし》が悪いよ」といっている、SOS信号《エスオーエスしんごう》のようなものなのだ。

27ページの答え **3** 日本人　日本人の研究者によってつくられ、1964年ごろにオリンパス光学工業《こうがくこうぎょう》（現在《げんざい》のオリンパス株式会社《かぶしきがいしゃ》）よって実用化された。

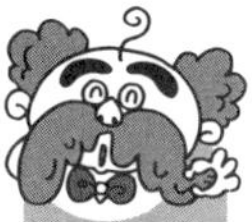

消化と吸収《きゅうしゅう》

どうしてうんちは茶色いの？

うんちの色は、食べものやからだの調子《ちょうし》などによってすこしずつ変《か》わるが、だいたい茶色っぽい。じつはこれ、胆汁《たんじゅう》という消化液《しょうかえき》のせいなのだ。

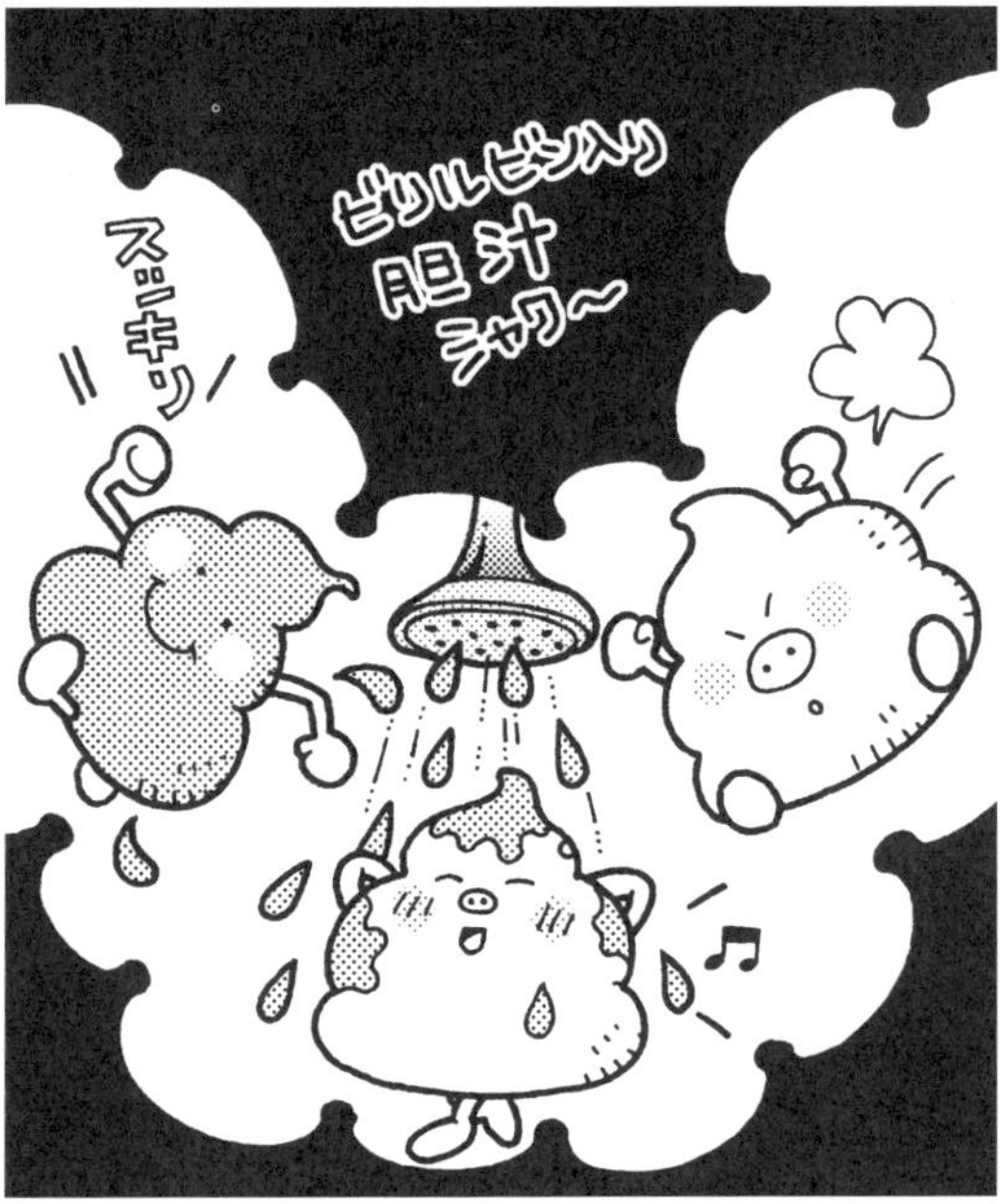

うんちは、食べものが胃《い》や腸《ちょう》をとおったあとにのこったかすのようなもの。その成分《せいぶん》は、約《やく》75パーセントが水分で、約《やく》17.6パーセントが食べもののかすや消化液《しょうかえき》、そして残《のこ》りの約《やく》7.4パーセントがおなかのなかの細菌《さいきん》などだ。消化液《しょうかえき》には、胆汁《たんじゅう》もふくまれている。

胆汁《たんじゅう》は、小腸《しょうちょう》で脂肪《しぼう》を分解《ぶんかい》するはたらきを助けている消化液《しょうかえき》で、ビリルビンという茶色い物質《ぶっしつ》を多くふくんでいる。ビリルビンは、そのまま食べものに混《ま》じって、やがてうんちになる。うんちの茶色い色は、このビリルビンの色というわけ。

ただし、腸《ちょう》のはたらきがおとろえて、胆汁《たんじゅう》がたりなくなると、脂肪《しぼう》がうまく分解《ぶんかい》されずに、白っぽいうんちがでることがある。

人間のおとなの小腸《しょうちょう》の長さはどのくらい？

1 1〜2m　**2** 6〜7m　**3** 10〜12m　（答えはつぎのページ）

消化と吸収《きゅうしゅう》

どうしておならはくさいの？

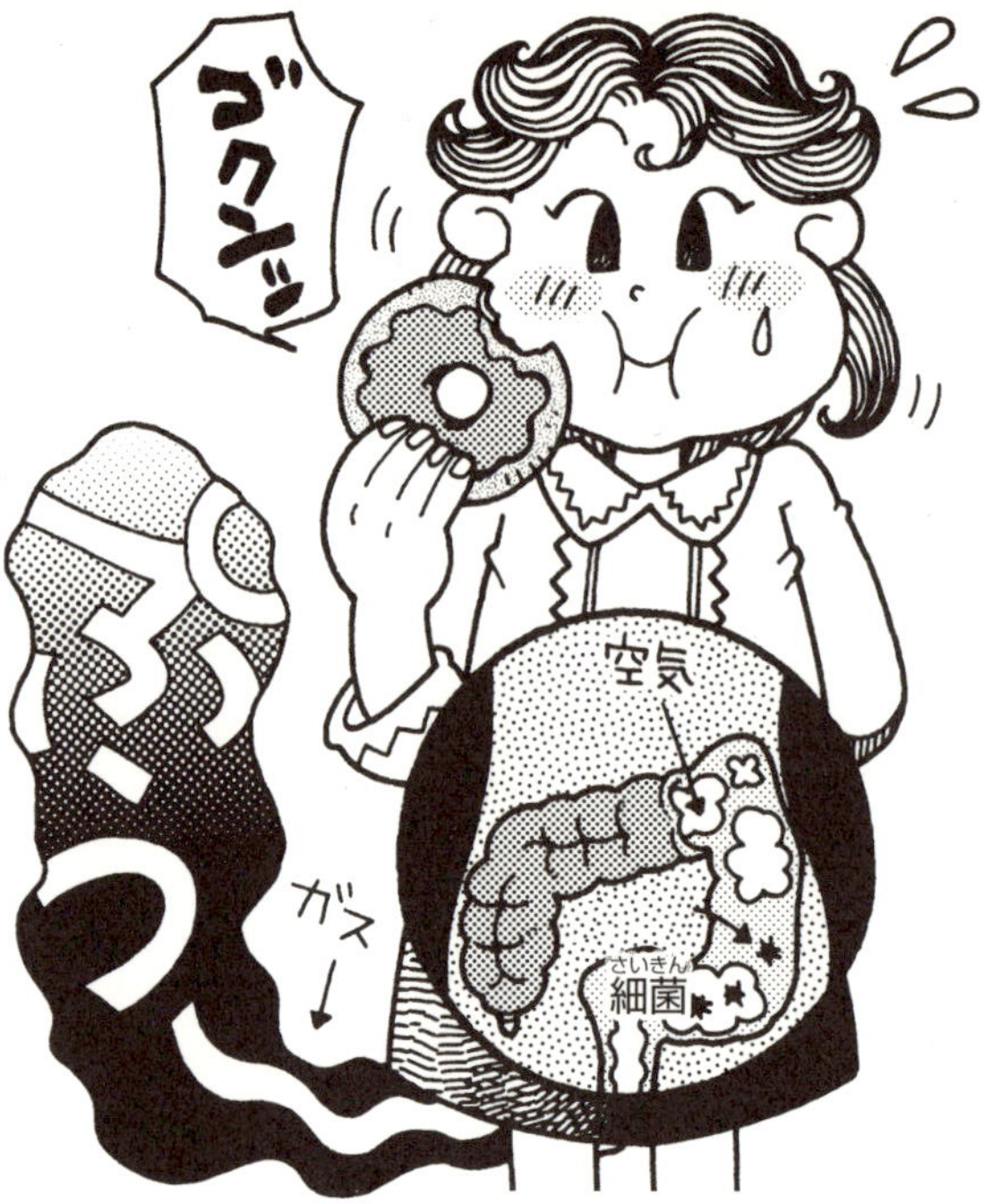

人間は、ものを食べるときに、いっしょに空気も飲みこんでいる。この空気が、胃《い》や腸《ちょう》をとおっておしりからでてきたものがおなら。おならの成《せい》分《ぶん》は、ほとんどが空気というわけだ！　空気なのになぜくさいのか？　それは、おならにはほんのすこし、においのするガスが混《ま》じっているからだ。腸《ちょう》には、目に見えない小さな細菌《さいきん》が、たくさんすんでいる。この細菌《さいきん》は、人間が食べたものを分《ぶん》解《かい》して、栄養分《えいようぶん》をとりいれている。おならのにおいは、これらの細菌《さいきん》が、おもにたんぱく質《しつ》を分解《ぶんかい》するときにできるインドールやスカトールという、ガスのせい。だから、たんぱく質《しつ》を多く食べると、においの強いおならがでる。ちなみに、うんちがくさいのも、このガスのせいだ。

31ページの答え **2** 6〜7m　小腸《しょうちょう》の長さは6〜7m。内側《うちがわ》のかべを広げるとテニスコート1面分もの広さになる。ちなみに、大腸《だいちょう》の長さは約《やく》1.5m。

消化と吸収《きゅうしゅう》

どうしておしっこは黄色いの？

牛乳《ぎゅうにゅう》を飲んだら白いおしっこがでるとか、お茶を飲んだら緑色のおしっこがでるということはない。どんな色のものを飲んでも、おしっこはいつもだいたい黄色。なぜだろう？

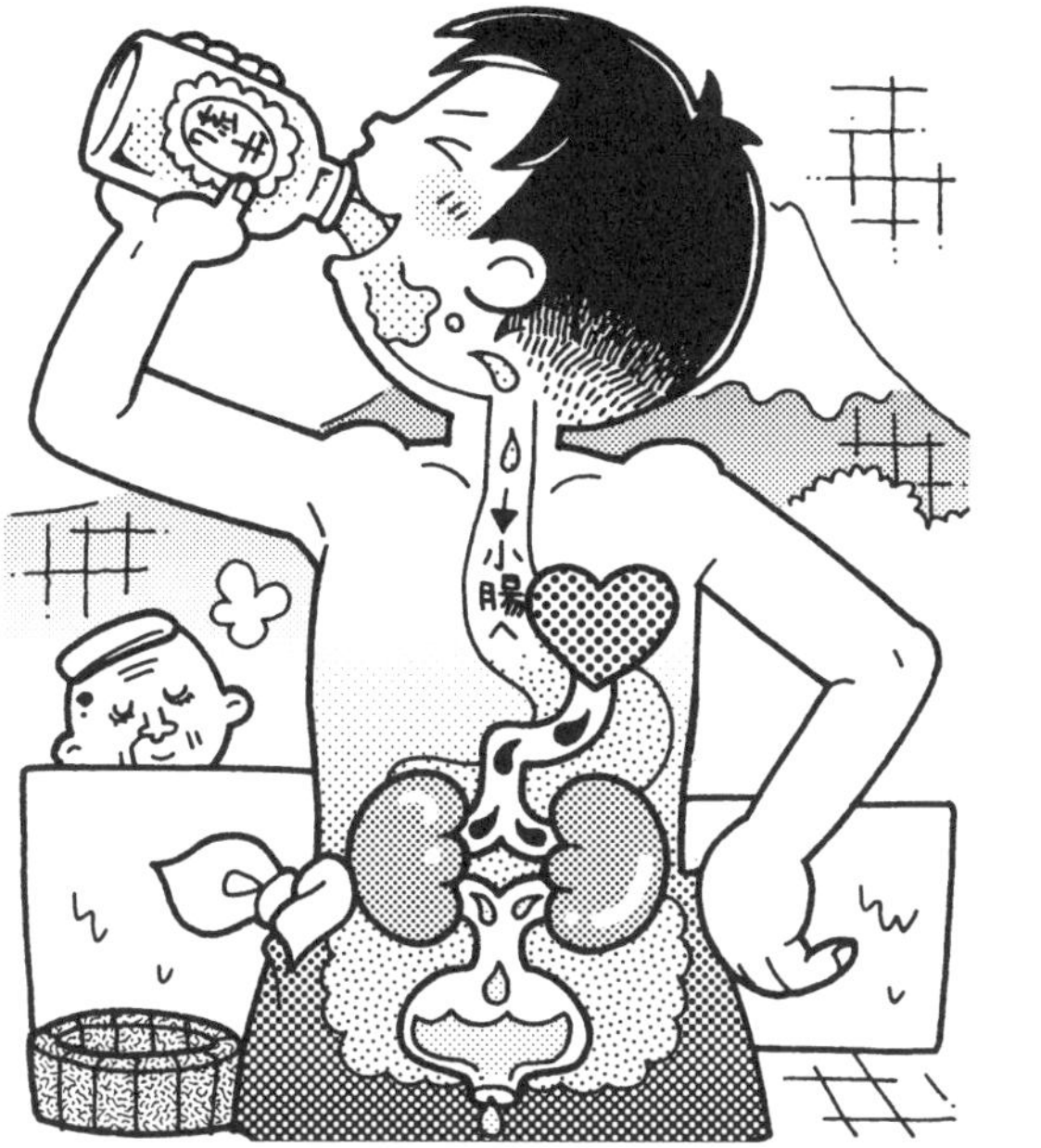

おしっこは、じん臓《ぞう》という器官《きかん》で、血のなかのいらないものや水分がこしとられてでてきたもの。おしっこの黄色い色は、これらの成分《せいぶん》のうち、たんぱく質《しつ》などがこわれてできたウロクロームという物質《ぶっしつ》の色だ。１日にできるウロクロームの量《りょう》はあまり変《か》わらないが、水の量《りょう》が変《か》わることで、おしっこの色は、こくなったりうすくなったりする。

いっぽう、飲んだ牛乳《ぎゅうにゅう》やお茶の成分《せいぶん》は、小腸《しょうちょう》で吸収《きゅうしゅう》されたあと、さまざまな栄養分《えいようぶん》として使われる。つまり、それらの成分《せいぶん》が直接《ちょくせつ》おしっこになることはない。だから、牛乳《ぎゅうにゅう》やお茶を飲んだからといって、おしっこが白色や緑色になることはないというわけだ。

おとなが1日にするおしっこの量《りょう》は？
1 約《やく》150ℓ　**2** 約《やく》15ℓ　**3** 約《やく》1.5ℓ　（答えはつぎのページ）

体脂肪《たいしぼう》

体脂肪《たいしぼう》って悪いもの？

最近《さいきん》、テレビなどで体脂肪《たいしぼう》という言葉をよく聞く。体脂肪《たいしぼう》とは、からだにたくわえられている脂《し》肪《ぼう》のこと。ダイエットの番組などでは、まるで悪者のようにいわれている。

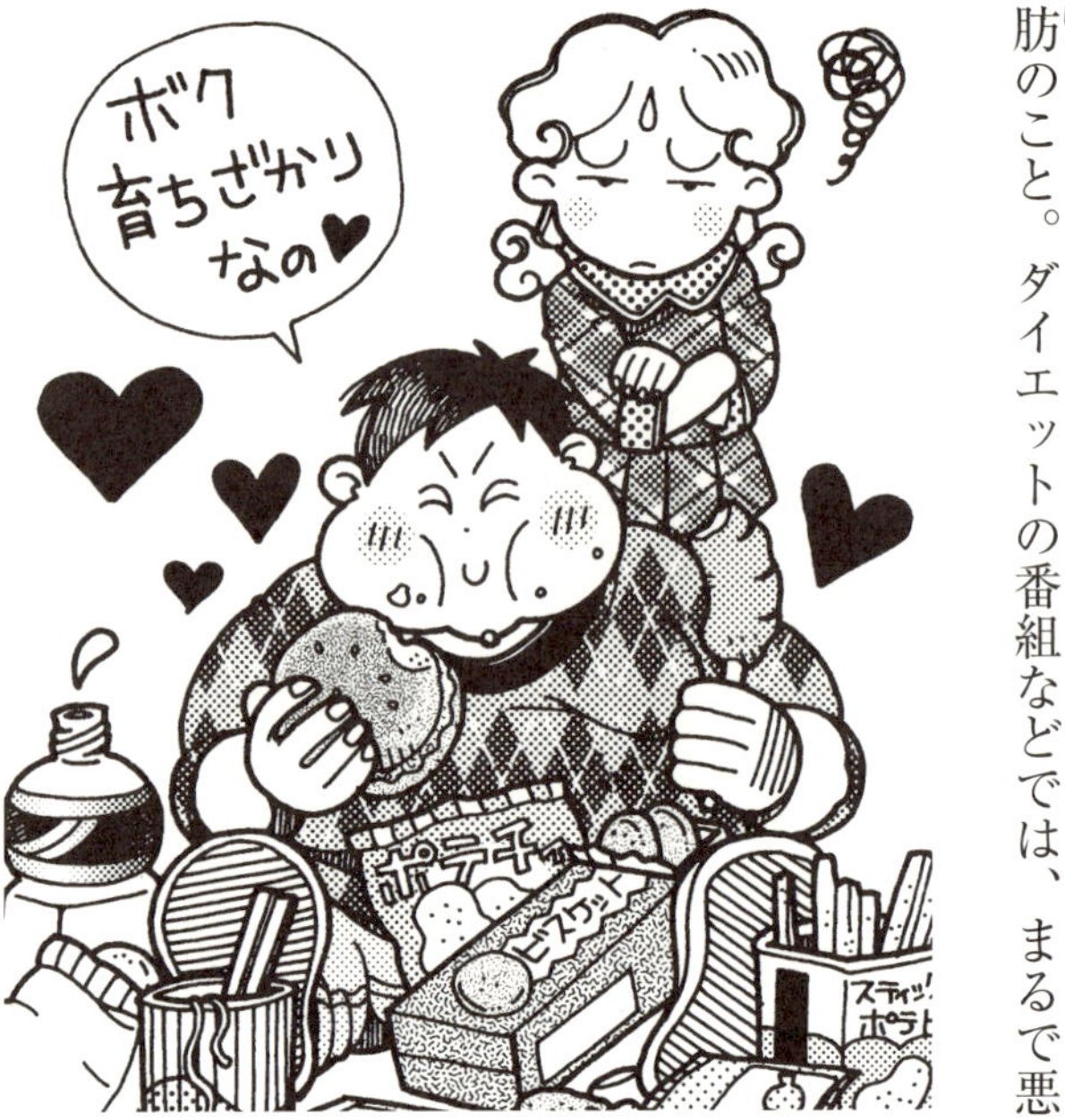

たしかに、体脂肪《たいしぼう》がふえすぎると、心臓《しんぞう》に負担《ふたん》がかかったり、血管《けっかん》がつまったり切れやすくなったりするなど、さまざまな病気の原因《げんいん》になる。太りすぎは、からだによくない。でも、体脂肪《たいしぼう》には、とても大切な役目があるのだ。

人間は、食べものからえた栄養分《えいようぶん》のうち、あまったものを予備《よび》の栄養分《えいようぶん》として、おもに皮《ひ》ふの下に体脂肪《たいしぼう》としてたくわえる。つまり、体脂肪《たいしぼう》には、エネルギーを貯蔵《ちょぞう》するはたらきがあるのだ。また、からだをつつみこんで内臓《ないぞう》をショックから守ったり、体温が低くなるのをふせいだりするのも、体《たい》脂肪《しぼう》の大切な役目。適度《てきど》な量《りょう》の体脂肪《たいしぼう》は、人が生きていくうえで必要《ひつよう》なものというわけだ。

33ページの答え **3** 約《やく》1.5ℓ　おとなのおしっこの量《りょう》は1日に約《やく》1.5ℓ。人間はぼうこうに0.3〜0.5ℓのおしっこをためることができる。

からだの大常識…
その2

運動と呼《こ》吸《きゅう》・循《じゅん》環《かん》のひみつ

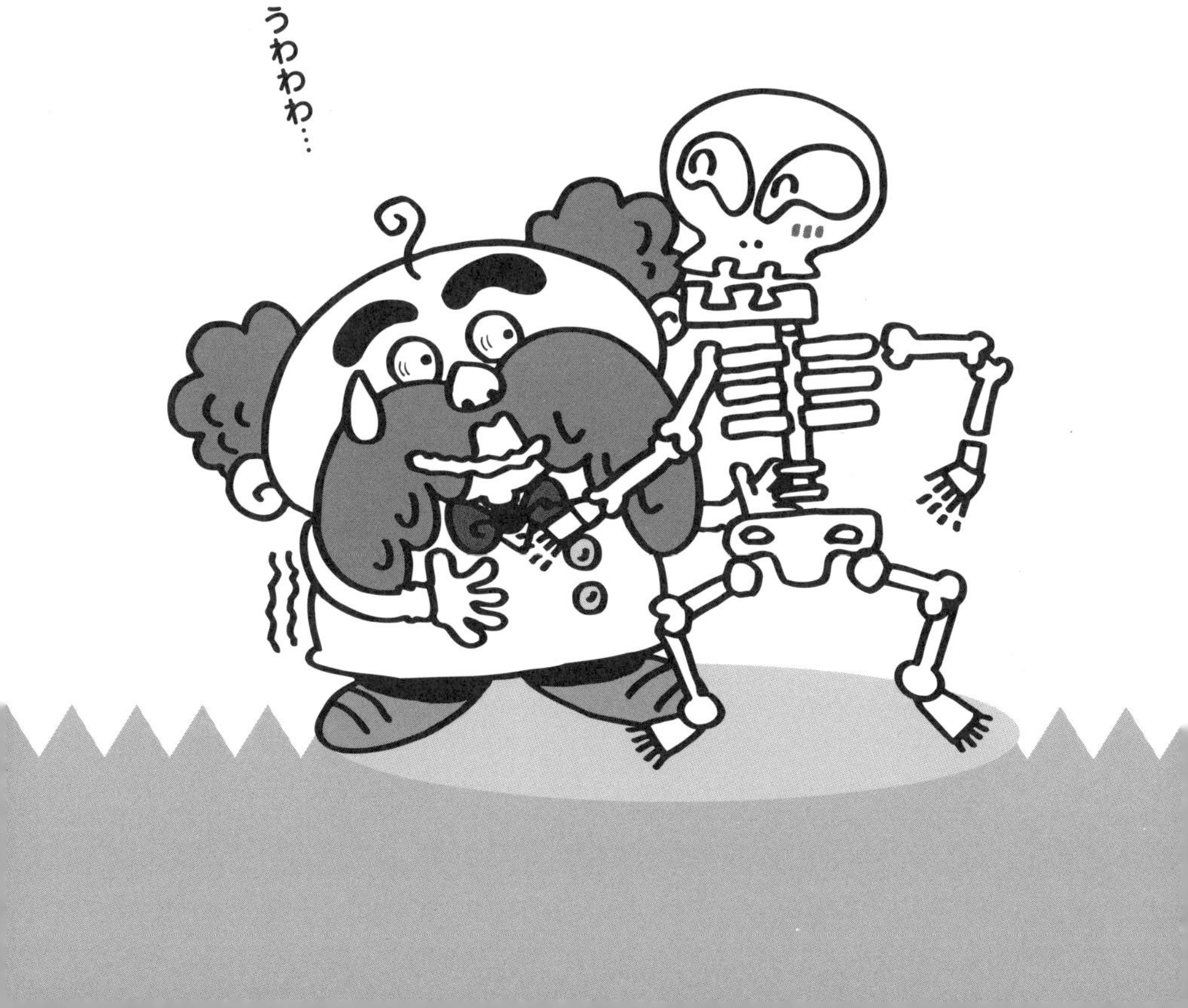

筋《きん》肉《にく》 力こぶができるわけ

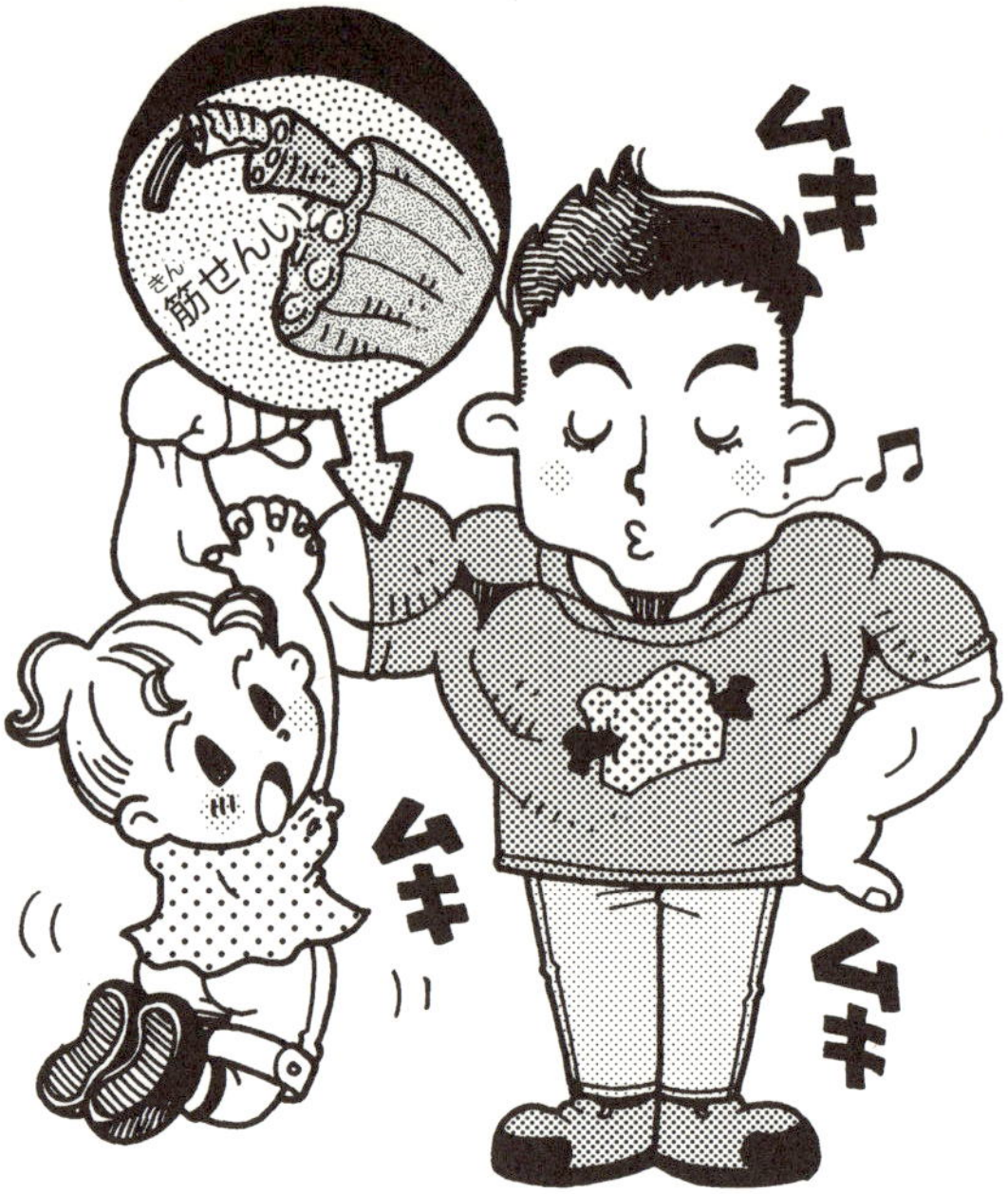

うでを曲《ま》げて力をいれると、もりあがって力こぶができる。この力こぶの正体は、筋肉《きんにく》なのだ。

筋肉《きんにく》は「筋《きん》せんい」という、細いひものような細胞《さいぼう》が、たくさん集まってできている。筋《きん》せんいは、さらに細い糸のようなせんいである「筋原《きんげん》せんい」が束《たば》になったものだ。力をいれると、この筋原《きんげん》せんいがちぢんで筋肉《きんにく》がちぢみ、これによって重いものを動かしたり、からだをささえたりすることができる。

ゴムひもを引っぱると細くなり、ゆるめると太くなるのと同じように、筋肉《きんにく》はのびると細くなり、ちぢむと太くなる。そのため、うでを曲《ま》げて力をいれると、筋肉《きんにく》が短く太くなってもりあがり、力こぶになるというわけだ。

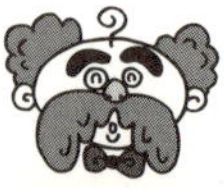

ここまでのクイズはどのくらいできたかな？
つづきのクイズもがんばってといてみよう！

筋肉《きんにく》 思いどおりに動かせない筋肉《きんにく》ってあるの?

筋肉《きんにく》はからだ中にあり、からだの各《かく》部分を動かすとても大切な器官《きかん》だ。その数は約《やく》300種類《しゅるい》にもなる。

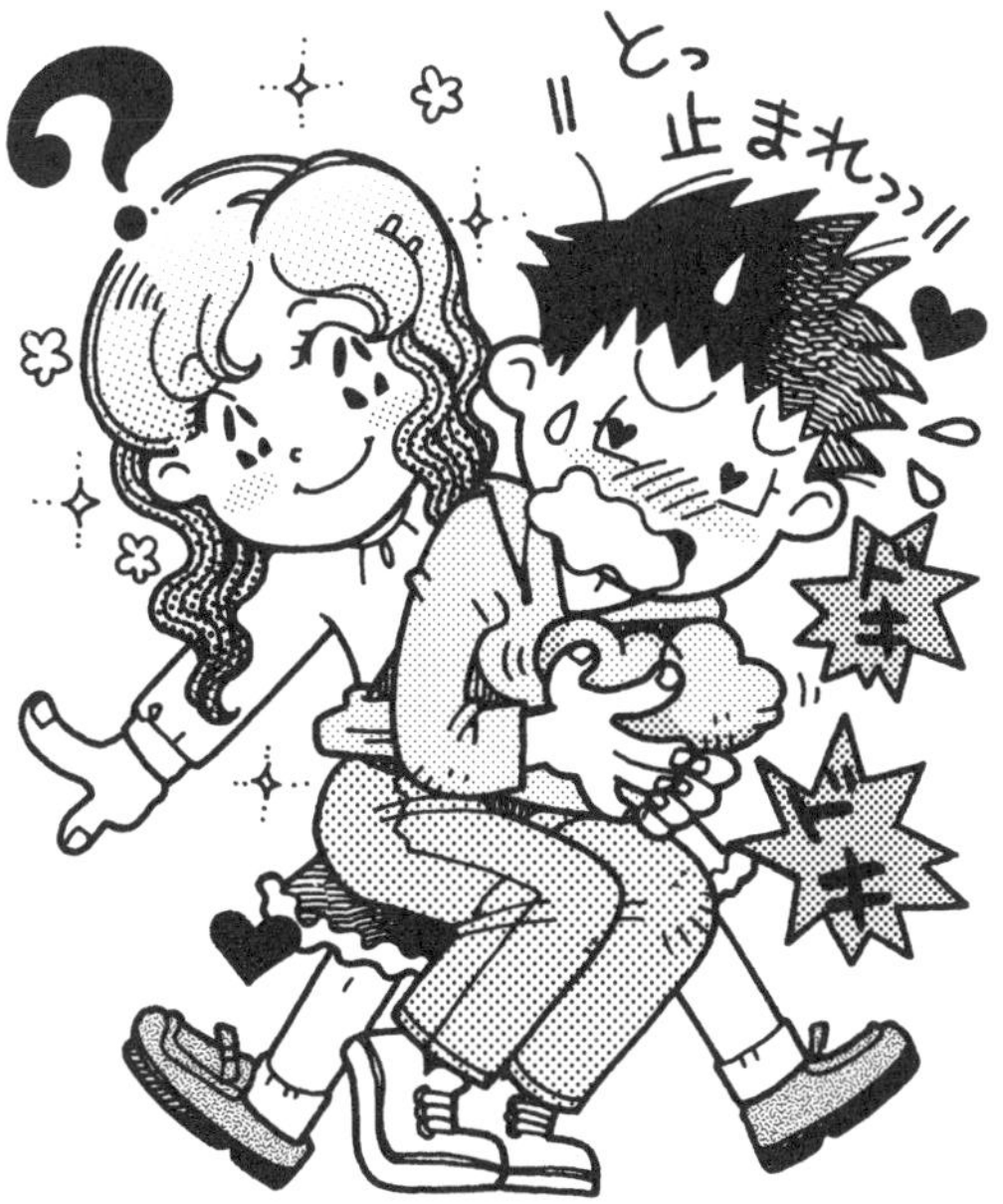

このうち、うでや足の筋肉《きんにく》のように、骨《ほね》につながっていて、自分の意思《いし》で動かすことができる筋《きん》肉《にく》を「骨格筋《こっかくきん》」という。ふつう、筋肉《きんにく》というと、この骨格筋《こっかくきん》をさすことが多い。しかし、からだのなかには、自分の意思《いし》で動かしたり止めたりできない筋肉《きんにく》もある。このような筋肉《きんにく》を「不随意筋《ふずいいきん》」という。

たとえば「平滑筋《へいかっきん》」とよばれる内臓《ないぞう》の筋肉《きんにく》は、骨《ほね》につながっていないうえ、自分で動かしたり止めたりできない。また心臓《しんぞう》は「心筋《しんきん》」という特別《とくべつ》にじょうぶな筋肉《きんにく》でできているが、この心筋《しんきん》も自分でコントロールできない不随意筋《ふずいいきん》だ。ちなみに、不随意筋《ふずいいきん》に対して、骨格筋《こっかくきん》のように自分で動かすことができる筋肉《きんにく》は「随意筋《ずいいきん》」ともいう。

ふくらはぎの筋肉《きんにく》とかかとの骨《ほね》がくっついている部分で、人間の急所《きゅうしょ》といわれているのは? **1** アキレスけん **2** 太極拳《たいきょくけん》 **3** くるぶし (答えはつぎのページ)

筋肉《きんにく》 運動したあと、筋肉《きんにく》痛《つう》になるのはなぜ？

スポーツなどをすると、あとで足や手の筋肉《きんにく》がとても痛《いた》くなることがある。これを筋肉痛《きんにくつう》という。筋肉痛《きんにくつう》の原因《げんいん》は、筋肉《きんにく》のなかでつくられる「乳酸《にゅうさん》」という物質《ぶっしつ》にあるのだ。

筋肉《きんにく》をふつうに動かしているだけでは、乳酸《にゅうさん》がつくられることはほとんどない。しかし、短い距《きょ》離《り》を何度も思いきり走るようなはげしい運動では、筋肉《きんにく》がちぢむときに乳酸《にゅうさん》ができる。乳酸《にゅうさん》は、すぐに別の物質《ぶっしつ》につくりかえられるが、そのままはげしい運動をつづけていると、すこしずつ筋肉《きんにく》のあいだにたまって細胞《さいぼう》をかたくし、つかれさせてしまう。これが、筋肉痛《きんにくつう》の原因《げんいん》というわけ。

数時間から数日で、乳酸《にゅうさん》が害《がい》のない物質《ぶっしつ》につくりかえられると、筋肉痛《きんにくつう》はなおってしまう。若《わか》い人や、いつもからだをきたえている人は、乳酸《にゅうさん》を害《がい》のない物質《ぶっしつ》につくりかえるスピードがはやいので、筋肉痛《きんにくつう》にはなりにくい。

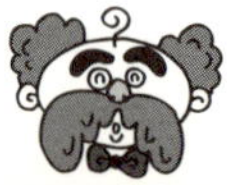

37ページの答え **1** アキレスけん　アキレスという勇者《ゆうしゃ》が、この部分に矢を受けて死んだというギリシャ神話《しんわ》にちなんで名づけられた。

せきずい反射《はんしゃ》　熱《あつ》いものにさわると手がひっこむわけ

熱《あつ》いものにさわったとき、「熱《あつ》いっ！」と思う前に手がひっこむことがある。このふしぎな動きには、じつは背骨《せぼね》が深く関係《かんけい》しているのだ。

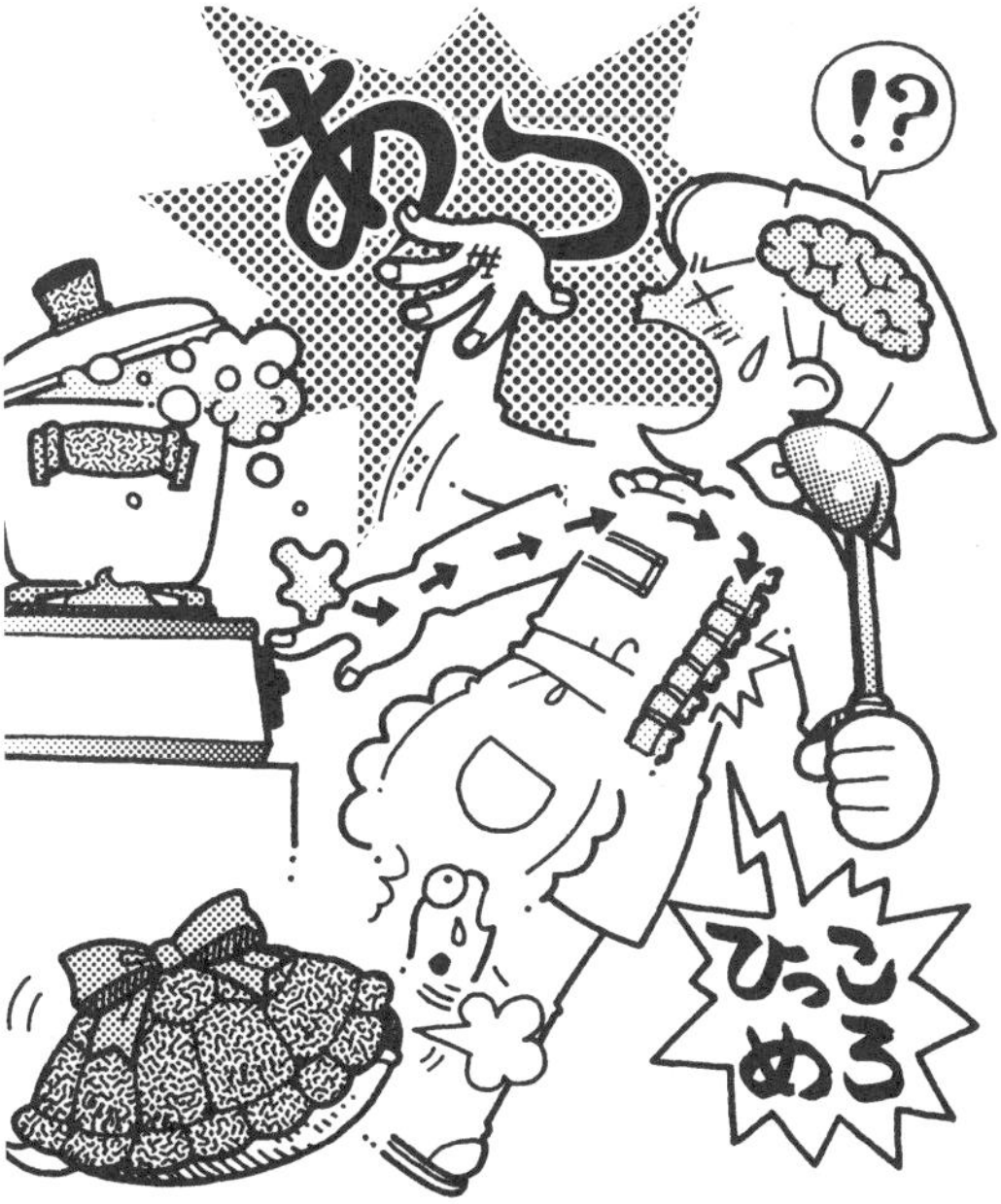

背骨《せぼね》のなかには、「せきずい」という部分がある。ふつう、手足で感じた感覚《かんかく》は、感覚神経《かんかくしんけい》という神経《しんけい》をとおって、せきずいから脳《のう》に伝《つた》えられる。すると脳《のう》は「こう動きなさい」と命令《めいれい》をだし、それがせきずいから運動神経《うんどうしんけい》という神経《しんけい》をとおって、筋肉《きんにく》に伝《つた》えられるのだ。しかし、やけどをしてしまうような場合、熱《あつ》いと感じたときに脳《のう》からの命《めい》令《れい》を待って手をひっこめたのではおそすぎる。そうならないように、せきずいが脳《のう》のかわりに「手をひっこめろ！」と命令《めいれい》をだすことがある。

　このように、脳《のう》からの命令《めいれい》を待たずに、せきずいからの命令《めいれい》でからだが動くことを「せきずい反《はん》射《しゃ》」という。せきずい反射《はんしゃ》は、生きものが危険《きけん》をさけるために身につけた、大切なしくみなのだ。

筋肉痛《きんにくつう》と同じように、乳酸《にゅうさん》が原因《げんいん》のひとつになっているものは？

1 水虫《みずむし》　**2** 立ちくらみ　**3** 肩《かた》こり　（答えはつぎのページ）

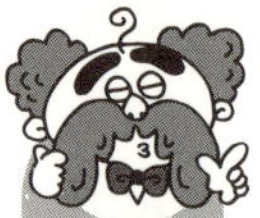

骨《ほね》

骨《ほね》のしくみってどうなっているの？

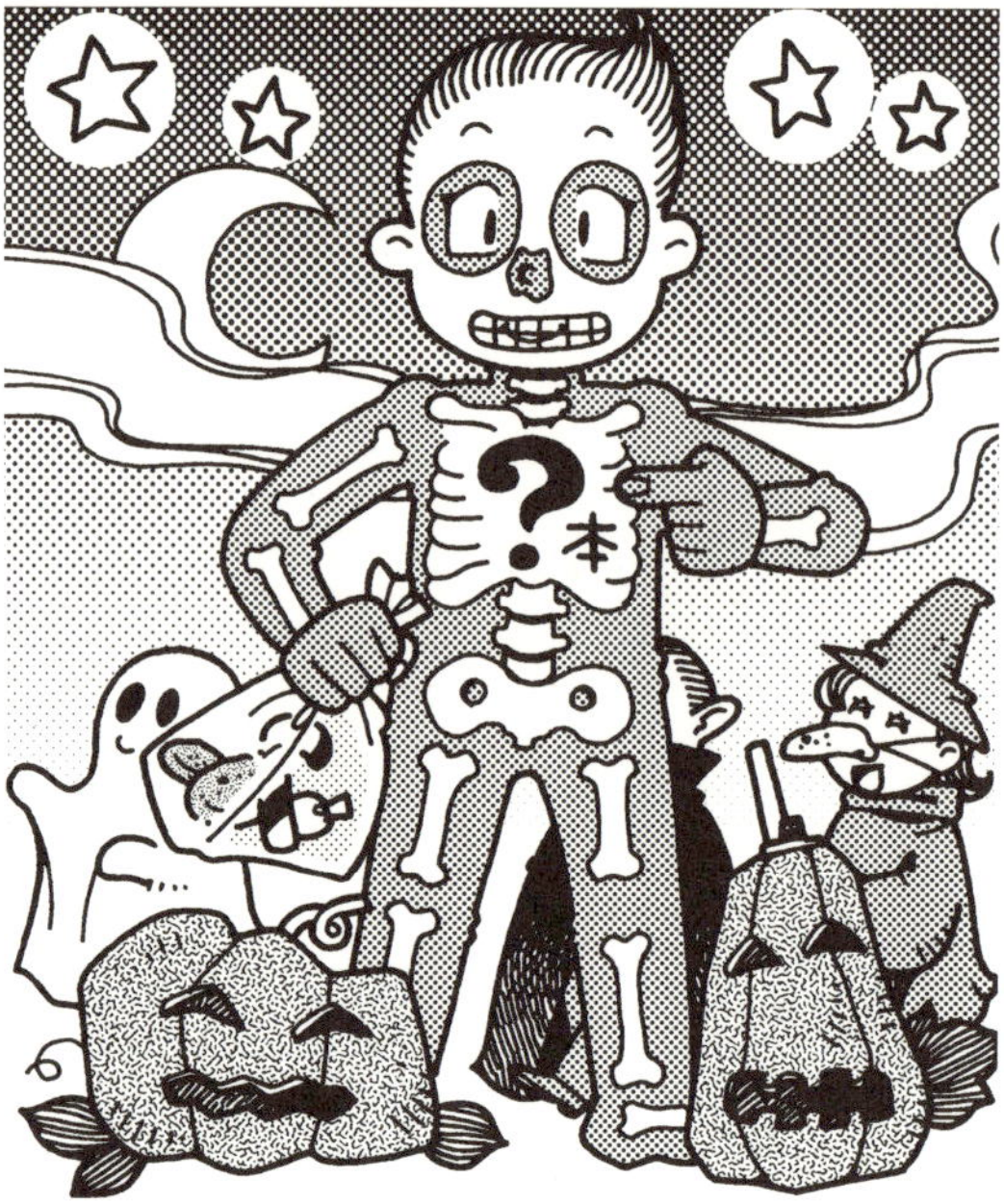

人間のからだには、頭から足の先まで、たくさんの骨《ほね》がある。その数は、約《やく》200個《こ》にもなる！　骨《ほね》の内側《うちがわ》には、スポンジのようにすきまがたくさんある「海綿質《かいめんしつ》」という部分があり、その外側《そとがわ》にはかたい「ちみつ質《しつ》」とよばれる部分がある。そして、その外側《そとがわ》は「骨膜《こつまく》」という膜《まく》でおおわれている。さらに、太ももの骨《ほね》（大腿骨《だいたいこつ》）のような大きな骨《ほね》では、中心部に「骨髄《こつずい》」という組織《そしき》があり、そこでつねに新しい血をつくっているのだ。

骨《ほね》の材料《ざいりょう》となっているのは、おもにリン酸《さん》カルシウムという物質《ぶっしつ》。カルシウムは、からだの調子《ちょうし》をととのえるはたらきもしている。そのため、からだのなかのカルシウムがたりなくなると、骨《ほね》のリン酸《さん》カルシウムがとかされて、カルシウムの不《ふ》足分《そくぶん》をおぎなうために使われる。骨《ほね》は、からだをささえたり、内臓《ないぞう》を守ったりする以外《いがい》にも、とても大切な役目をもっているというわけだ。

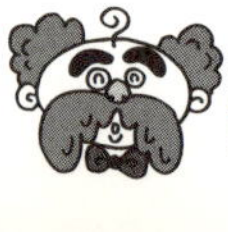

39ページの答え　**3** 肩《かた》こり　肩《かた》こりは、肩《かた》の部分の血の流れが悪くなり、筋《きん》肉痛《にくつう》と同じように乳酸《にゅうさん》がたまるためにおこるらしい。

背骨《せぼね》 2本足で立っていられるのはなぜ？

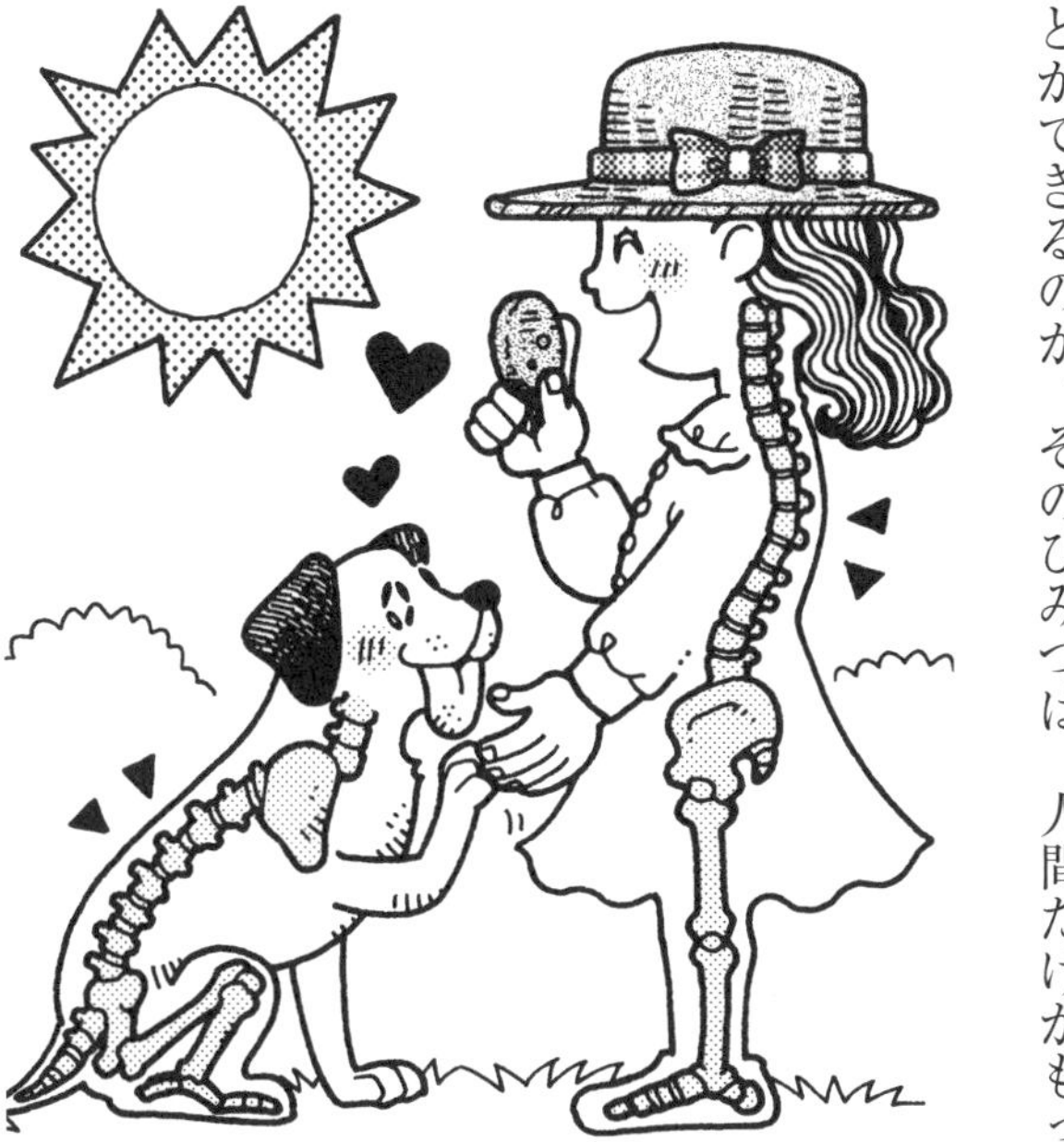

動物たちとちがい、人間はいつも2本足で立って歩いている。なぜ、人間だけが2本足で立つことができるのか。そのひみつは、人間だけがもっている骨《ほね》のつくりにある！

まず、背骨《せぼね》のつくり。人間の背骨《せぼね》は、横から見るとS《エス》字形に曲《ま》がっていて、頭を下からささえるようになっている。このため、大きな脳《のう》がはいっている重い頭を、むりなくささえることができるのだ。また、足の骨《ほね》は、アーチ形（橋のような形）になっている。この形のおかげで、地面からのショックをじゅうぶんに吸収《きゅうしゅう》しながら、2本足だけで体重をささえることができるというわけ。

人間は、今から数100万年前に2本足で立つようになり、その後、手を自由に使えるようになったため、たくさんのことができるようになった。今のように便利《べんり》な生活をおくれるようになったのも、

2本足で歩けるようになったおかげなのだ。

からだのつくりが人間にもっとも近いサルは？

1 アイアイ　2 ニホンザル　3 チンパンジー　（答えはつぎのページ）

骨《ほね》

折《お》れた骨《ほね》はくっつくの？

骨《ほね》は、ただ白くてかたいぼうのようなものではなく、生きている器官《きかん》だ。そのため、皮《ひ》ふなどと同じように、傷《きず》ついた部分をなおす力が、もともとそなわっている。折《お》れてしまった場合にも、くっつくことができるのだ！

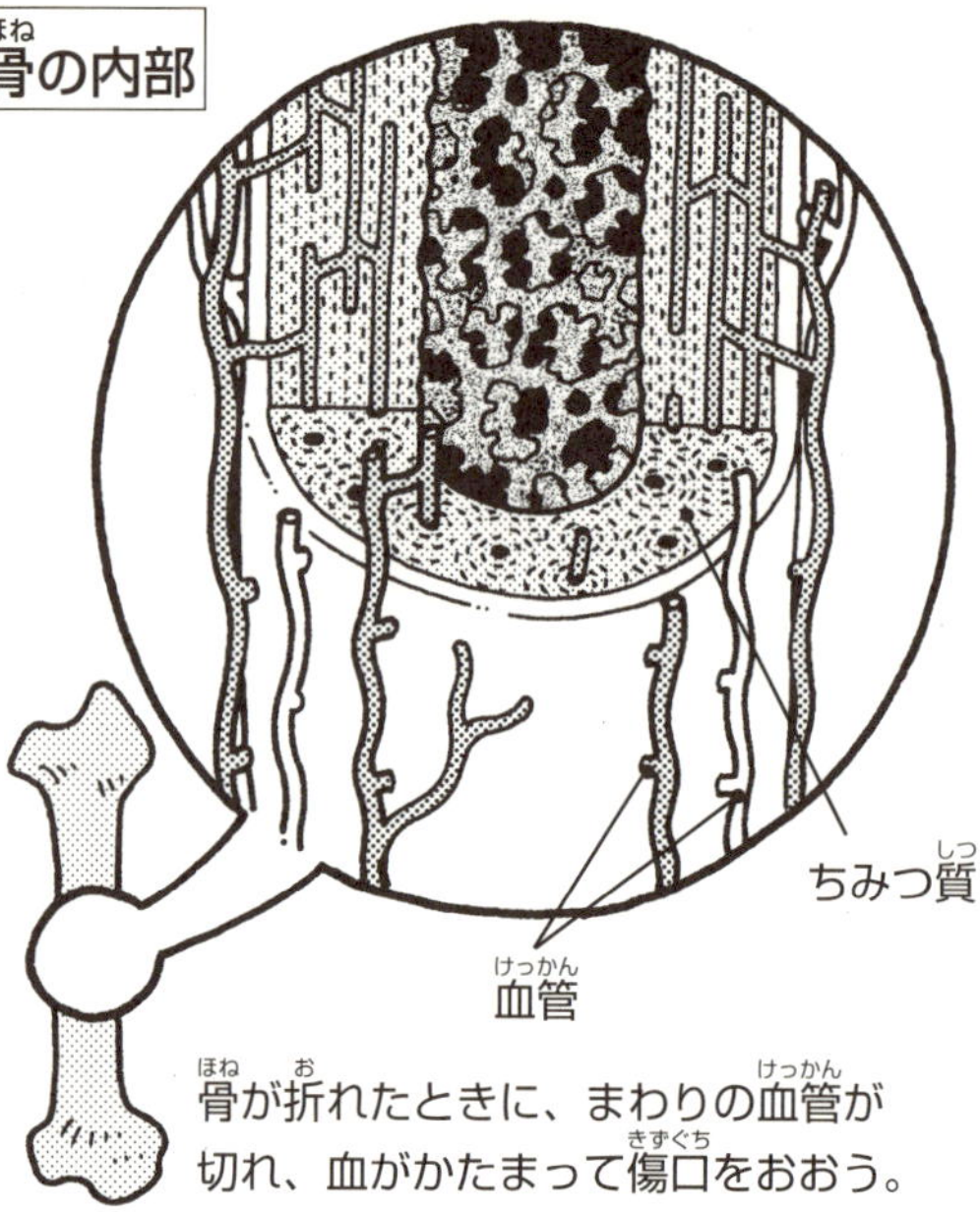

骨《ほね》が折《お》れたときに、まわりの血管《けっかん》が切れ、血がかたまって傷口《きずぐち》をおおう。

骨《ほね》のちみつ質《しつ》の部分では、つねに古くなった骨《ほね》の組織《そしき》がこわされ、新しい骨《ほね》の組織《そしき》がつくられている。さらに、ちみつ質《しつ》の内部には細い血管《けっかん》がはりめぐらされ、骨《ほね》の中心にある骨髄《こつずい》でつくられた血を全身に運んだり、骨《ほね》の細胞《さいぼう》に栄養分《えいようぶん》をおくりとどけたりするはたらきをしている。

骨《ほね》が折《お》れたら、まず折《お》れた部分の血管《けっかん》が切れて、傷口《きずぐち》をおおうように血のかたまりができる。そして、その内側《うちがわ》では、骨《ほね》をつくる細胞《さいぼう》によって、骨《ほね》の組織《そしき》がさかんにつくられはじめる。こうして、折《お》れた部分を動かさないようにしておけば、数週間でだいたいなおってしまうのだ。

41ページの答え **3** チンパンジー　チンパンジーは類人猿《るいじんえん》といって、もっとも人間に近いサルのなかま。からだのつくりも人間によくにている。

軟骨《なんこつ》

指がポキポキ鳴るのはどうして？

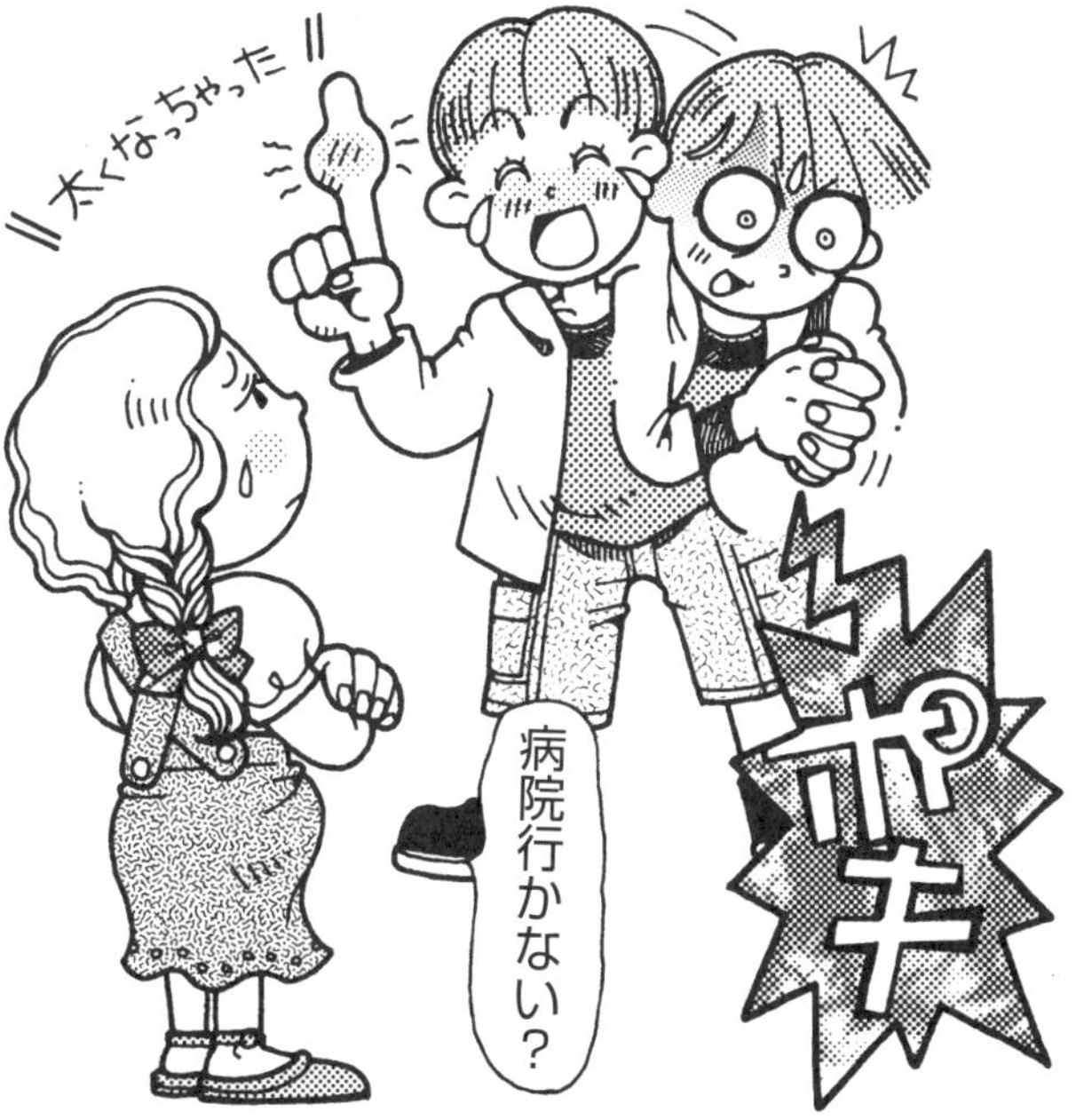

骨《ほね》と骨《ほね》がつながっている部分（関節《かんせつ》）には、動きをスムーズにするために軟骨《なんこつ》というやわらかい骨《ほね》があり、そのまわりは液体《えきたい》で満《み》たされている。指をひっぱったり強く曲げたりすると、この液体《えきたい》のなかの小さな空気のあわがはじけ「ポキッ」という音がでることがある。

指を鳴らすと、指の筋肉《きんにく》がのばされるので、気もちよく感じる。でも、音がでる瞬間《しゅんかん》、関節《かんせつ》には強い力がかかるため、軟骨《なんこつ》をいためてしまうこともある。指を鳴らすと太くなるといわれるけど、これは変形《へんけい》した軟骨《なんこつ》がなおるときに、前よりも大きくなっているため。音がおもしろいからとか、気もちいいからといって、鳴らしすぎるのは、からだによくないのだ。

関節《かんせつ》のほかに、軟骨《なんこつ》でできているのはつぎのうちどれ？
1 かかとの骨《ほね》　**2** あごの骨《ほね》　**3** 鼻の骨《ほね》　（答えは46ページ）

もっと知りたい!

スポーツ記録《きろく》のうつりかわり

スポーツの記録《きろく》は、年ねんぬりかえられていく。それは、体格《たいかく》が向上《こうじょう》したり、技術《ぎじゅつ》が進歩したりするだけでなく、新しい科学的《かがくてき》トレーニングをとりいれることで、選手《せんしゅ》の運動能力《うんどうのうりょく》がどんどんあがっているからだ。スポーツ記録《きろく》のうつりかわりは、人間の運動能力《うんどうのうりょく》の進化の歴史《れきし》であるともいえるのだ。

そこで、４年に１度おこなわれている「スポーツの祭典《さいてん》」オリンピックの記録《きろく》で、スポーツ記録《きろく》のうつりかわりを見てみよう（ただし、オリンピックの記録《きろく》が、当時の世界最高記録《せかいさいこうきろく》とはかぎらない）。

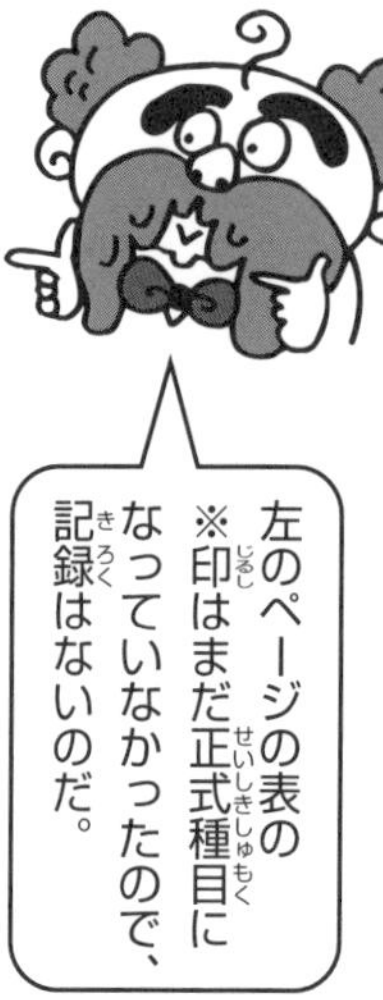
左のページの表の※印《じるし》はまだ正式種目《せいしきしゅもく》になっていなかったので、記録《きろく》はないのだ。

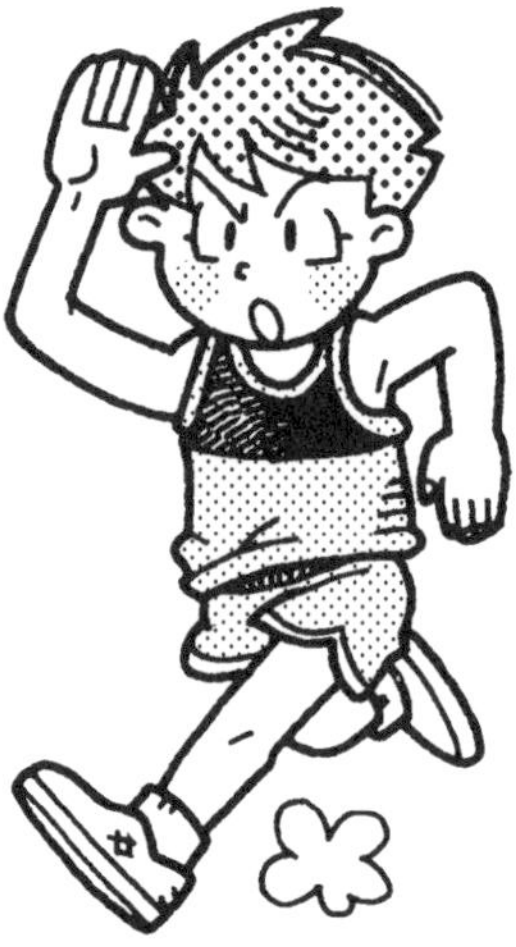

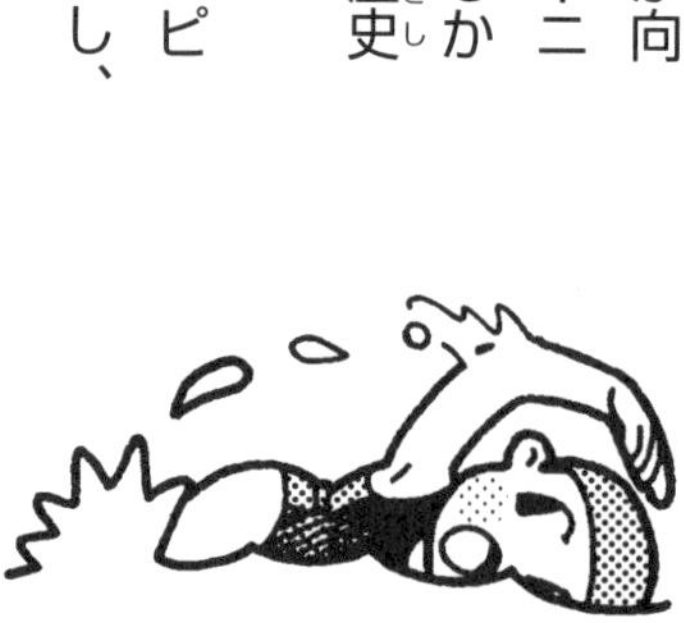

オリンピックにみる記録《きろく》のうつりかわり

オリンピックの記録《きろく》は優勝《ゆうしょう》記録《きろく》です。			(1928年) 第9回 アムステルダム大会	(1960年) 第17回 ローマ大会	(2000年) 第27回 シドニー大会	世界記録《せかいきろく》 (2003年9月現在)
陸《りく》上《じょう》競《きょう》技《ぎ》	100m走	男	10秒8	10秒2	9秒87	9秒78
		女	12秒2	11秒0	10秒75	10秒49
	走りはばとび	男	7m73cm	8m12cm	8m55cm	8m95cm
		女	※	6m37cm	6m99cm	7m52cm
	走り高とび	男	1m94cm	2m16cm	2m35cm	2m45cm
		女	1m59cm	1m85cm	2m01cm	2m09cm
	砲丸投《ほうがんな》げ	男	15m87cm	19m68cm	21m29cm	23m12cm
		女	※	17m32cm	20m56cm	22m63cm
	マラソン	男	2時間32分57秒	2時間15分16秒2	2時間10分11秒	2時間04分55秒
水泳	100m自由形《じゆうがた》	男	58秒6	55秒2	48秒30	47秒84
		女	1分11秒0	1分01秒2	53秒83	53秒77
	100m背泳《せおよ》ぎ	男	1分08秒2	1分01秒9	53秒72	53秒60
		女	1分22秒0	1分09秒3	1分00秒21	59秒58
	200m平泳《ひらおよ》ぎ	男	2分48秒8	2分37秒4	2分10秒87	2分09秒42
		女	3分12秒6	2分49秒5	2分24秒35	2分22秒99

参考：『近代オリンピック100年の歩み』（ベースボール・マガジン社），
日本陸上競技連盟《にほんりくじょうきょうぎれんめい》ホームページ（http://www.rikuren.or.jp/），
国際水泳連盟《こくさいすいえいれんめい》ホームページ（http://www.fina.org/）

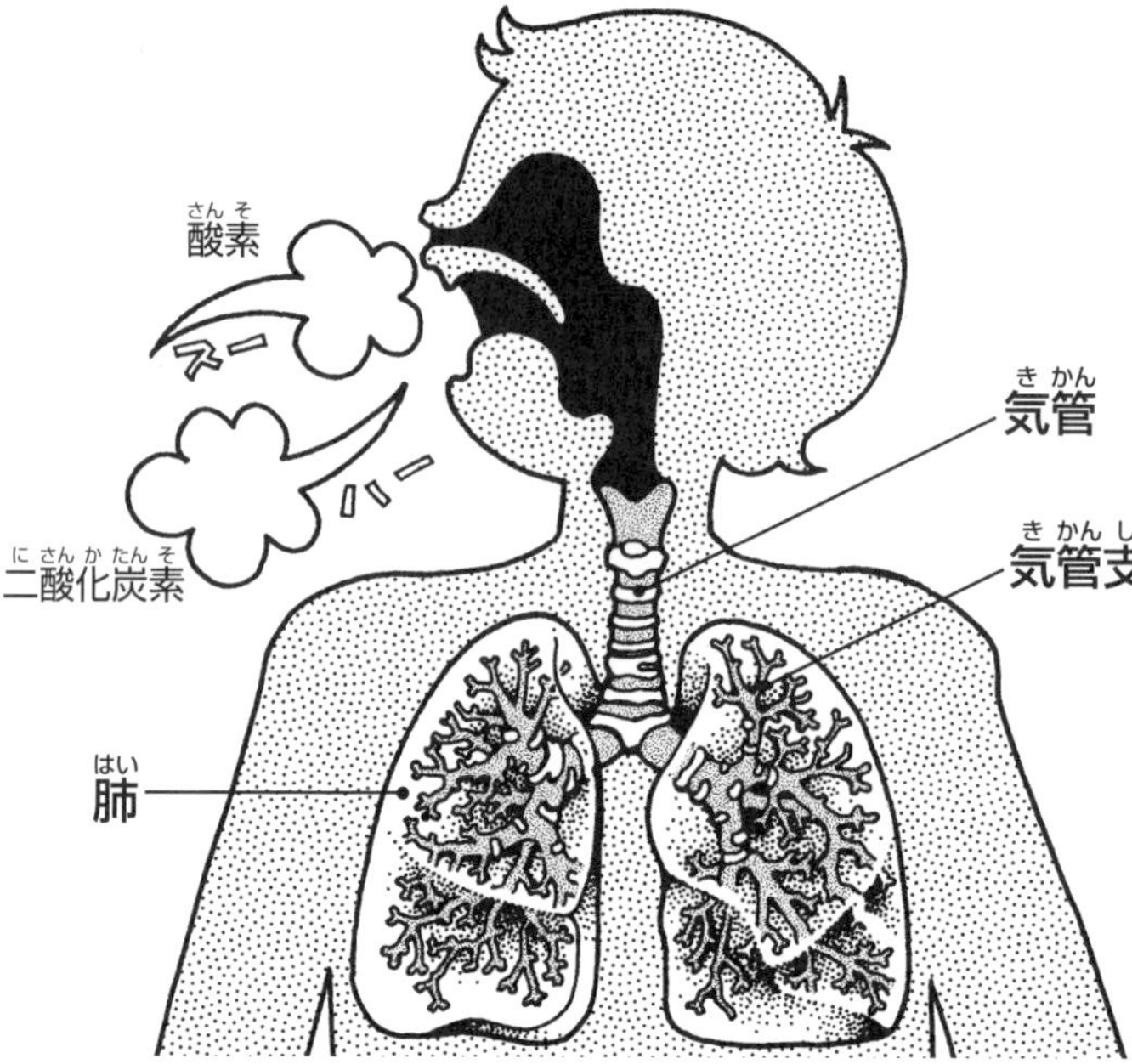

呼《こ》吸《きゅう》と循《じゅん》環《かん》

息をするのはなんのため?

人間は、おきているときも、ねているときも、いつも息をしている。いったいなんのために、息をしているのだろう?

人間は、食べものを食べて栄養分《えいようぶん》をとりいれ、その栄養分《えいようぶん》を分解《ぶんかい》してエネルギーをとりだすことで生きている。ところが、エネルギーをとりだすときに、どうしても必要《ひつよう》な物質《ぶっしつ》がある。それが酸《さん》素《そ》だ。酸素《さんそ》は、栄養分《えいようぶん》からエネルギーをとりだすのに使われると、二酸化炭素《にさんかたんそ》に変化《へんか》する。人間は、息をすることで、空気中の酸素《さんそ》をからだのなかにとりいれ、いらなくなった二酸化炭素《にさんかたんそ》をからだの外にだしているのだ。これを呼吸《こきゅう》という。呼吸《こきゅう》は、人間が生きていくために、ぜったいに欠《か》かせないものというわけだ。

43ページの答え **3** 鼻の骨《ほね》 関節以外《かんせついがい》に、鼻や耳の骨《ほね》も軟骨《なんこつ》でできている。鼻や耳がちょっとだけやわらかいのは、そのためだ。

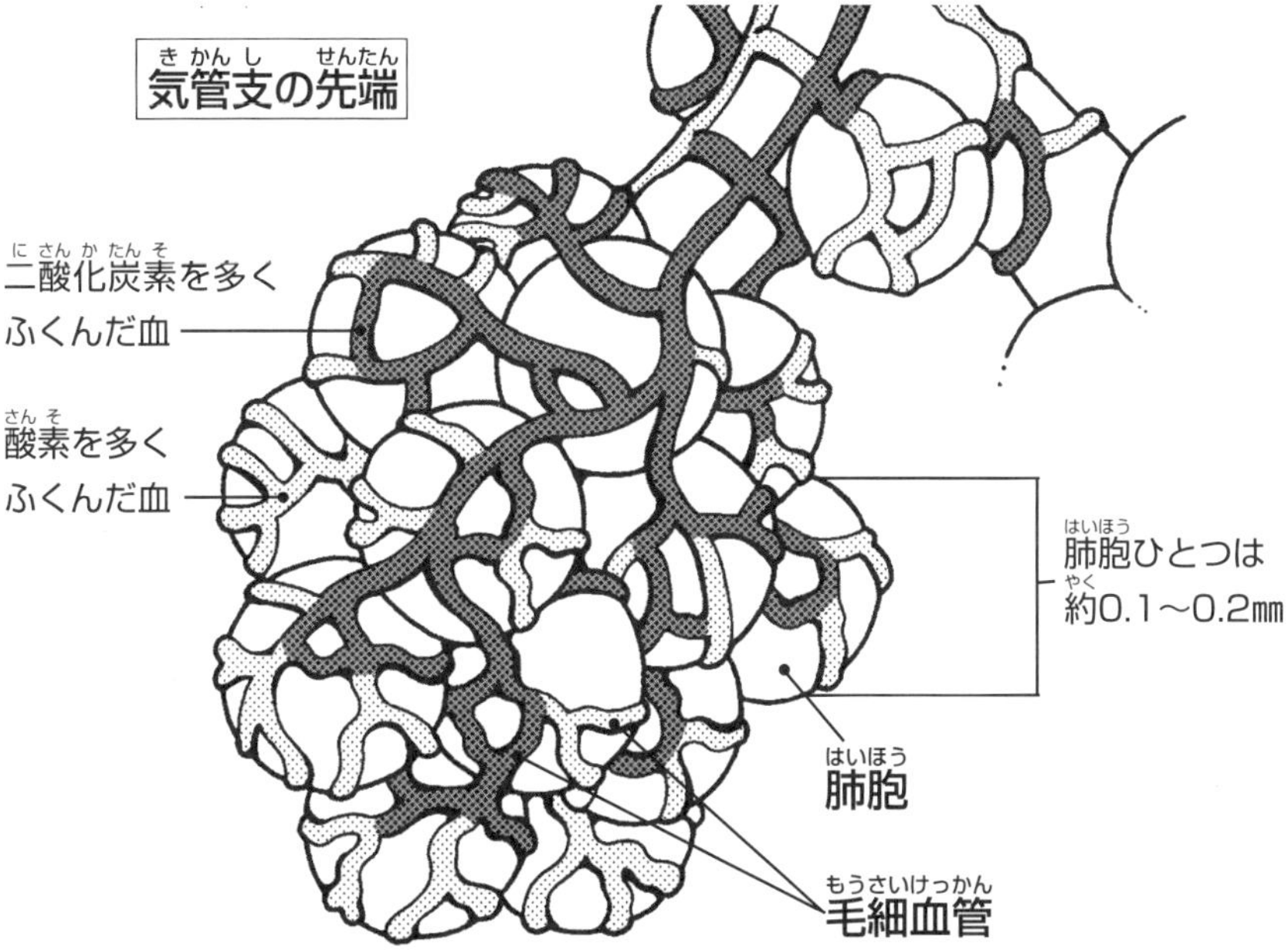

気管支《きかんし》の先端《せんたん》
二酸化炭素《にさんかたんそ》を多く
ふくんだ血
酸素《さんそ》を多く
ふくんだ血
肺胞《はいほう》ひとつは
約《やく》0.1～0.2㎜
肺胞《はいほう》
毛細血管《もうさいけっかん》

すいこんだ空気は、気管《きかん》や気管支《きかんし》をとおって、胸《むね》の左右にひとつずつある肺《はい》のすみずみに運ばれる。肺《はい》のなかには「肺胞《はいほう》」という、ブドウのふさのような形をした小さなふくろがたくさんあり、そのまわりには、細い血管《けっかん》（毛細血管《もうさいけっかん》）があみの目のようにはりめぐらされている。肺胞《はいほう》にはいった空気は、肺胞《はいほう》のかべごしに、毛細血管《もうさいけっかん》のなかを流れている血に酸素《さんそ》をわたし、かわりに二酸化炭素《にさんかたんそ》をうけとっている。おとなひとりの肺《はい》にある肺胞《はいほう》の数は、約《やく》6億個《おくこ》。すべての肺胞《はいほう》を広げると、その広さはテニスコート1面分にもなる！　このように表面積《ひょうめんせき》を広くすることで、酸素《さんそ》をめいっぱいとりいれることができるというわけだ。

肺《はい》で酸素《さんそ》をたくさんうけとった血は、心臓《しんぞう》に運ばれてから、全身におくりだされる。こうして、酸素《さんそ》は栄養分《えいようぶん》とともに、エネルギーをうみだす材料《ざいりょう》として使われるのだ。

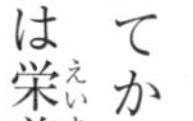
肺《はい》の下にあり、のびたりちぢんだりすることで、息をすいこむはたらきを助けている膜《まく》をなんという？　**1** 粘膜《ねんまく》　**2** 横隔膜《おうかくまく》　**3** 鼓膜《こまく》　（答えはつぎのページ）

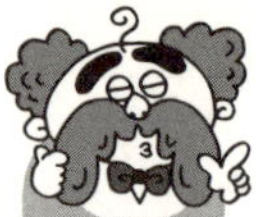

心臓《しんぞう》

どうして心臓《しんぞう》は止まらないの？

心臓《しんぞう》は、血を全身におくりだす、ポンプのようなはたらきをしている器官《きかん》。もし止まってしまったら、血のなかにとけこんでいる栄養分《えいようぶん》や酸素《さんそ》がからだ中の細胞《さいぼう》にとどかなくなり、人間は生きていくことができなくなる。そのため心臓《しんぞう》は、つねに止まることなく動きつづけている。

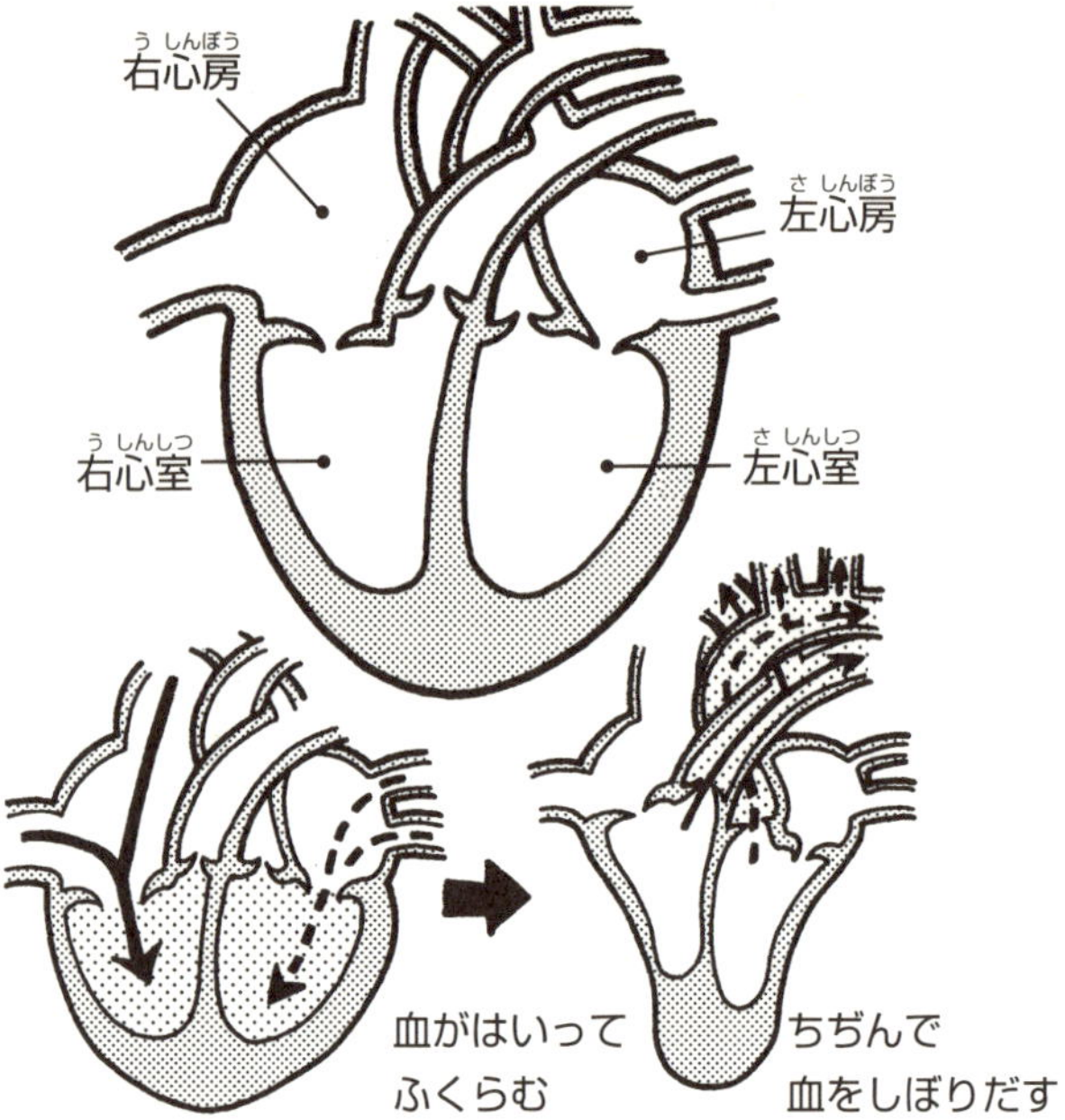

右心房《うしんぼう》
左心房《さしんぼう》
右心室《うしんしつ》
左心室《さしんしつ》
血がはいって
ふくらむ
ちぢんで
血をしぼりだす

心臓《しんぞう》のなかは「右心房《うしんぼう》」「右心室《うしんしつ》」「左心房《さしんぼう》」「左心室《さしんしつ》」という4つの部屋《へや》にしきられている。

全身をめぐった血は、まず右心房《うしんぼう》にはいり、右《う》心室《しんしつ》におくられる。つぎに、右心室《うしんしつ》から肺《はい》におくられ、二酸化炭素《にさんかたんそ》と酸素《さんそ》を交換《こうかん》すると、今度は左《さ》心房《しんぼう》にもどってくる。そして、左心室《さしんしつ》に運ばれ、そこから全身へとおくられる。

心臓《しんぞう》は血をおくりだすために1分間に約《やく》70回ちぢむ。1日におくりだす血の量《りょう》は、なんとドラムカン約《やく》40本分！　心臓《しんぞう》は、どんな機械《きかい》もかなわないほどじょうぶな、高性能《こうせいのう》ポンプというわけだ。

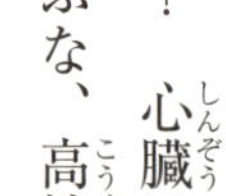

47ページの答え　**2**　横隔膜《おうかくまく》　横隔膜《おうかくまく》がちぢむと、肺《はい》が下にひっぱられて空気をすいこみ、のびると肺《はい》があがって空気をはきだす。

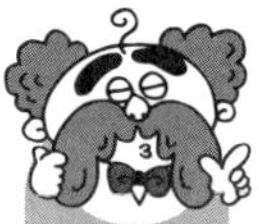

呼吸《こきゅう》と循環《じゅんかん》

運動するとドキドキするのはなぜ？

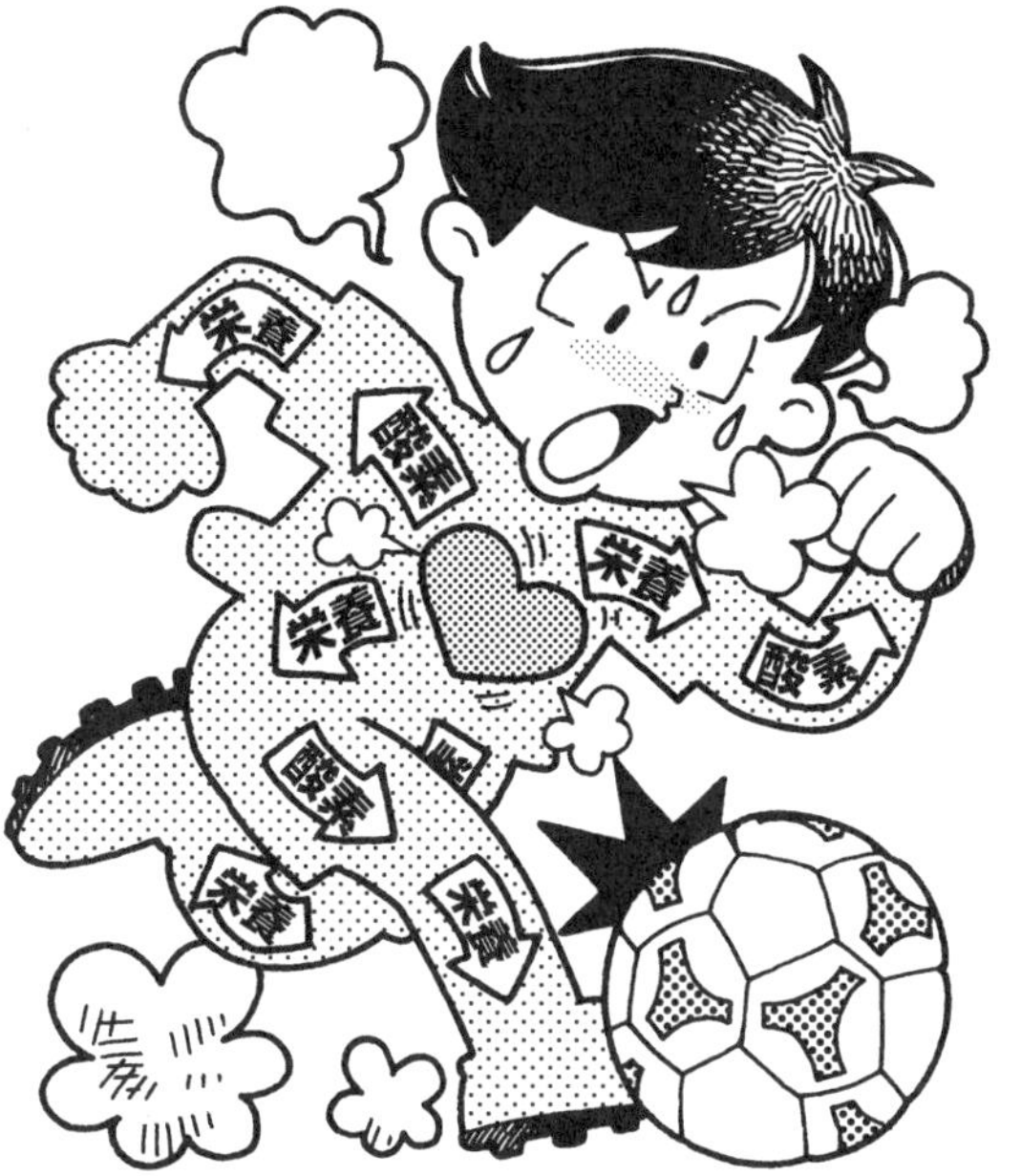

はげしい運動をつづけていると、ふだんよりもたくさんのエネルギーが使われるため、エネルギーをうみだす材料《ざいりょう》になる栄養分《えいようぶん》や酸素《さんそ》がたりなくなる。すると心臓《しんぞう》は、からだ全体により多くの栄《えい》養分《ようぶん》や酸素《さんそ》をおくろうとして、はやく動きはじめる。このとき、心臓《しんぞう》の各部屋《へや》の血の出入り口についている弁《べん》がはげしく開閉《かいへい》して、その振動《しんどう》がドキドキと感じられるのだ。

運動をすると、そのほかにもからだにさまざまな変化《へんか》があらわれる。まず、肺《はい》がたくさんの酸素《さんそ》をとりいれようとして、息が苦しくなる。また、血のめぐりをよくするために血管《けっかん》がふくらみ、より多くの血が流れてからだ全体が赤くなる。さらに、からだの熱《ねつ》をにがすために、汗《あせ》をかく。からだのなかでは、運動しているときも、からだをできるだけよいコンディションにたもつために、さまざまな器官《きかん》が協力《きょうりょく》しあっているというわけだ。

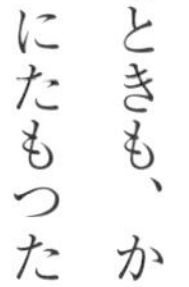

つぎのうち、もっとも心臓《しんぞう》の動きがはやい動物は？

1 小鳥　**2** ネズミ　**3** ライオン　（答えはつぎのページ）

血《けつ》液《えき》　どうして血は赤いの？

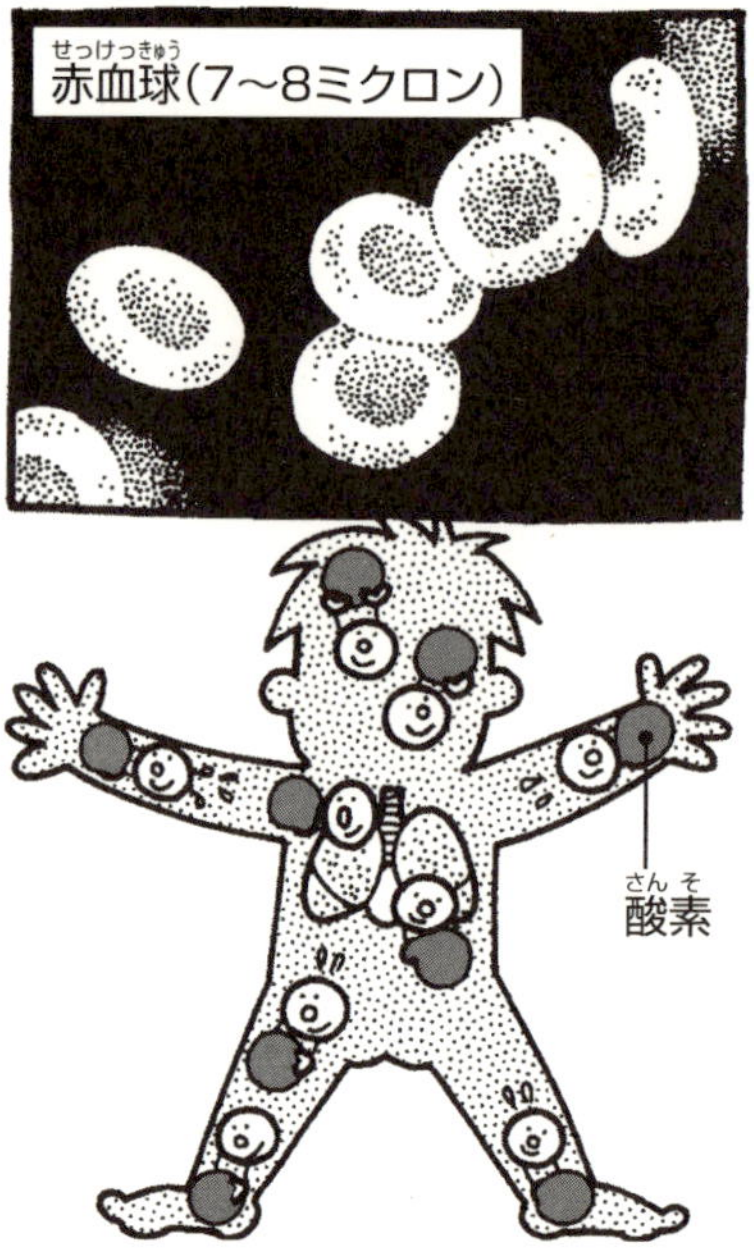

※1ミクロン
＝1000分の1㎜

血は、栄養分《えいようぶん》や酸素《さんそ》を、全身におくりとどける役目をもつ、運び屋のようなもの。血の成分《せいぶん》はおもに、赤血球《せっけっきゅう》、白血球《はっけっきゅう》、血小板《けっしょうばん》、血《けっ》しょうという4種類《しゅるい》。血が赤くみえるのは、このうちの赤血球《せっけっきゅう》という細胞《さいぼう》の色が原因《げんいん》だ。

赤血球《せっけっきゅう》は、円ばんのような形をした細胞《さいぼう》で、肺《はい》でとりいれた酸素《さんそ》を全身にとどけるのが仕事だ。ヘモグロビンという赤っぽい色の物質《ぶっしつ》をふくんでいるために、赤く見える。寿命《じゅみょう》は約《やく》120日で、寿命《じゅみょう》をすぎると、おもにひ臓《ぞう》や肝臓《かんぞう》という器官《きかん》で分解《ぶんかい》され、新しい赤血球《せっけっきゅう》や胆汁《たんじゅう》という消化液《しょうかえき》の材料《ざいりょう》などに使われる。

白血球《はっけっきゅう》は、からだの外からはいってきた物質《ぶっしつ》や、ウイルス、細菌《さいきん》などと戦い、からだを病気から守

49ページの答え　**1**　小鳥　小鳥の心臓《しんぞう》は、1分間に約《やく》1000回動く。ネズミは約《やく》500回、ライオンは40〜50回。

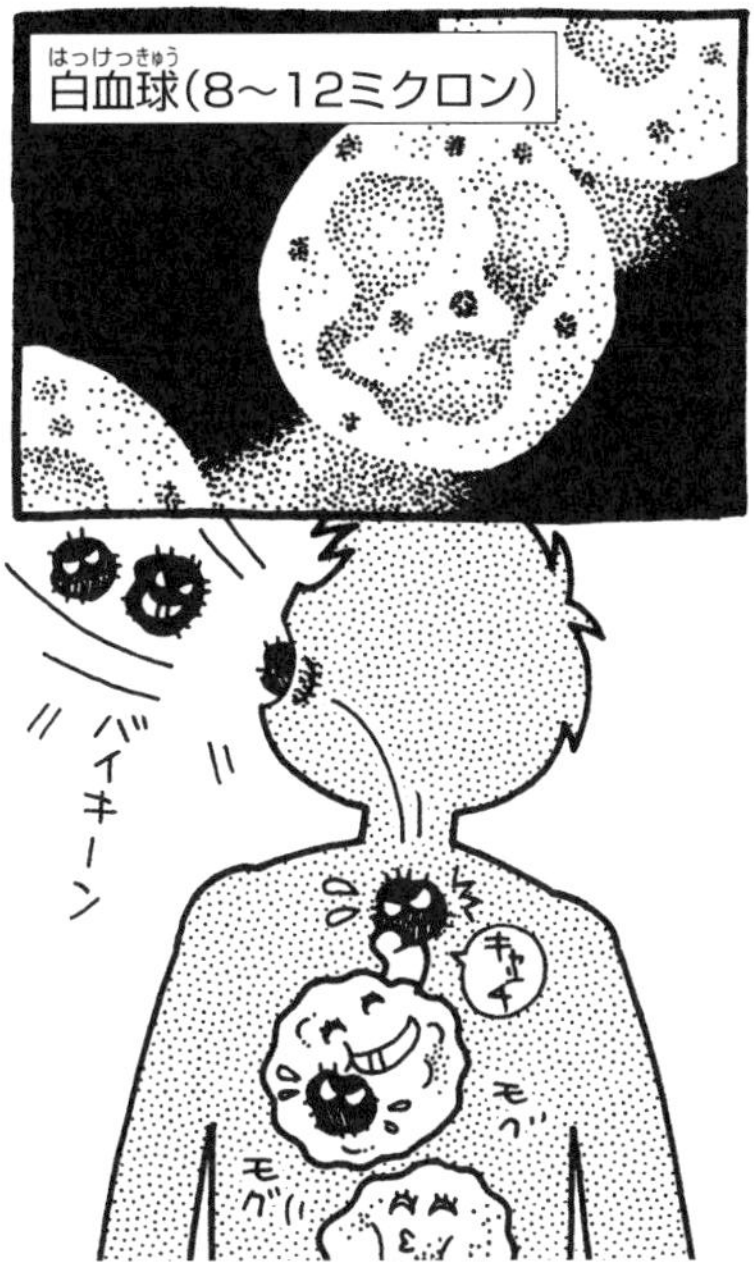
白血球《はっけっきゅう》（8〜12ミクロン）
バイキーン
キャッチ
モグ
モグ

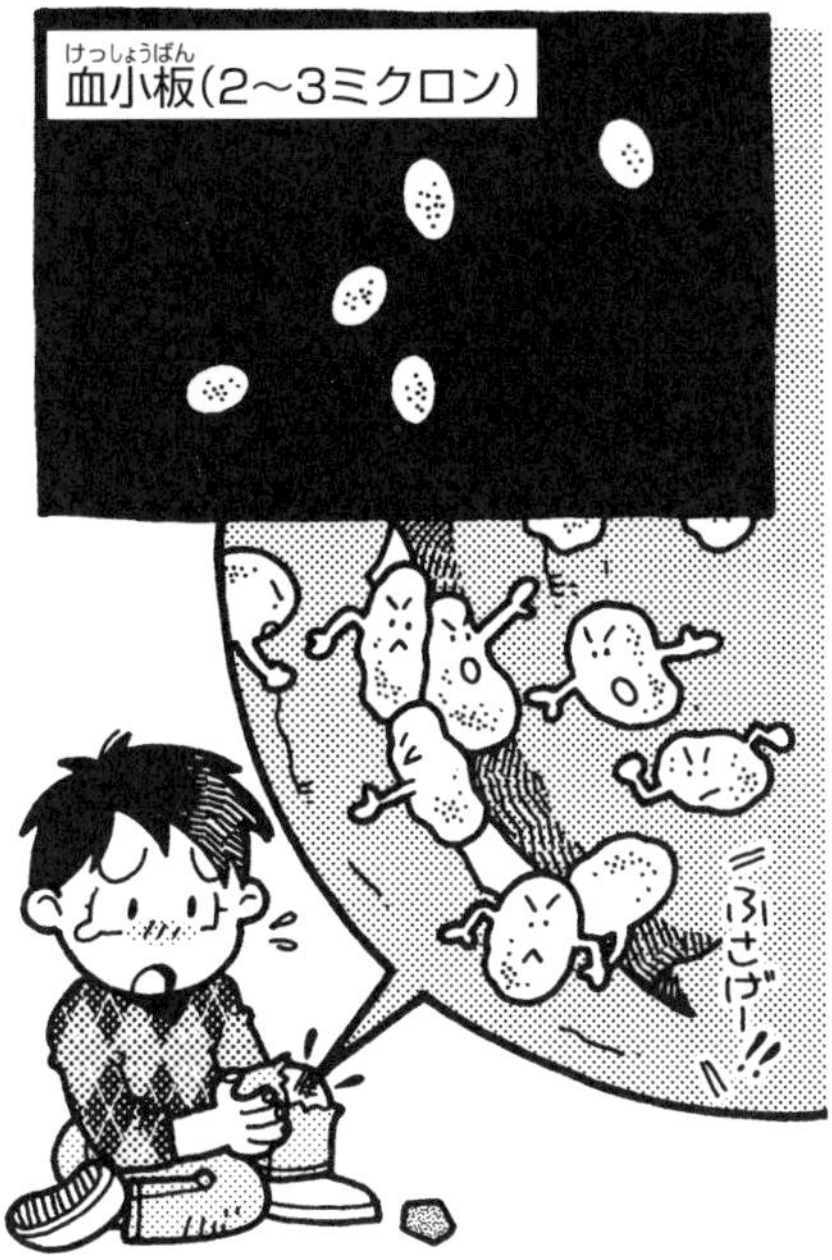
血小板《けっしょうばん》（2〜3ミクロン）
ふさげー!!

る細胞《さいぼう》。ケガや病気をして、からだに細菌《さいきん》がはいってくると数がふえる。アメーバのような形をしたものや、丸《まる》いものなど、さまざまな種類《しゅるい》がある。寿命《じゅみょう》は数日から数年と種類《しゅるい》によってさまざまで、死ぬとほかの白血球《はっけっきゅう》に分解《ぶんかい》される。

血小板《けっしょうばん》は、細胞《さいぼう》の小さなかけらのようなもので、血をかためて、傷口《きずぐち》をふさぐ仕事をしている。寿《じゅ》命《みょう》は約《やく》10日。死ぬと分解《ぶんかい》され、おしっこなどに混《ま》じってからだの外にだされる。

血《けつ》しょうは、赤血球《せっけっきゅう》や白血球《はっけっきゅう》、血小板《けっしょうばん》のほか、栄養分《えいようぶん》などを運んでいる透明《とうめい》な液体《えきたい》だ。赤血球《せっけっきゅう》や白血球《はっけっきゅう》、血小板《けっしょうばん》などは、おもに大腿骨《だいたいこつ》や背骨《せぼね》などにある骨髄《こつずい》でつくられているが、白血《はっけっ》球《きゅう》は、ひ臓《ぞう》や肝臓《かんぞう》という器官《きかん》でもつくられている。血は、水のようになんでもないただの液体《えきたい》というわけではないのだ。

人間と同じように血が赤いのは？

1 カエル　**2** カブトムシ　**3** タコ　（答えはつぎのページ）

血管《けっかん》　どこを切っても血がでるのはなぜ？

心臓《しんぞう》からおくりだされた血を、全身の細胞《さいぼう》におくりとどける、とおり道の役目をはたしているのが血管《けっかん》だ。血管《けっかん》は、すべての細胞《さいぼう》に栄養分《えいようぶん》と酸素《さんそ》をきちんとおくりとどけることができるように、からだのすみずみまで、はりめぐらされている。髪《かみ》の毛や爪《つめ》などの特別《とくべつ》な部分以外《いがい》なら、からだのどこを切っても血がでるのは、そのためだ。

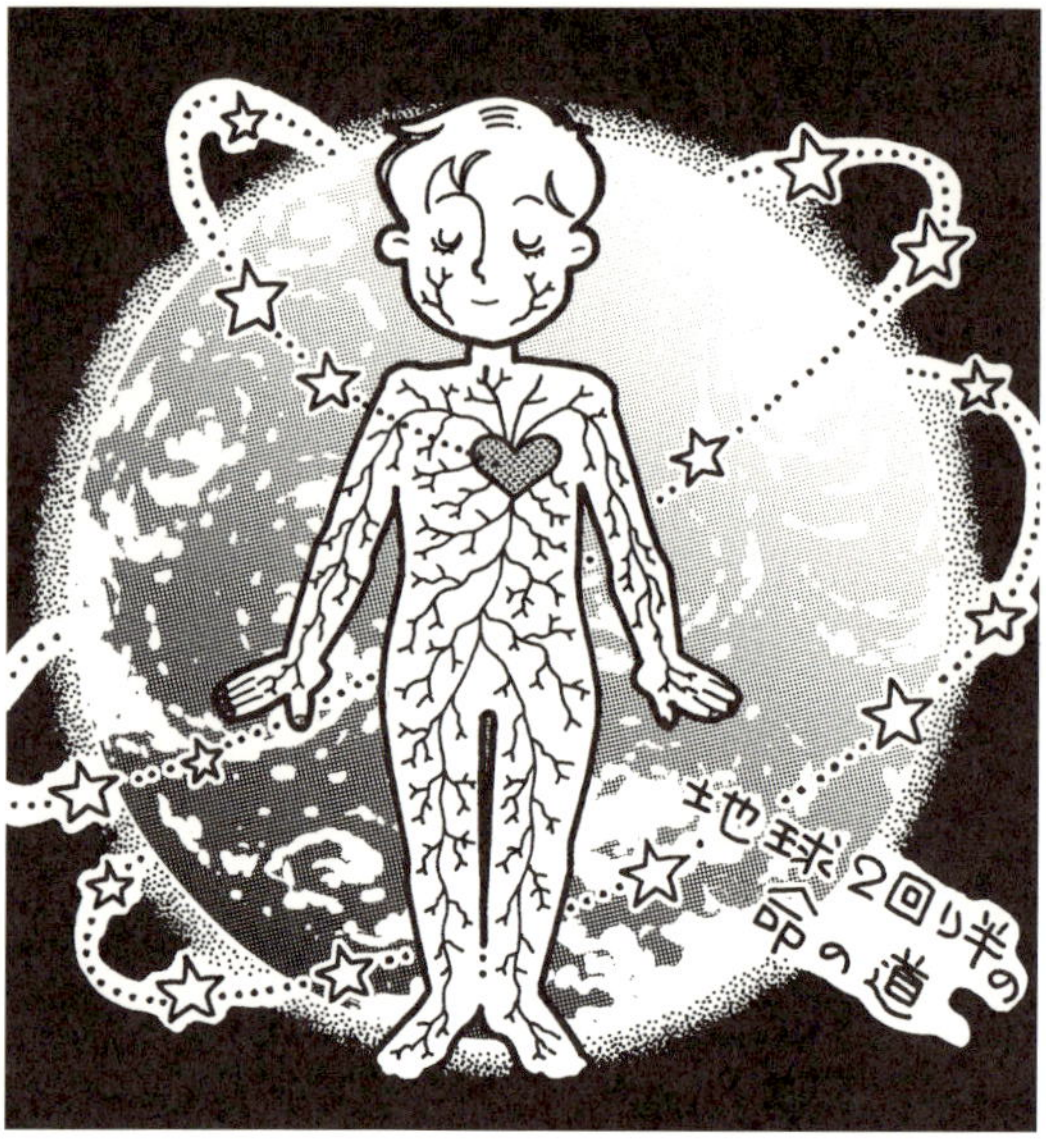

血管《けっかん》のうち、心臓《しんぞう》からおくりだされた血がとおる血管《けっかん》を「動脈《どうみゃく》」といい、心臓《しんぞう》にもどってくる血がとおる血管《けっかん》を「静脈《じょうみゃく》」、髪《かみ》の毛よりも細い直径《ちょっけい》0.01ミリメートルほどの血管《けっかん》を「毛細血管《もうさいけっかん》」という。おとなひとりの血管《けっかん》を1本につなぐと、その長さは10万キロメートル（地球2回り半）にもなる。さらに、全身の血管《けっかん》を切りひらいて広げると、その広さはサッカー場の広さとほぼ同じくらい。血《けっ》管《かん》は、すべての細胞《さいぼう》の活動をささえる命の道なのだ。

51ページの答え **1** カエル　カエルの血は、ヘモグロビンをふくんでいるために赤い。カブトムシの血は透明《とうめい》、タコの血はやや青っぽい色をしている。

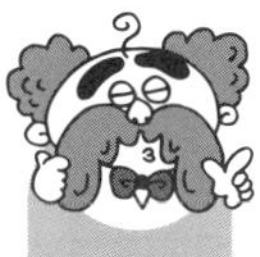

血管《けっかん》

血《ち》が逆流《ぎゃくりゅう》しないわけ

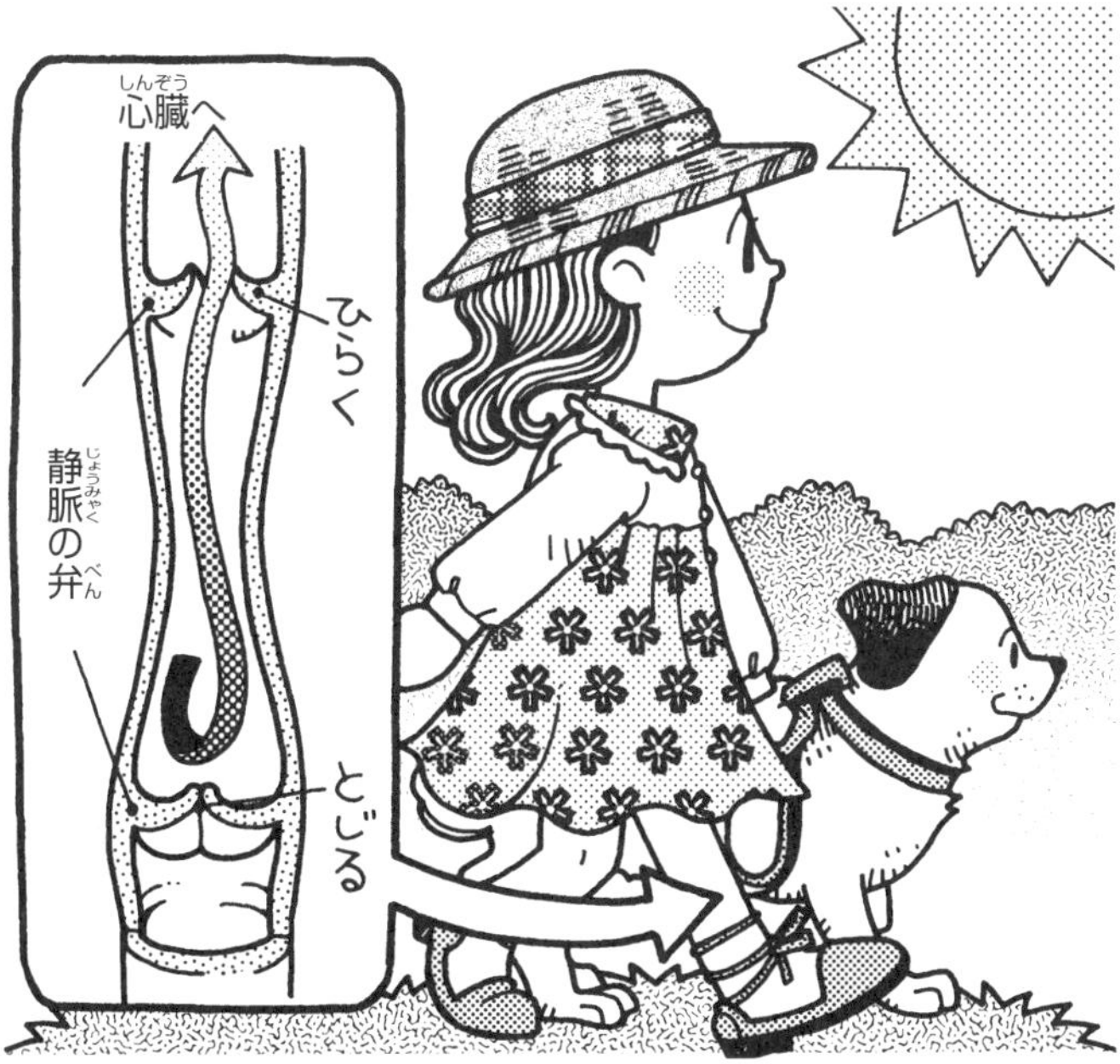

心臓《しんぞう》がちぢんだ圧力《あつりょく》で、動脈《どうみゃく》から全身におくりだされた血は、からだ中の毛細血管《もうさいけっかん》をとおっているうちに、前へ進む圧力《あつりょく》が弱まってしまう。そして、静脈《じょうみゃく》をとおって心臓《しんぞう》にもどってくるころには、圧力《あつりょく》はほとんどなくなってしまっている。

このため、静脈《じょうみゃく》の内側《うちがわ》には、血が逆流《ぎゃくりゅう》することがないように、弁《べん》がついている。この弁《べん》があるおかげで、血は足の先などのひくい部分からでも、逆流《ぎゃくりゅう》することなく、心臓《しんぞう》の高さまでもどってくることができるのだ。

ちなみに、動脈《どうみゃく》のかべは、高い圧力《あつりょく》でもやぶれないように、あつくじょうぶにつくられている。いっぽう、静脈《じょうみゃく》のかべは、高い圧力《あつりょく》がかからないため、動脈《どうみゃく》にくらべて、うすくなっている。

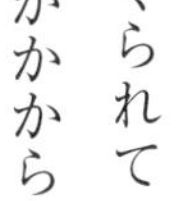

全身におくられた血が、心臓《しんぞう》にもどってくるまでにかかる時間は？
1 約《やく》5分　**2** 約《やく》20秒　**3** 約《やく》5秒　（答えはつぎのページ）

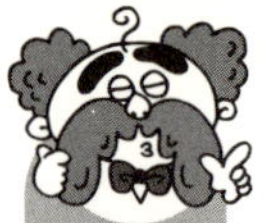

血液《けつえき》

血液《けつえき》型《がた》ってなに？

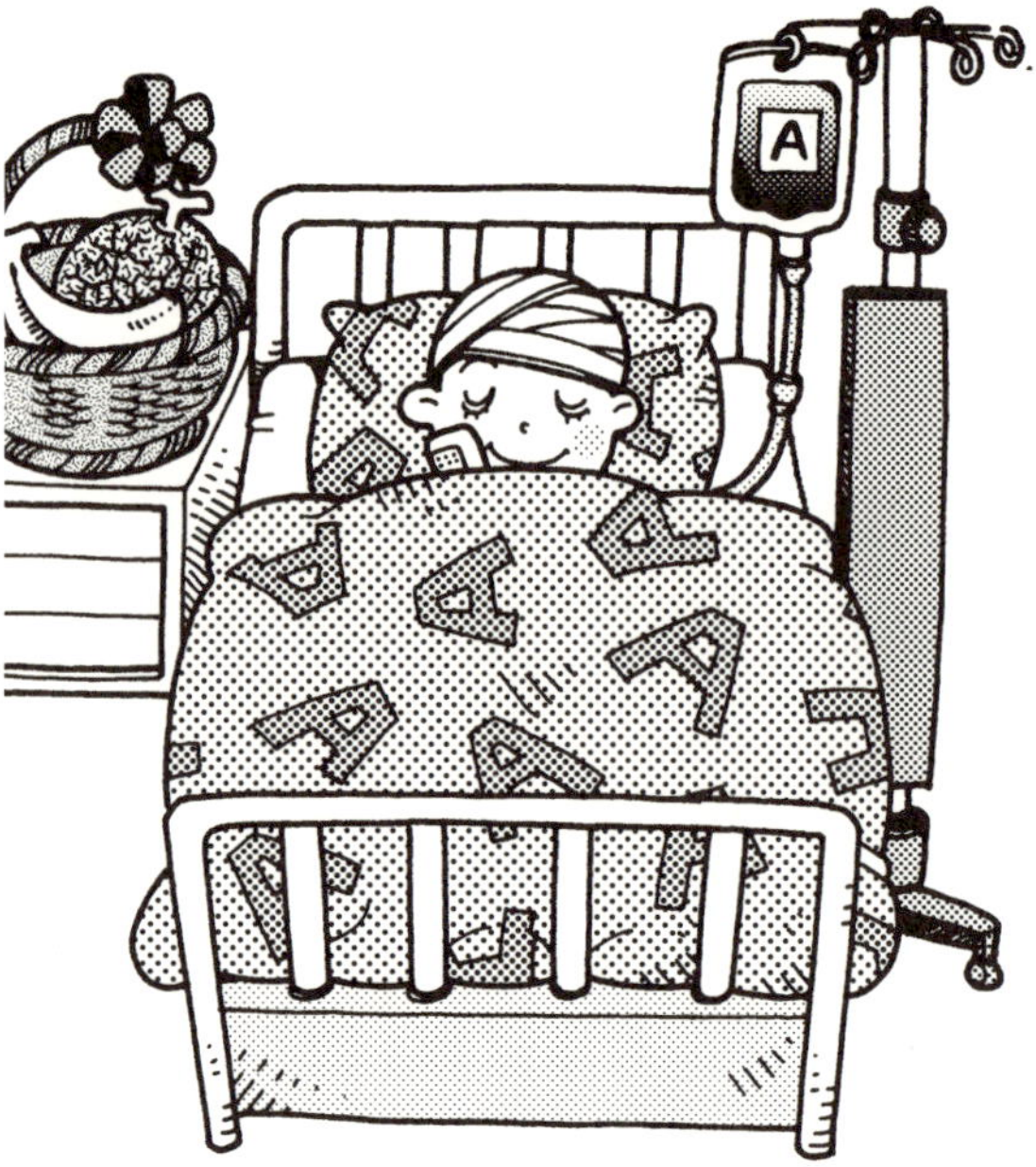

血液型《けつえきがた》とは、赤血球《せっけっきゅう》にふくまれる物質《ぶっしつ》によって、血の種類をわける方法《ほうほう》だ。一般《いっぱん》には、A型《がた》、B型《がた》、O型《がた》、AB型《がた》の4つの種類《しゅるい》にわけるABO式血液型《けつえきがた》がもっともよく知られている。しかし、ほかにもRh式やMN式など、多くのわけかたがある。

血液型《けつえきがた》は、病気の治療《ちりょう》などではとても大切。人間には、からだを守るために、外からはいってきた物質《ぶっしつ》や細菌《さいきん》をやっつける「免疫《めんえき》」というはたらきがある。もし、ちがう血液型《けつえきがた》の血がからだにはいると、免疫《めんえき》のはたらきによって、からだにはいってきた血の赤血球《せっけっきゅう》どうしがくっつき、血がかたまることがある。そのため、ケガなどをして輸血《ゆけつ》するときには、ABO式やRh式の血液型《けつえきがた》を調べて、同じ血を輸血《ゆけつ》する。

事故《じこ》やケガなどにそなえて、自分の血液型《けつえきがた》を知っておくと安心だ。

53ページの答え **2** 約《やく》20秒　心臓《しんぞう》からでて全身をめぐった血が心臓《しんぞう》にもどってくるには約《やく》20秒かかる。

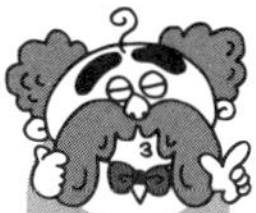

血液《けつえき》 血液型《けつえきがた》うらないってあたるの？

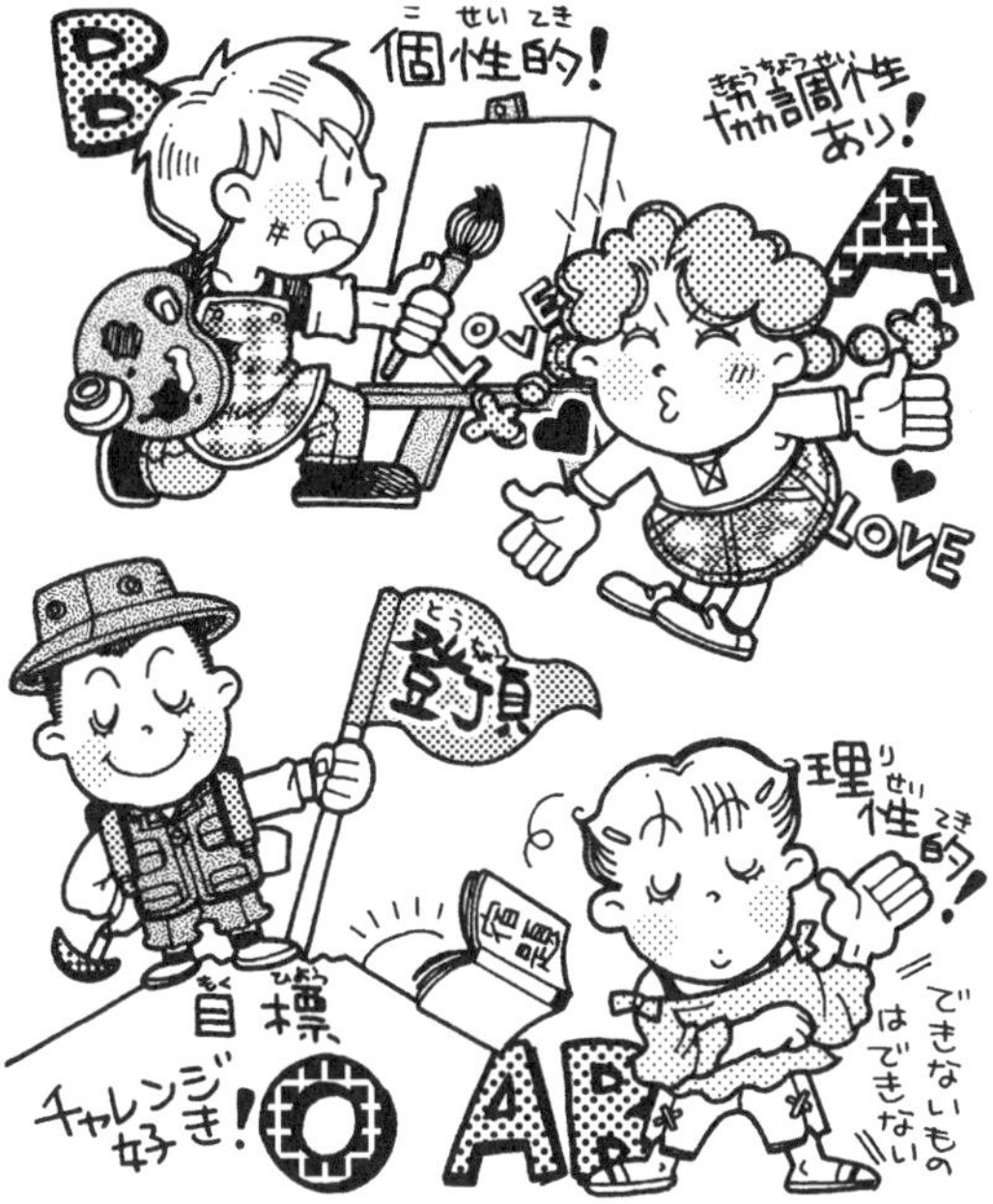

星座《せいざ》うらないや姓名判断《せいめいはんだん》など、うらないにもたくさんの種類《しゅるい》があるが、いちばんに思いだすのが血液型《けつえきがた》うらない。「A型《がた》は協調性《きょうちょうせい》がある」とか「O型《がた》はチャレンジ好《ず》き」などのように、人の性《せい》格《かく》を血液型《けつえきがた》でわけるうらないだ。この血液型《けつえきがた》うらないはほんとうにあたるのだろうか。残念《ざんねん》なことに、科学的にはあまりあたるとは考えられない。

血液型《けつえきがた》のちがいは、赤血球《せっけっきゅう》のなかにあるたんぱく質《しつ》、つまりからだのなかの物質《ぶっしつ》のちがいだから、体質《たいしつ》などにすこしは関係《かんけい》があるかもしれない。でも、人の性格《せいかく》や考えは、脳《のう》によって支配《しはい》されていて、育ちかたなどによって決まることのほうがずっと多い。血液型《けつえきがた》うらないがまったくあたらないという証拠《しょうこ》はないが、逆《ぎゃく》にあたっていると科学的に証明《しょうめい》することもむずかしい。あたる、あたらないは、あまり気にしすぎないことが大切といえそうだ。

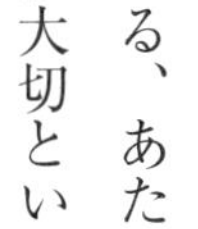

日本人にもっとも多い血液型《けつえきがた》はA型《がた》。では、もっとも少ない血液型《けつえきがた》は？
1 B型《がた》 **2** O型《がた》 **3** AB型《がた》 （答えはつぎのページ）

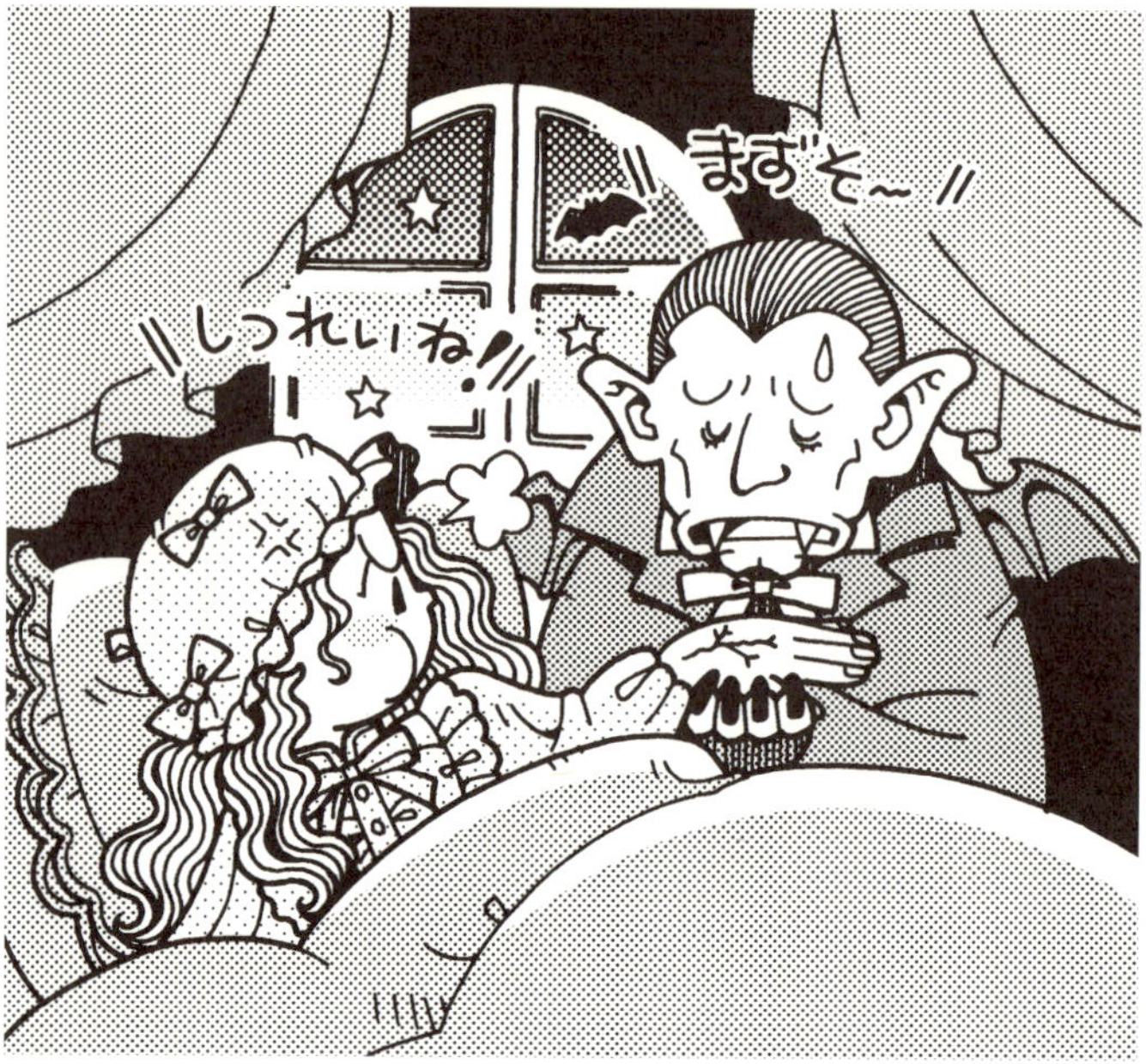

血液《けつえき》

青い血ってあるの？

うでなどの血管《けっかん》を皮《ひ》ふごしに見ると、青く見えることがある。血管《けっかん》が青くみえるのは、酸素《さんそ》と結《むす》びつくと明るい赤色になり、酸素《さんそ》をはなすと暗い赤むらさき色になるという、赤血球《せっけっきゅう》の性質《せいしつ》が原因《げんいん》なのだ。

全身に酸素《さんそ》をおくりとどけたあと、静脈《じょうみゃく》をとおって心臓《しんぞう》にもどってくる血は、ふくんでいる酸素《さんそ》の量《りょう》が少ないために、動脈《どうみゃく》をとおる血に比《くら》べて、暗い赤むらさき色になっている。しかも、うでや足の静脈《じょうみゃく》は、動脈《どうみゃく》よりも皮《ひ》ふの表面近くをとおっていることが多く、血管《けっかん》のかべもうすいので、なかの血の色がすけて見えやすい。そのため、皮《ひ》ふをとおして血管《けっかん》を見ると、なかの血の暗い赤むらさき色がすけて、青っぽく見えるのだ。

55ページの答え **3** AB型《がた》　日本人の場合、もっとも少ないのはAB型《がた》。血液《けつえき》型《がた》の割合《わりあい》は、人種《じんしゅ》や民族《みんぞく》などでかなりちがう。

からだの大常識…
その3

脳《のう》と感《かん》覚《かく》器《き》官《かん》のふしぎ

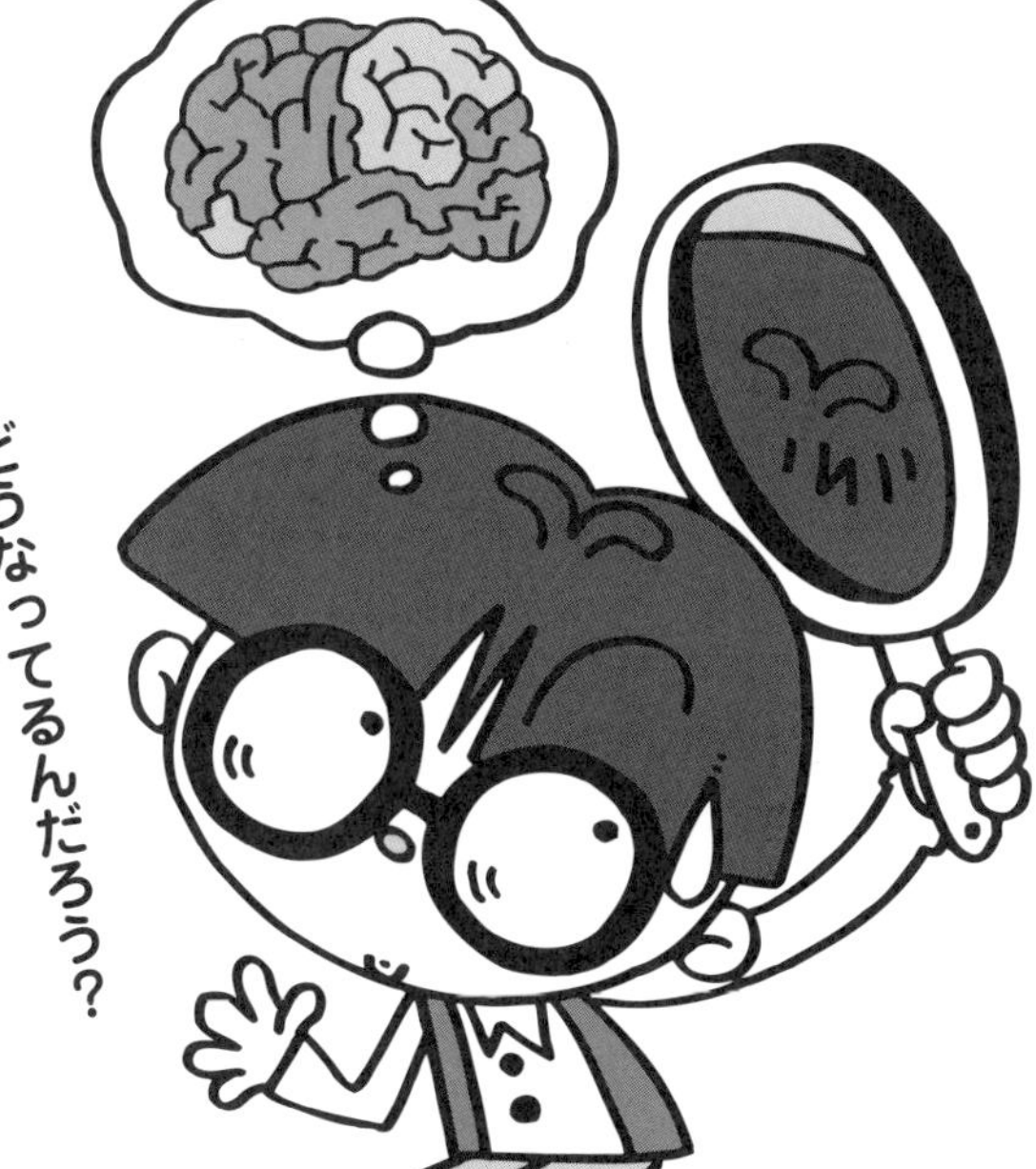

神経《しんけい》

神経《しんけい》が太い人っているの?

ものごとに動《どう》じない人のことを「神経《しんけい》が太い人」ということがある。神経《しんけい》とは、脳《のう》からの信号《しんごう》をからだの各《かく》部分に伝《つた》えたり、からだ中にある感覚器《かんかくき》からの信号《しんごう》を脳《のう》に伝《つた》えたりするはたらきをしている器官《きかん》だ。しかし、その太さは、どの人もあまりちがわない。つまり、神経《しんけい》が太いというのはたとえ話。ものごとに動じるか動じないかはその人の性格《せいかく》なので、神経《しんけい》の太さはまったく関係《かんけい》がない。

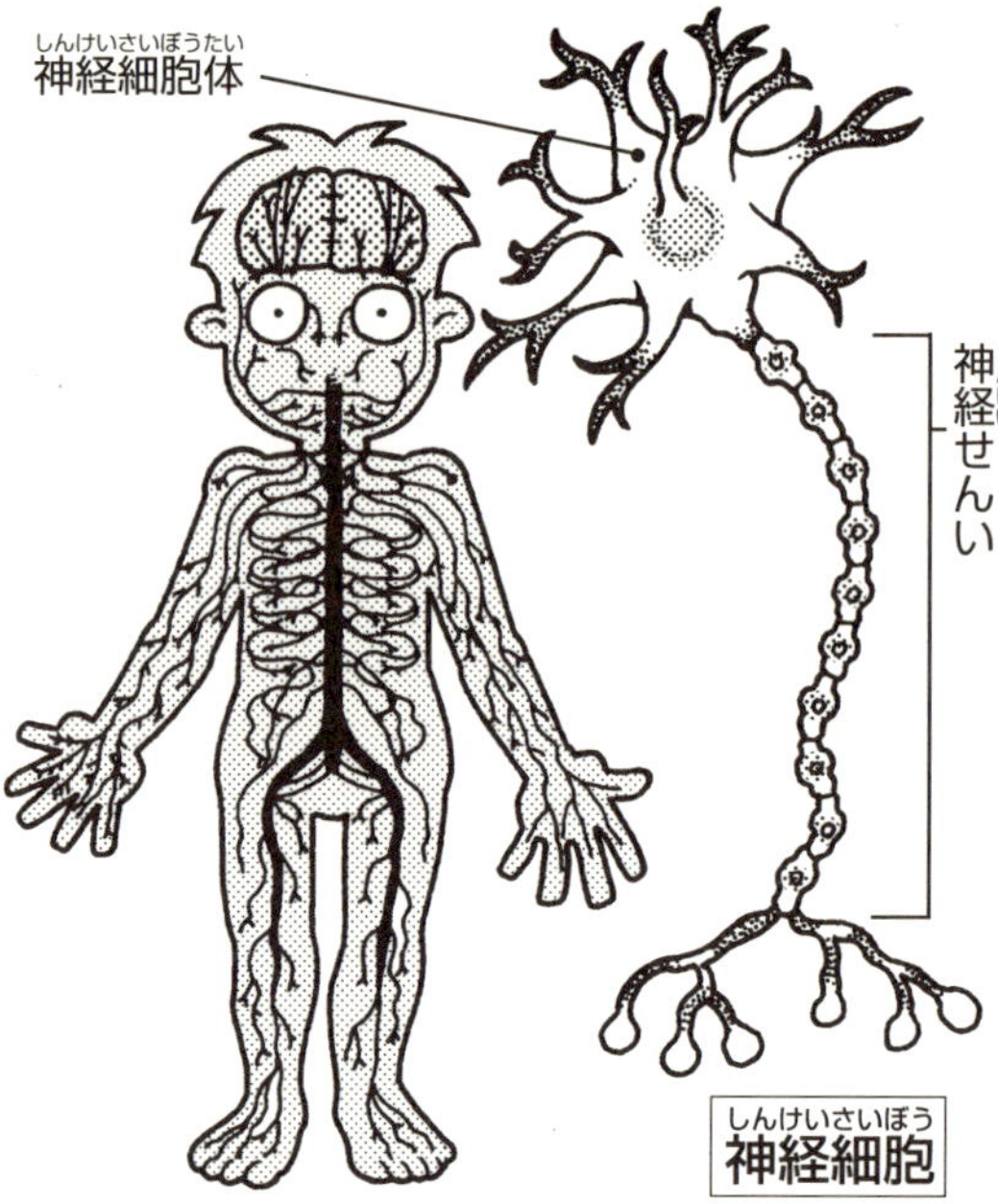

神経《しんけい》は、神経細胞《しんけいさいぼう》という細長い細胞《さいぼう》が、つながったものだ。神経細胞《しんけいさいぼう》は「神経細胞体《しんけいさいぼうたい》」という部分と、神経細胞体《しんけいさいぼうたい》からひものようにのびている「神経《しんけい》せんい」という部分からなり、神経《しんけい》せんいの長さは、長いものになると1メートル以上《いじょう》にもなる。人間のからだのなかでは、この神経《しんけい》があみの目のようにつながりあい、血管《けっかん》と同じようにからだ中にはりめぐらされて、生きていくために必《ひつ》要《よう》な情報《じょうほう》を伝《つた》えあっているのだ。

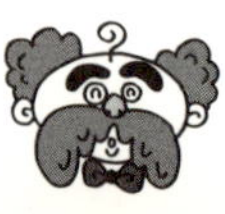

人間の脳《のう》や神経《しんけい》は、ものごとを考えたり、行動するために必要なところ。
クイズでさらなる知識《ちしき》をつけよう！

神経《しんけい》 はずかしいと顔が赤くなるのはどうして？

おきているときもねむっているときも、からだのなかの器官《きかん》が安定してはたらくように、からだの内部を調節《ちょうせつ》している神経《しんけい》を、自律神経《じりつしんけい》という。

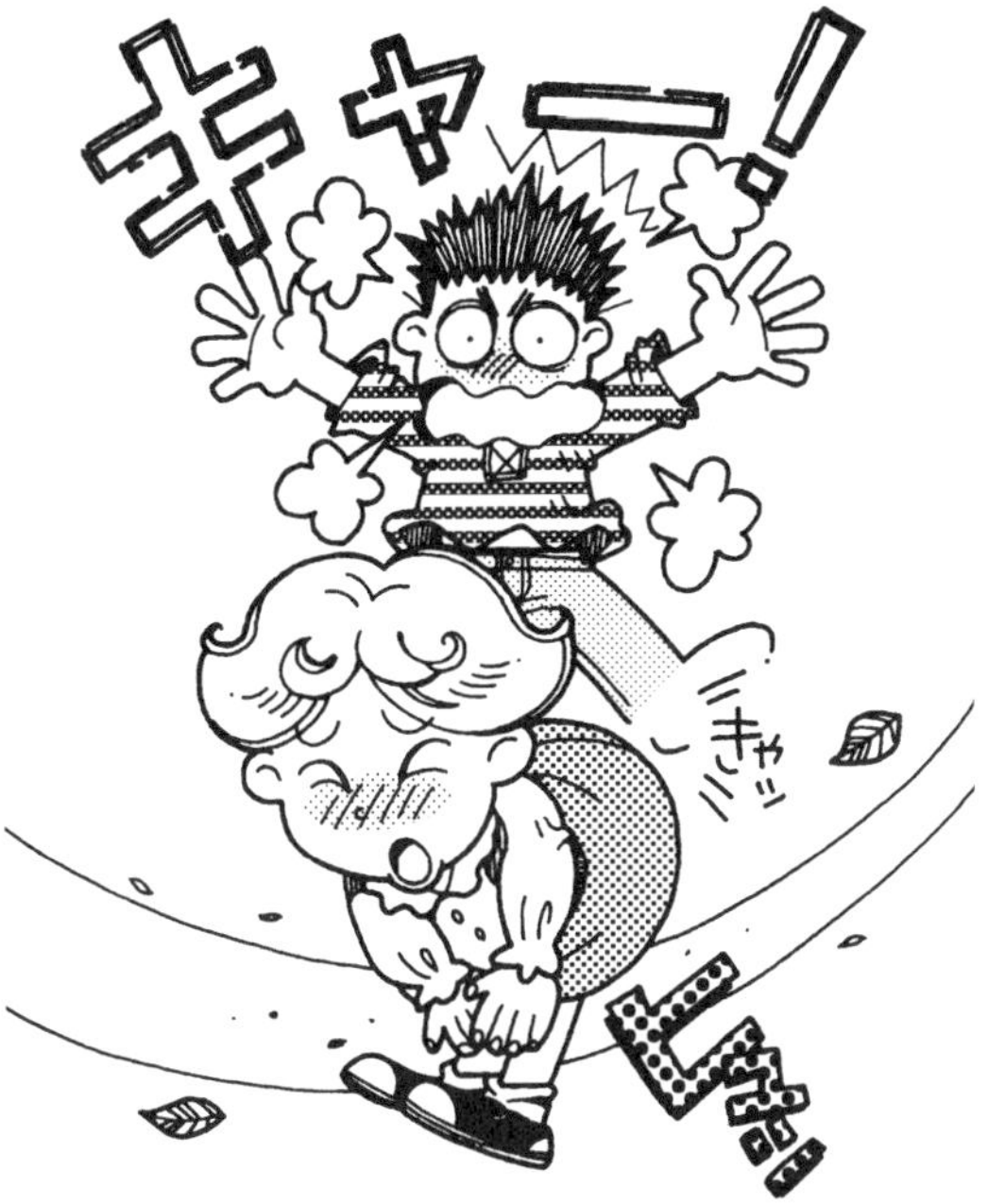

自律神経《じりつしんけい》は、からだの状態《じょうたい》を一定にたもつために、自分の意思《いし》と関係《かんけい》なくはたらいている。

うれしく思ったり、はずかしく思ったりして気持ちが高ぶると、この自律神経《じりつしんけい》のはたらきで、からだ中の器官《きかん》が活発に動きはじめる。同時に、酸《さん》素《そ》がたりなくならないように、からだ中の血管《けっかん》が太くなり、酸素《さんそ》の運び屋である血がたくさん流れるようになるのだ。人間の顔の表面近くには、とくにたくさんの血管《けっかん》が集まっている。そのため、顔がとくに赤くなって見えてしまうというわけ。

また、緊張《きんちょう》したりしたときには顔が青白くなる。これは、自律神経《じりつしんけい》のはたらきで顔の血管《けっかん》が細くなり、血の流れがへるからだ。

神経《しんけい》のなかを伝《つた》わる信号《しんごう》のうち、もっともはやいものはなにと同じくらいのスピード？ **1** ジェット機《き》 **2** リニアモーターカー **3** バス （答えはつぎのページ）

脳《のう》はどんなはたらきをしているの？

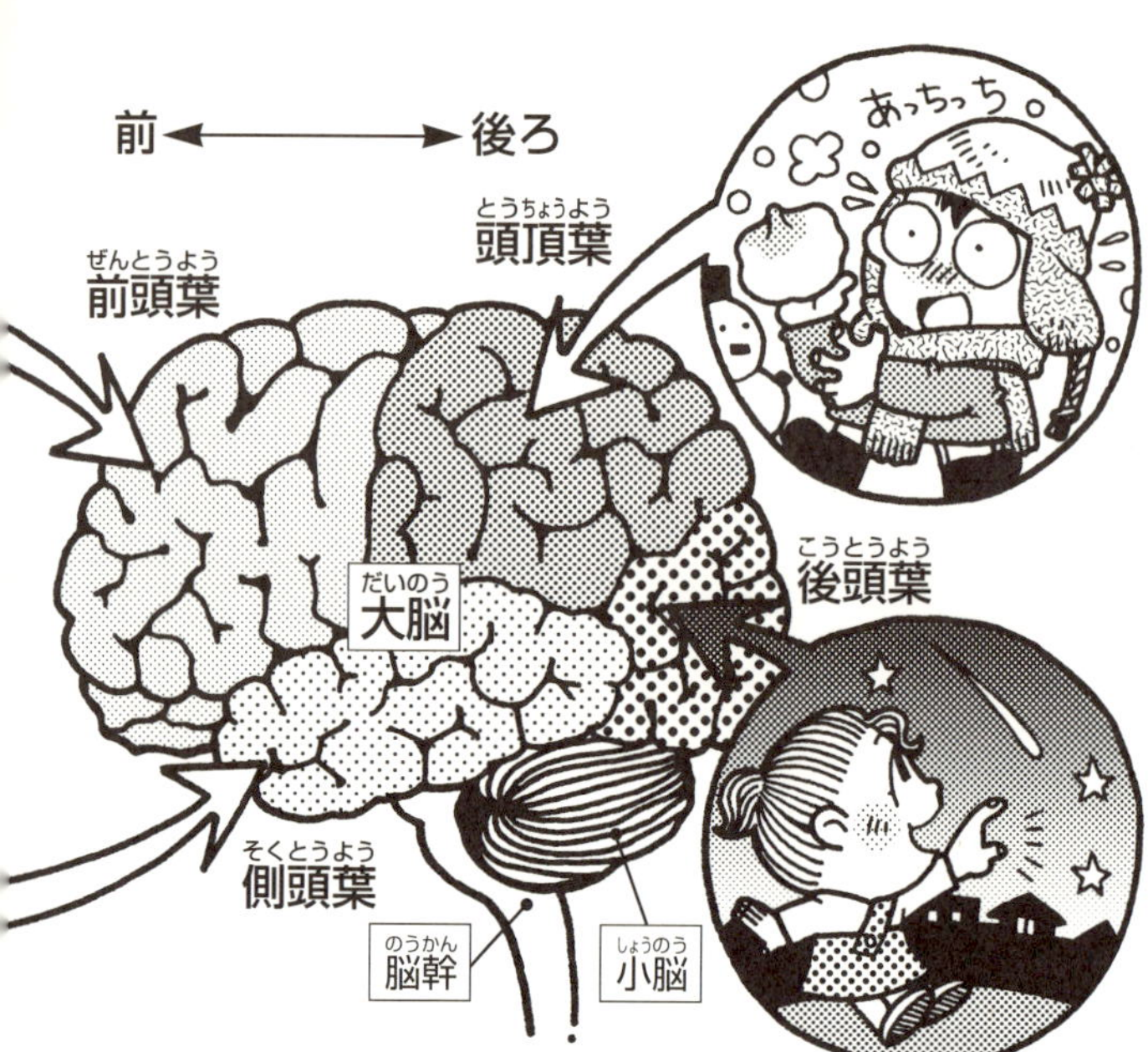

脳《のう》は、たくさんの神経細胞《しんけいさいぼう》が集まった器官《きかん》で、大脳《だいのう》と小脳《しょうのう》、それに脳幹《のうかん》という部分にわけることができる。これらのうち、もっとも大きな部分をしめ、ふつう脳《のう》とよばれている部分が大脳《だいのう》だ。

大脳《だいのう》には、ものごとをおぼえたり、考えたり、それに対してどんな行動をするか判断《はんだん》するはたらきがある。大脳《だいのう》の前の部分（前頭葉《ぜんとうよう》）は、ものを考えたり、つくったり、運動や言葉を話すことをコントロールする部分で、後《うし》ろの部分（後頭葉《こうとうよう》）は視覚《しかく》に関係《かんけい》する部分だ。また、頭頂《とうちょう》部とそこに近い部分（頭頂葉《とうちょうよう》）は、皮《ひ》ふの感覚《かんかく》や暑さや寒さを感じる部分で、横の部分（側頭葉《そくとうよう》）は、音や言葉を聞くことに関係《かんけい》する部分になっている。

これらのはたらきは、「大脳皮質《だいのうひしつ》」とよばれる、

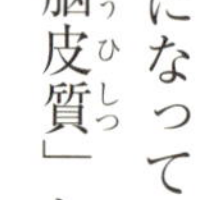

59ページの答え **2** リニアモータカー　信号《しんごう》のスピードは、はやいもので時速400㎞。1秒間に100〜120mのきょりを進む計算だ。

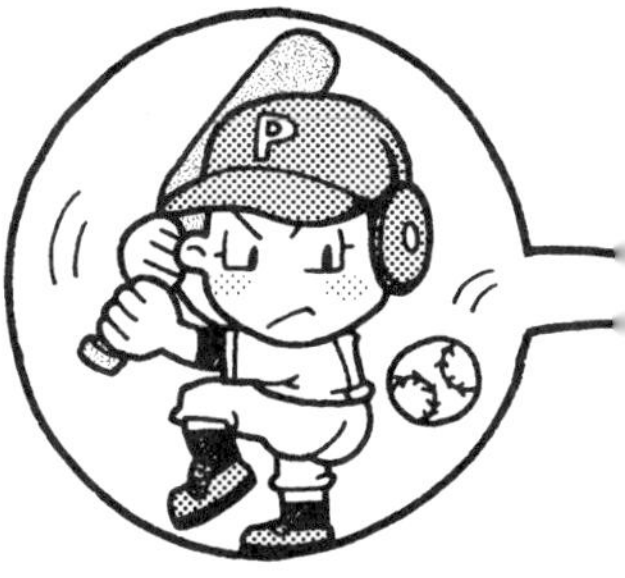

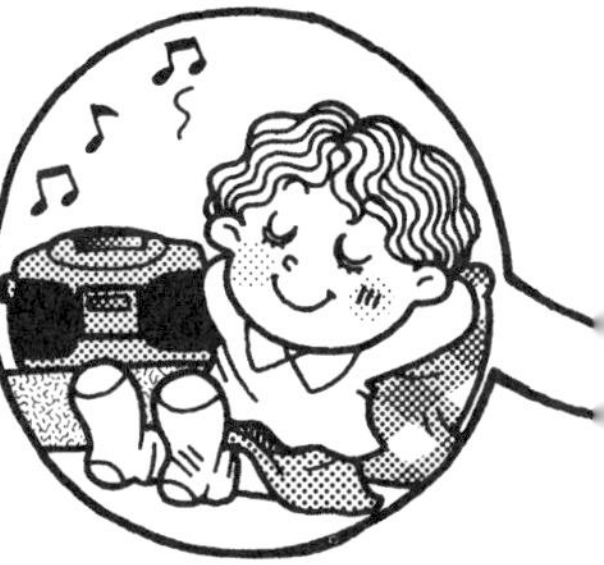

視界《しかい》の右側《みぎがわ》で見えているものは、おもに左脳《さのう》に、左側《ひだりがわ》で見えているものは、おもに右脳《うのう》にまずおくりこまれる。しかし、右脳《うのう》も左脳《さのう》も連絡《れんらく》があるので、おたがい協力《きょうりょく》してはたらいている。

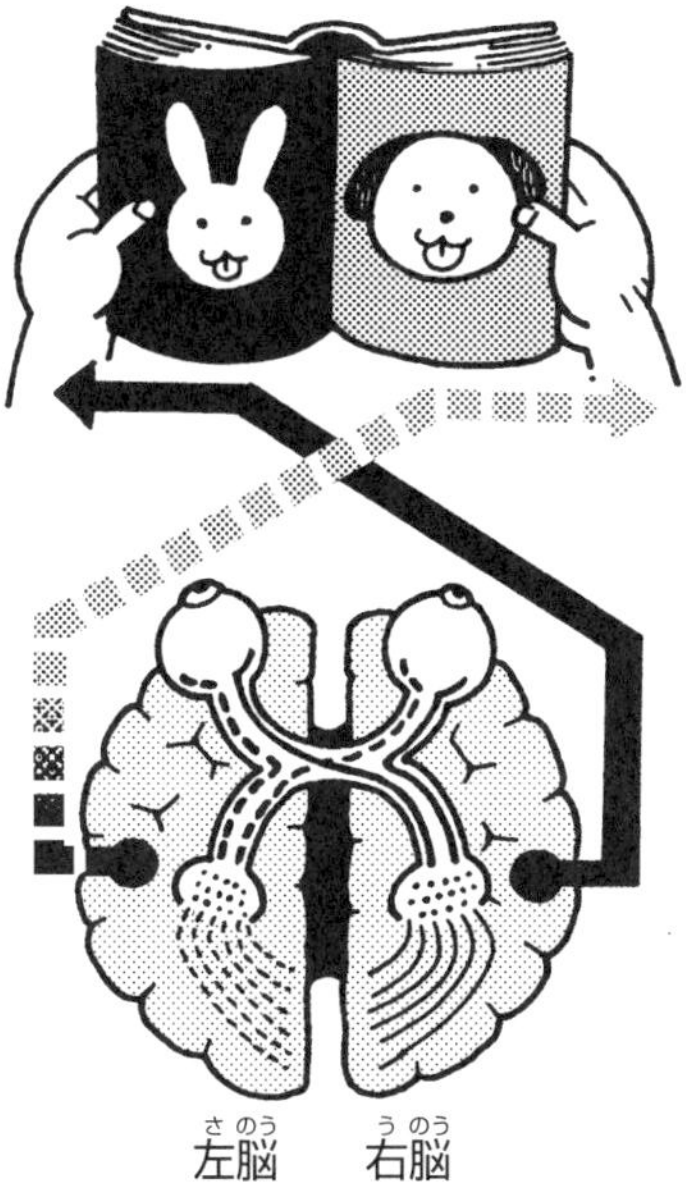

脳《のう》の表面に近い部分でおこなわれている。大脳皮質《だいのうひしつ》は、神経細胞体《しんけいさいぼうたい》の集まりだ。一方、内側《うちがわ》には「大脳髄質《だいのうずいしつ》」とよばれる部分がある。大脳髄質《だいのうずいしつ》には、神経細胞体《しんけいさいぼうたい》からのびた、たくさんの神経《しんけい》せんいがつまっていて、大脳皮質《だいのうひしつ》で考えたことをほかの部分に伝えるはたらきをしている。

また、大脳《だいのう》のまんなかにはみぞがあり、左右にわかれている。右側《みぎがわ》（右脳《うのう》）は、おもに左半身の運動や感覚《かんかく》を支配《しはい》し、左側《ひだりがわ》（左脳《さのう》）は右半身の運動、感覚《かんかく》を支配《しはい》している。さらに、右脳《うのう》には直感的な考えや感情《かんじょう》などに関係《かんけい》する部分が集中していて、左脳《さのう》には論理的《ろんりてき》な考えや言葉に対する感覚《かんかく》に関係《かんけい》する部分が集中しているといわれる。

人間は、大脳《だいのう》がとても発達《はったつ》している。ほかの動物よりも、ものごとを深く考えたりできるのも、この大脳《だいのう》のおかげというわけだ！

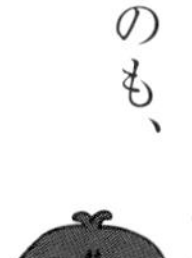

脳《のう》の神経細胞《しんけいさいぼう》の寿命《じゅみょう》は？

1 数日　**2** 数十日　**3** 数十年　（答えはつぎのページ）

脳《のう》

ねむっているときも脳《のう》ははたらいているの？

人間は、つかれた筋肉《きんにく》や大脳《だいのう》を休ませ、そのはたらきを回復《かいふく》させるためにねむる。しかし、脳《のう》の一部である脳幹《のうかん》という部分は、ねむっているときにもさかんに活動しているのだ。

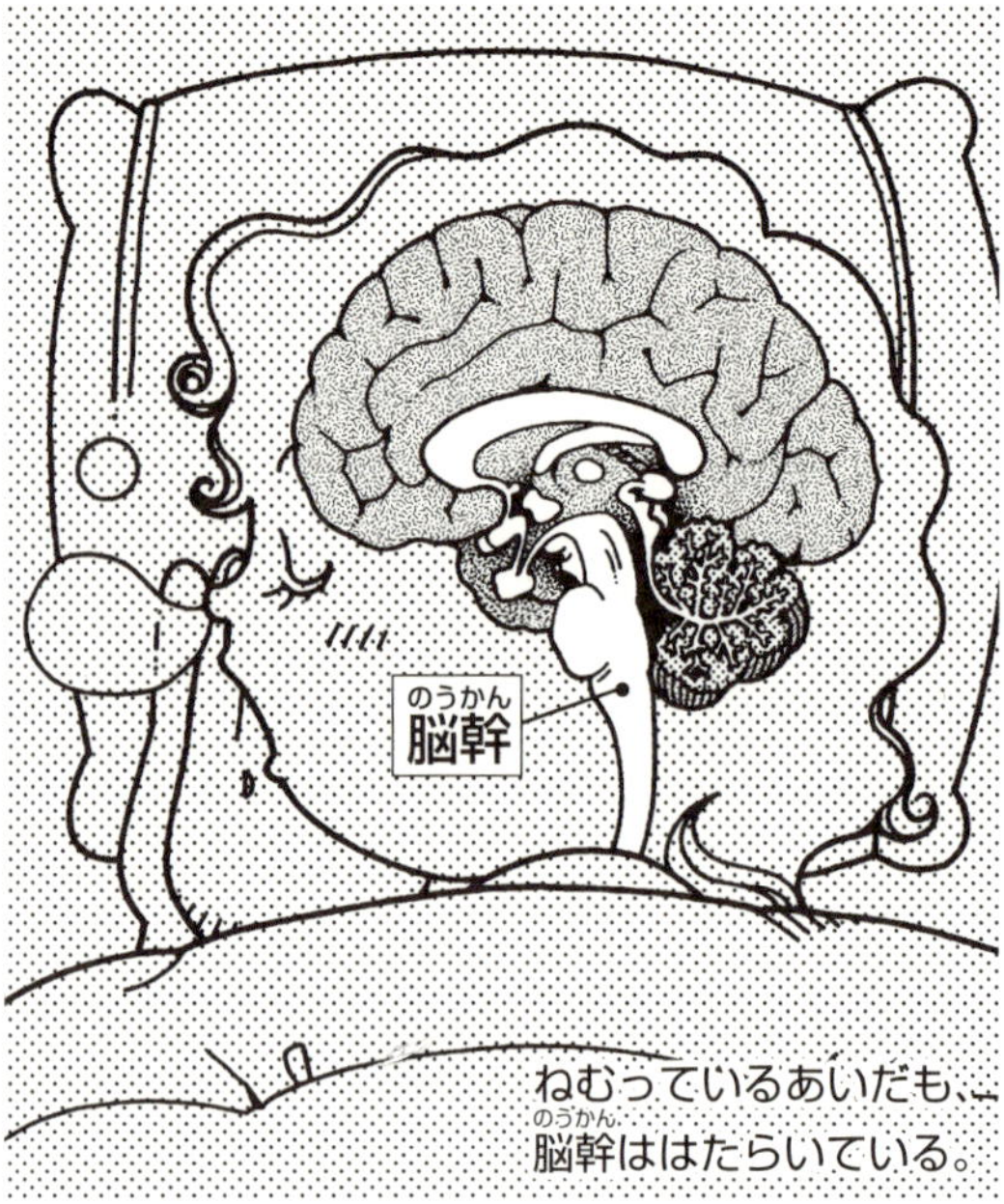

ねむっているあいだも、脳幹《のうかん》ははたらいている。

脳幹《のうかん》は、大脳《だいのう》の中心部から下にのびていて、間《かん》脳《のう》、中脳《ちゅうのう》、延髄《えんずい》などにわけられる。このうち間脳《かんのう》は、内臓《ないぞう》のはたらきや体温をコントロールするほか、視覚《しかく》や聴覚《ちょうかく》など、さまざまな感覚《かんかく》を大脳《だいのう》に伝《つた》える中継点《ちゅうけいてん》となっている。また、中脳《ちゅうのう》はおもに目の運動、延髄《えんずい》は呼吸《こきゅう》や血の流れなどをコントロールしている。つまり、脳幹《のうかん》は生命維持《せいめいいじ》に欠《か》かせない無意識《むいしき》の活動をコントロールしているのだ。

もし大脳《だいのう》が活動をやめても、ものごとを考えたりできなくなるだけだが、もし脳幹《のうかん》が活動をやめたら、からだのすべての活動も止まって死んでしまう。そうならないために、脳幹《のうかん》は人間がねむっているあいだも休まずに、活動しているのだ。

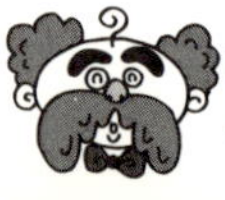

61ページの答え **3** 数十年　脳《のう》の神経細胞《しんけいさいぼう》は、生まれたときがもっとも多く、その後すこしずつへっていく。その寿命《じゅみょう》は、平均《へいきん》すると数十年だ。

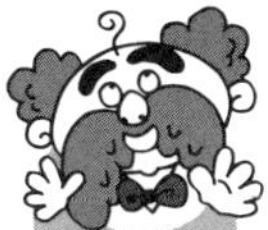

脳《のう》

頭がいい人の脳《のう》はしわが多いってほんとう？

人間の脳《のう》の表面には、140億個《おくこ》もの神経細胞《しんけいさいぼう》が集まっている。これらの神経細胞《しんけいさいぼう》は、そのままでは多すぎて表面積《ひょうめんせき》が広くなるため、頭《ず》がい骨《こつ》におさまらない。脳《のう》のしわは、脳《のう》の表面積《ひょうめんせき》を大きくし、多くの神経細胞《しんけいさいぼう》を頭《ず》がい骨《こつ》のなかにうまくおさめるのに役だっているのだ。

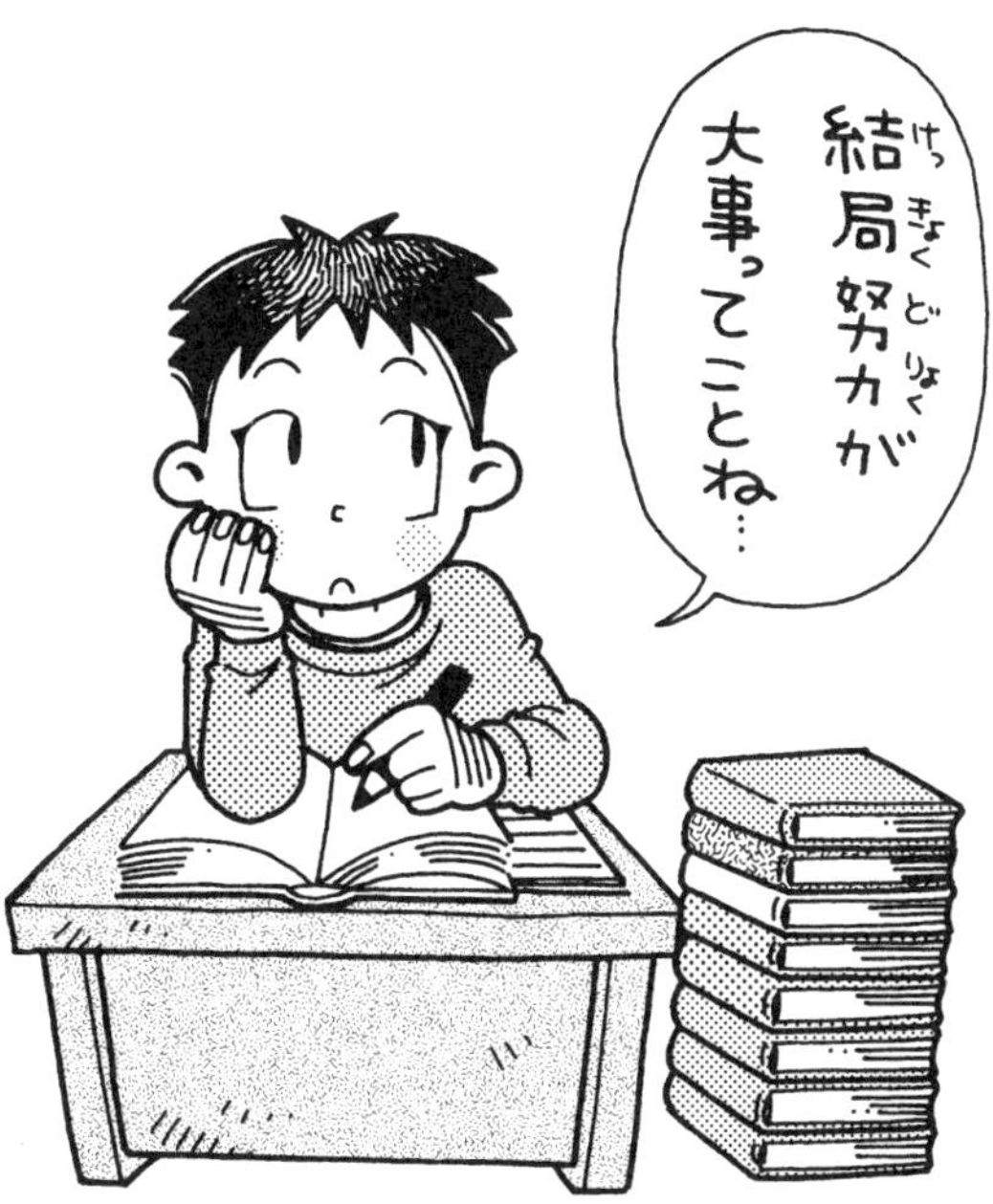

「脳《のう》のしわが多いと頭がいい」といわれるが、しわの数は、人間よりイルカのほうがずっと多い。

頭のよさは脳《のう》のしわとはあまり関係《かんけい》がなく、神経《しんけい》細胞《さいぼう》どうしのつながりの強さと関係《かんけい》が深い。

神経細胞《しんけいさいぼう》どうしのつながりは、脳《のう》をしげきすればするほど強くなり、信号《しんごう》がむだなく伝《つた》わるようになる。つまり、頭を使い、ものごとをよく考えるようにすれば、記憶力《きおくりょく》がよくなったり、すばやく判断《はんだん》できたりするようになるということ！

頭のよさは、もって生まれたものではなくて、脳《のう》の使いかたしだいというわけだ。

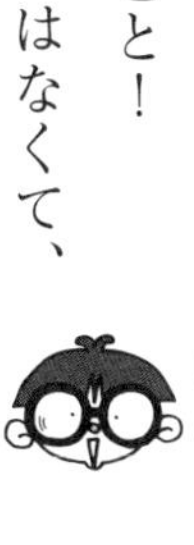

しわを広げた脳《のう》の表面積《ひょうめんせき》は、なにと同じくらいの広さになる？

1 手帳《てちょう》　**2** 新聞紙1面　**3** たたみ1じょう　（答えはつぎのページ）

脳《のう》

アインシュタインの脳《のう》はココがちがう！

一般的《いっぱんてき》に人間の脳《のう》は、形や大きさはあまり変《か》わらない。でも、歴史《れきし》に名を残《のこ》す天才といわれる人の脳《のう》も、ほかの人間と同じなのだろうか……？

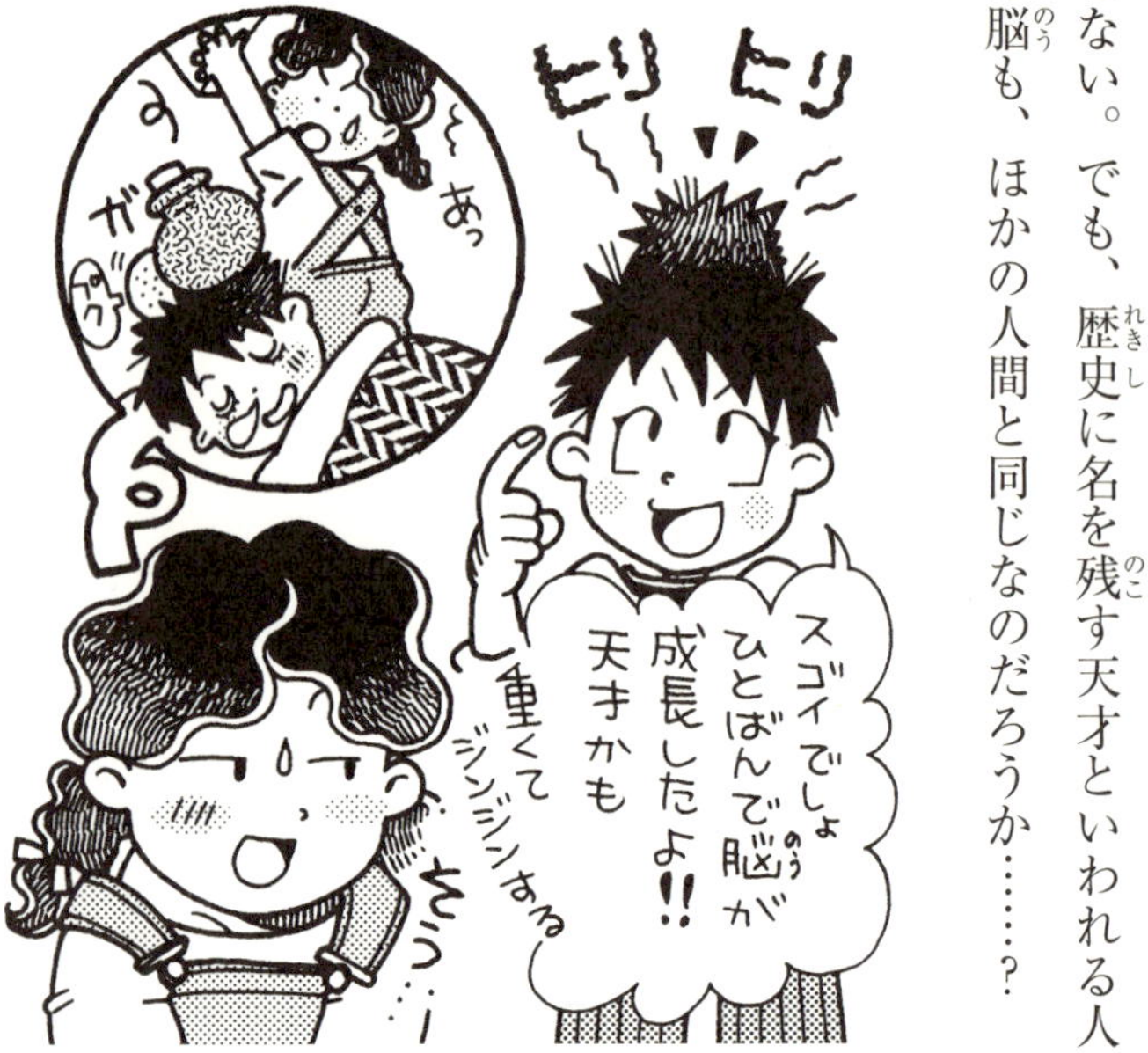

あっ
ヒリ ヒリ
スゴイでしょ ひとばんで脳《のう》が成長したよ!! 天才かも
重くてジンジンする
そう…！

天才の脳《のう》のなかには、死んだのちに大学などで大切に保存《ほぞん》され、研究されているものがある。たとえば、夏目漱石《なつめそうせき》の脳《のう》は、今も東京大学《とうきょうだいがく》が保存《ほぞん》しているし、20世紀最高《せいきさいこう》の科学者といわれているアインシュタインの脳《のう》は、アメリカの科学者などが保存《ほぞん》している。

最近《さいきん》になってアインシュタインの脳《のう》を調べたところ、目で見たことを理解《りかい》するはたらきをする部分が、ふつうの人よりもかなり発達《はったつ》していた。このためアインシュタインは、自分が考えることを目で見るようにイメージする能力《のうりょく》が、ふつうの人よりもすぐれていたのではないかと考えられている。かれの業績《ぎょうせき》は、このようなすぐれた能力《のうりょく》から生まれたのかもしれない。

63ページの答え **2** 新聞紙1面　しわを広げた脳《のう》の表面積《ひょうめんせき》は、約2250㎠。新聞紙1面と同じくらいの広さなのだ。

あくび　ねむいとあくびがでるのはなぜ？

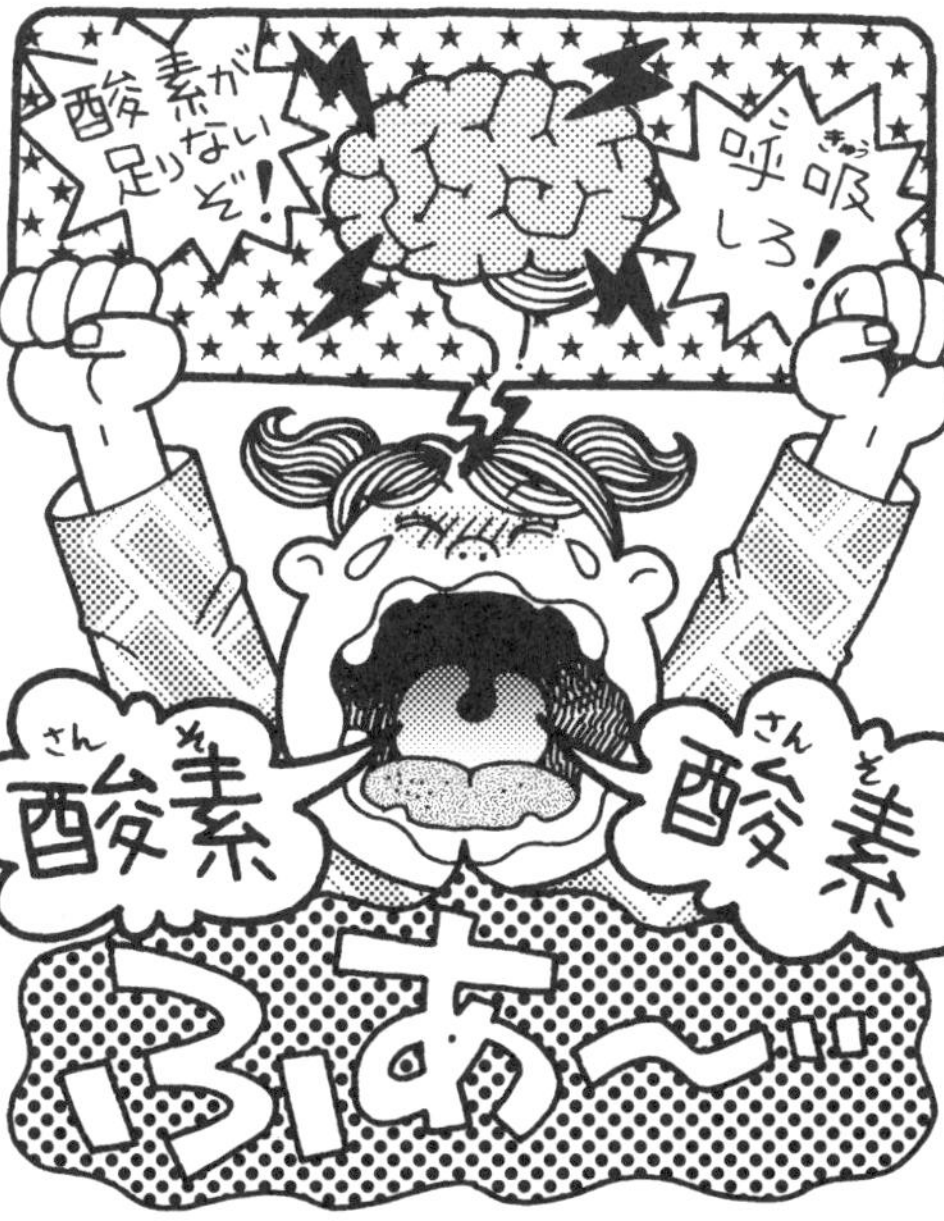

　人間は、酸素《さんそ》を使ってさまざまな活動をしている。なかでも、脳《のう》はたくさんの酸素《さんそ》を使いながら、からだ全体をコントロールする司令塔《しれいとう》として、いつもいそがしくはたらいている。口や鼻から吸《す》った酸素《さんそ》の約《やく》20パーセントは、脳《のう》が使っているほどなのだ。

　ねむくなって、呼吸《こきゅう》がゆっくりになると、からだのなかの酸素《さんそ》が不足《ふそく》しやすくなる。脳《のう》は、酸素《さんそ》が不足《ふそく》すると活動がにぶくなったりダメージをうけやすくなったりするので、酸素不足《さんそぶそく》だと感じると「もっと呼吸《こきゅう》をして、酸素《さんそ》をとりいれなさい」と命令《めいれい》をだす。すると、より多くの酸素《さんそ》をとりいれるために、あくびがでるのだ。あくびは、深呼《しんこ》吸《きゅう》と同じようなものというわけ。

　あくびをするときには、全身でのびをする。これは、顔やからだを大きく動かすことで、より多くの酸素《さんそ》をとりいれるのを助けるためだ。

人間がおきていた時間の最長記録《さいちょうきろく》は？
1 約《やく》11日　**2** 約《やく》8日　**3** 約《やく》5日　（答えはつぎのページ）

夢《ゆめ》

夢《ゆめ》を見るのはどうして？

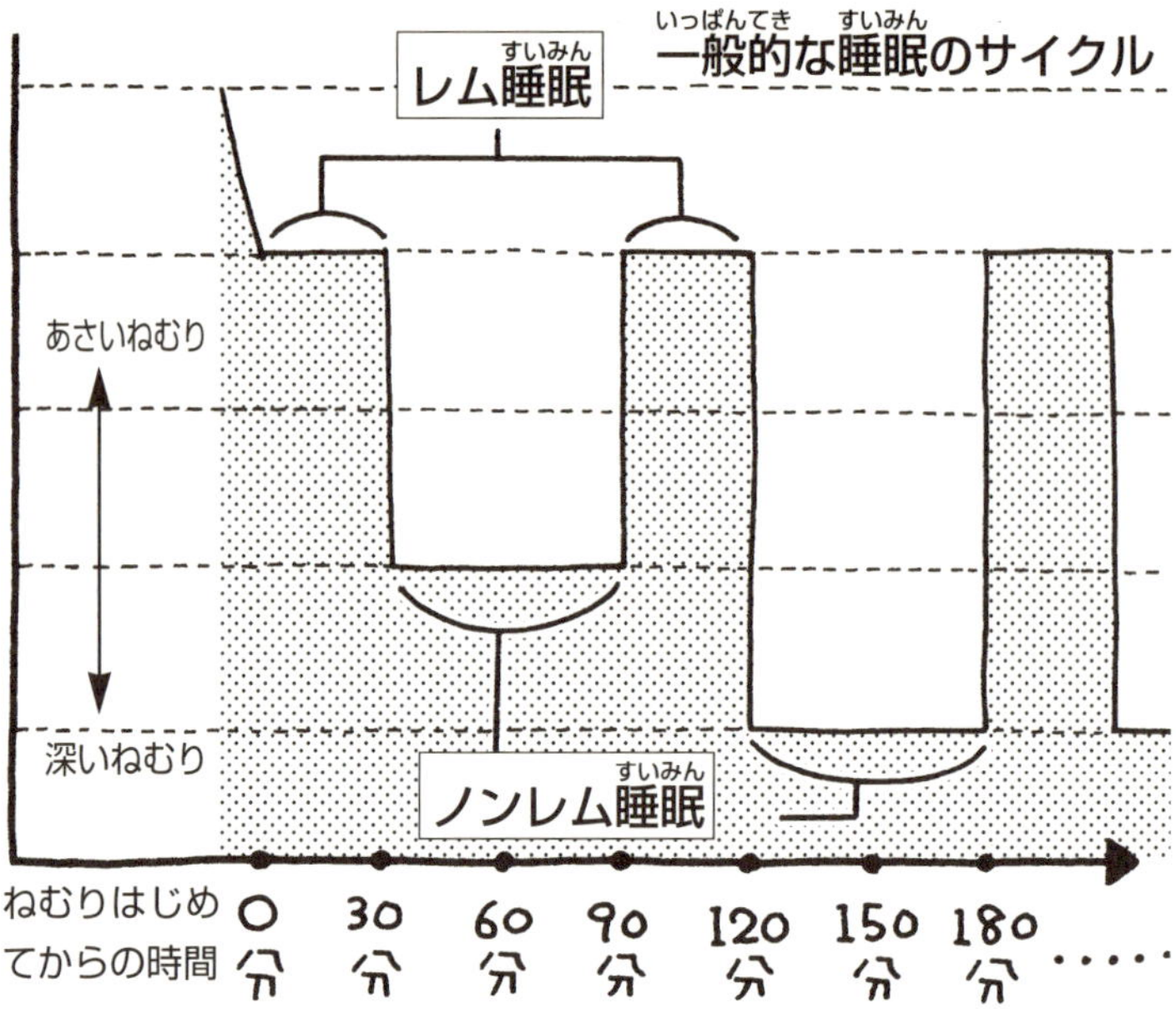

一般的《いっぱんてき》な睡眠《すいみん》のサイクル
レム睡眠《すいみん》
あさいねむり
深いねむり
ノンレム睡眠《すいみん》
ねむりはじめてからの時間
0分
30分
60分
90分
120分
150分
180分

人間は、ねむっているあいだ、からだをじゅうぶんに休ませている。しかし大脳《だいのう》は、ねむりながらも、おきているときと同じように、ときどき活発に活動する。このときに見るのが夢《ゆめ》。つまり、夢《ゆめ》とは、大脳《だいのう》が活動することによって見るイメージなのだ。

うれしい夢《ゆめ》ではほんとうに心臓《しんぞう》がドキドキしたり、動くものを見る夢《ゆめ》では、目玉が実際《じっさい》に左右に動いたりすることが知られている。夢《ゆめ》は、からだ全体で感じているというわけだ。

ねむりには、あさいねむり（レム睡眠《すいみん》）と、深いねむり（ノンレム睡眠《すいみん》）の2種類《しゅるい》がある。そして、人間は約《やく》30分のレム睡眠《すいみん》、約《やく》1時間のノンレム睡眠《すいみん》というサイクルをくりかえしながらねむっ

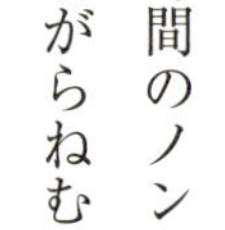

65ページの答え　1　約《やく》11日　アメリカの高校生による、11日12分というのが最長記録《さいちょうきろく》だ。

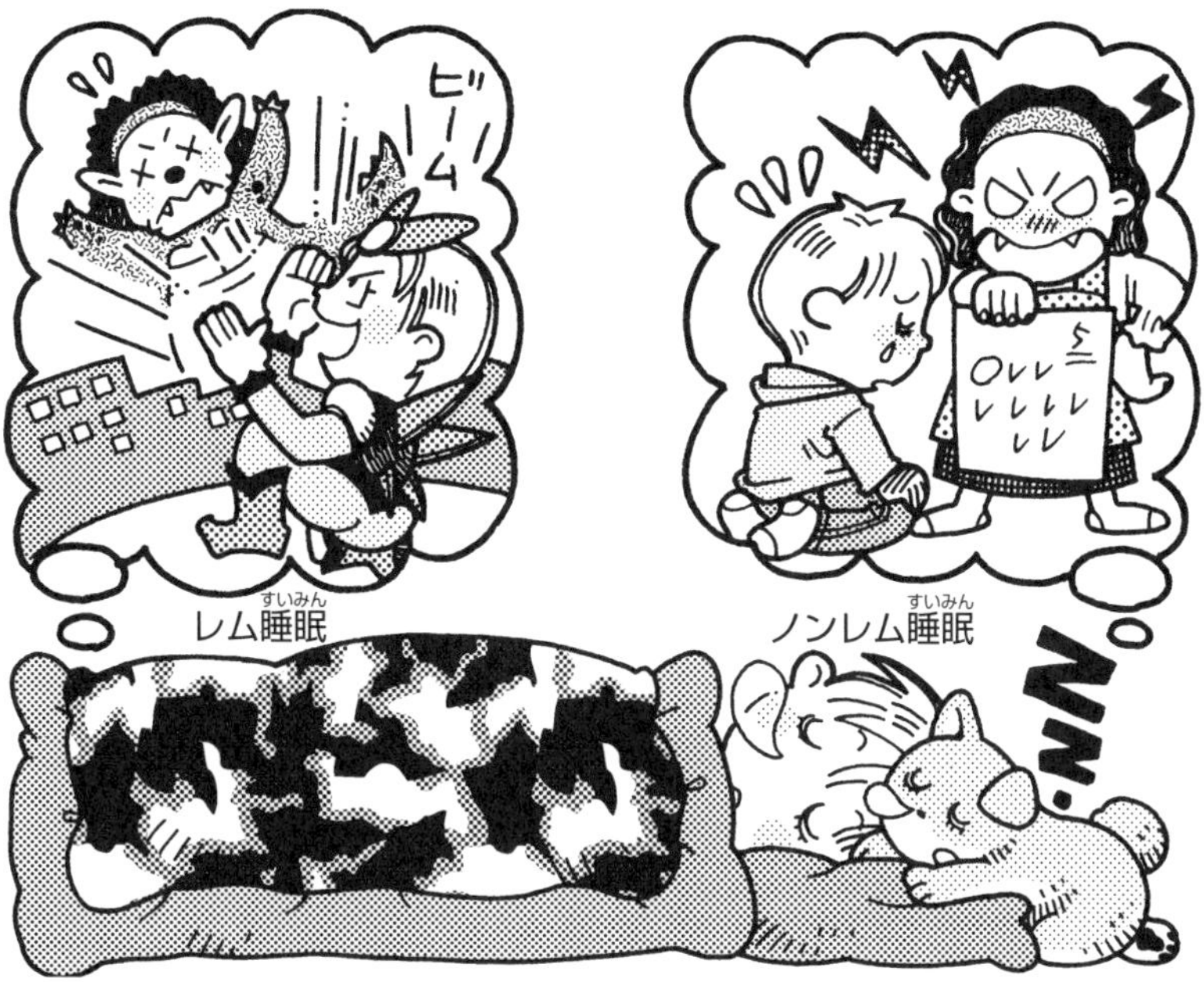

ている。ノンレム睡眠《すいみん》のときにも夢《ゆめ》を見るが、とくにレム睡眠《すいみん》のときにひんぱんに夢《ゆめ》を見るらしい。レム睡眠《すいみん》の90パーセントでは夢《ゆめ》を見ているといわれ、一晩《ひとばん》におよそ5～6回は夢《ゆめ》を見ている計算になる。でも、おきたときには、ほとんどを忘《わす》れてしまっていて、目がさめる直前に見た夢《ゆめ》や、とくに印象《いんしょう》の強かった夢《ゆめ》しかおぼえていないことが多い。

2種類《しゅるい》の睡眠《すいみん》では、夢《ゆめ》の内容《ないよう》もちがうようだ。レム睡眠《すいみん》のときには、すっかり忘《わす》れていた昔《むかし》のことや、空想的《くうそうてき》な夢《ゆめ》を見ることが多く、ノンレム睡《すい》眠《みん》のときには、最近《さいきん》のできごとやなやみなど現実《げんじつ》的《てき》な夢《ゆめ》を見ることが多いといわれている。

夢《ゆめ》には、まだわからないことが多いが、思わぬひらめきやアイデアが、夢《ゆめ》から生まれたりすることもある。夢《ゆめ》は、とてもふしぎなものなのだ。

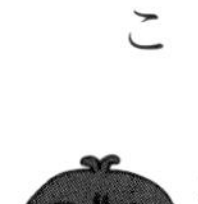

夜中におきて歩きまわったりするが、つぎの日にはなにもおぼえていない現象《げんしょう》は？　**1** 夢中病《むちゅうびょう》　**2** 夢遊病《むゆうびょう》　**3** 正夢病《まさゆめびょう》　（答えは70ページ）

もっと知りたい!

あれ？どう見える？

人の顔が2通《とお》りに見える？平行線なのにそう見えない？だまし絵を見たときの感覚のちがいや、ふしぎな錯《さっ》覚《かく》を、自分の目でたしかめよう。

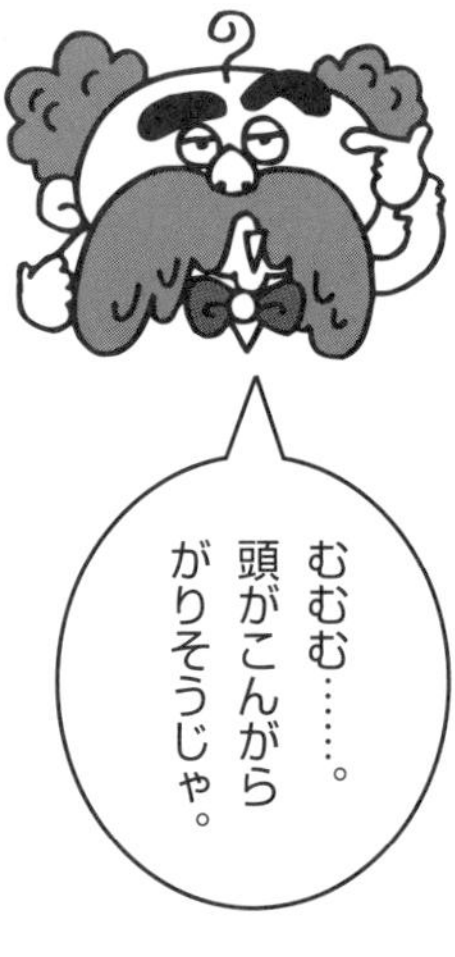
むむむ……。頭がこんがらがりそうじゃ。

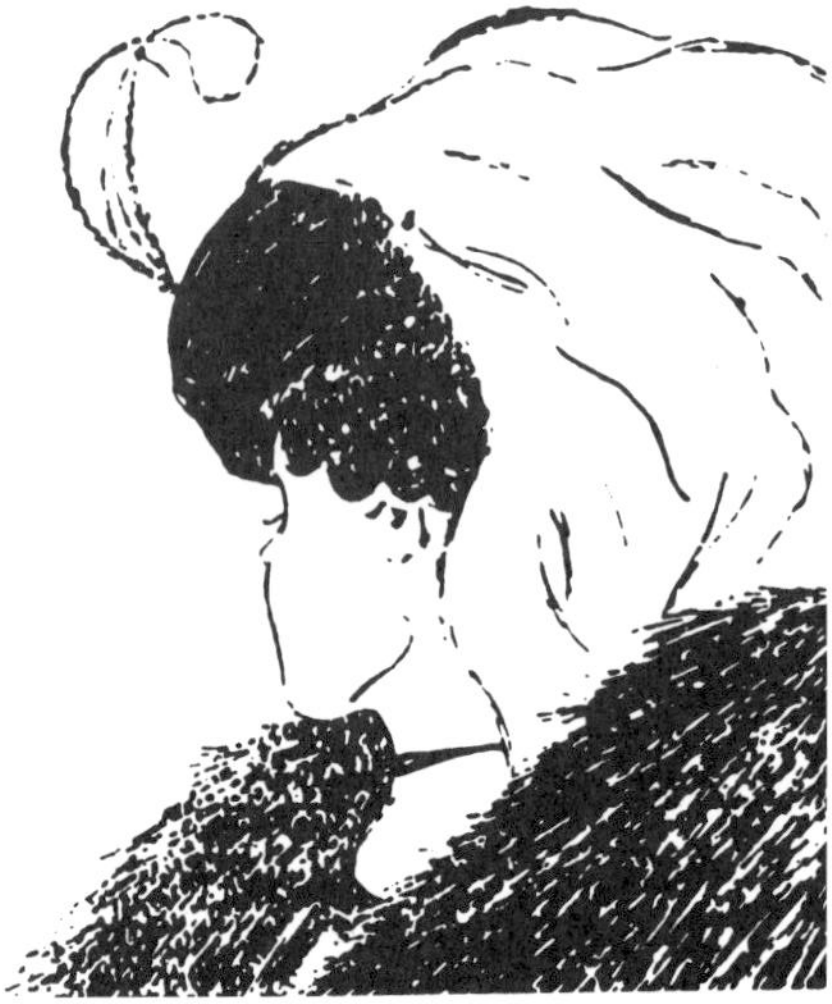

▲女の人の横顔にも見えるし、アゴを鼻とするとおばあさんにも見える（ヒル作画）。

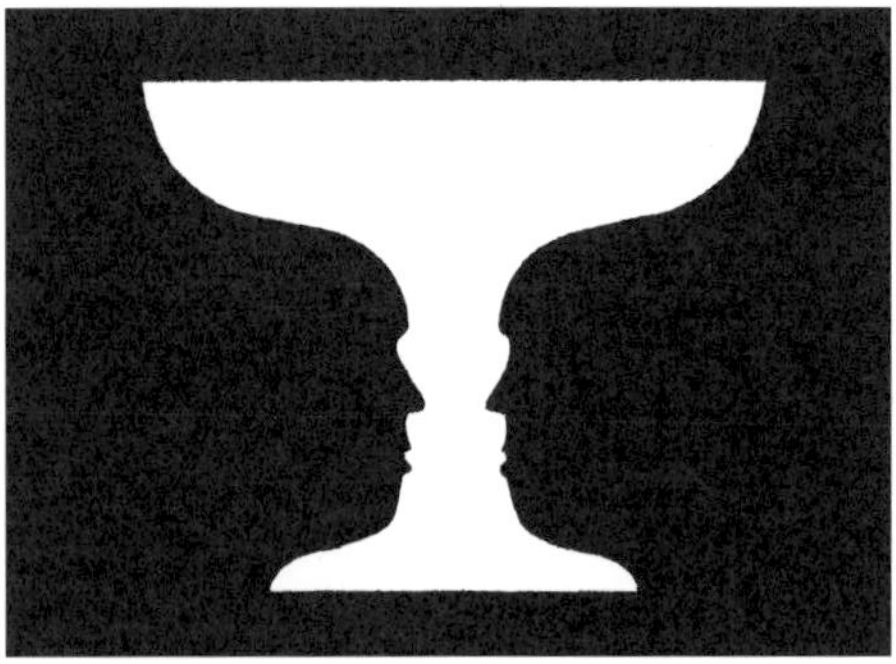

▲さかずきに見える？
向かいあっている顔に見える？

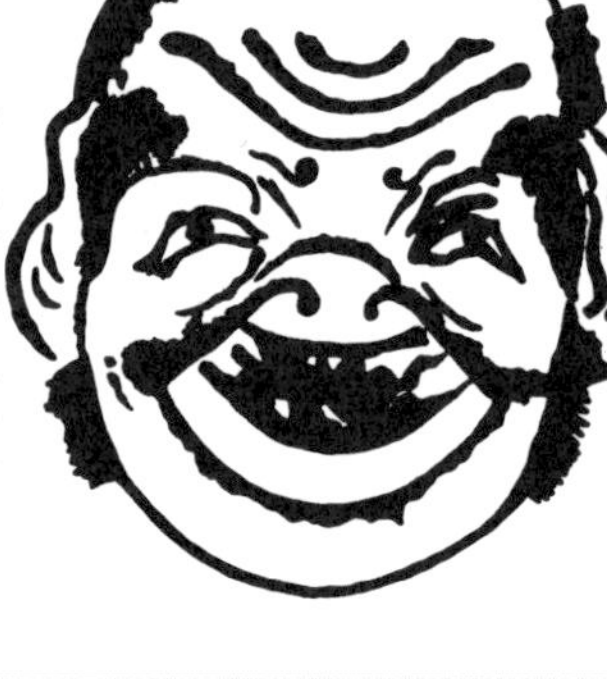

▶わらっているけど、さかさにすると？

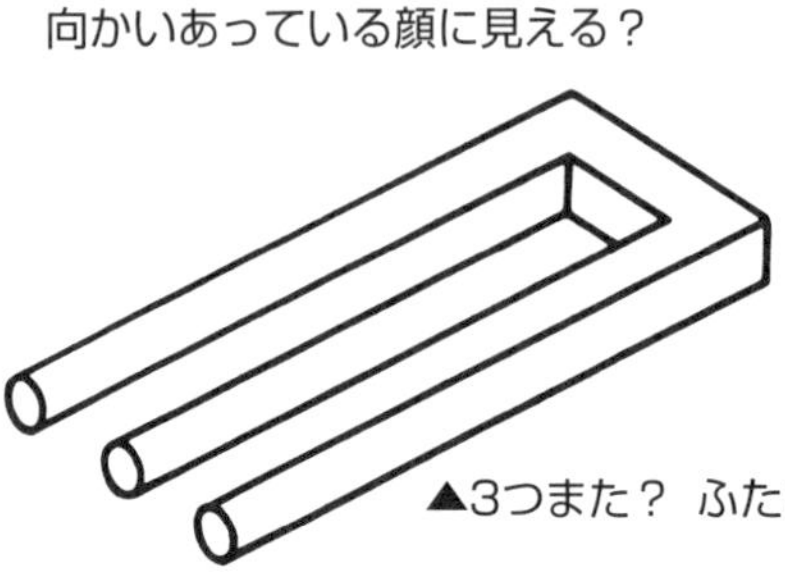

▲3つまた？ ふたまた？

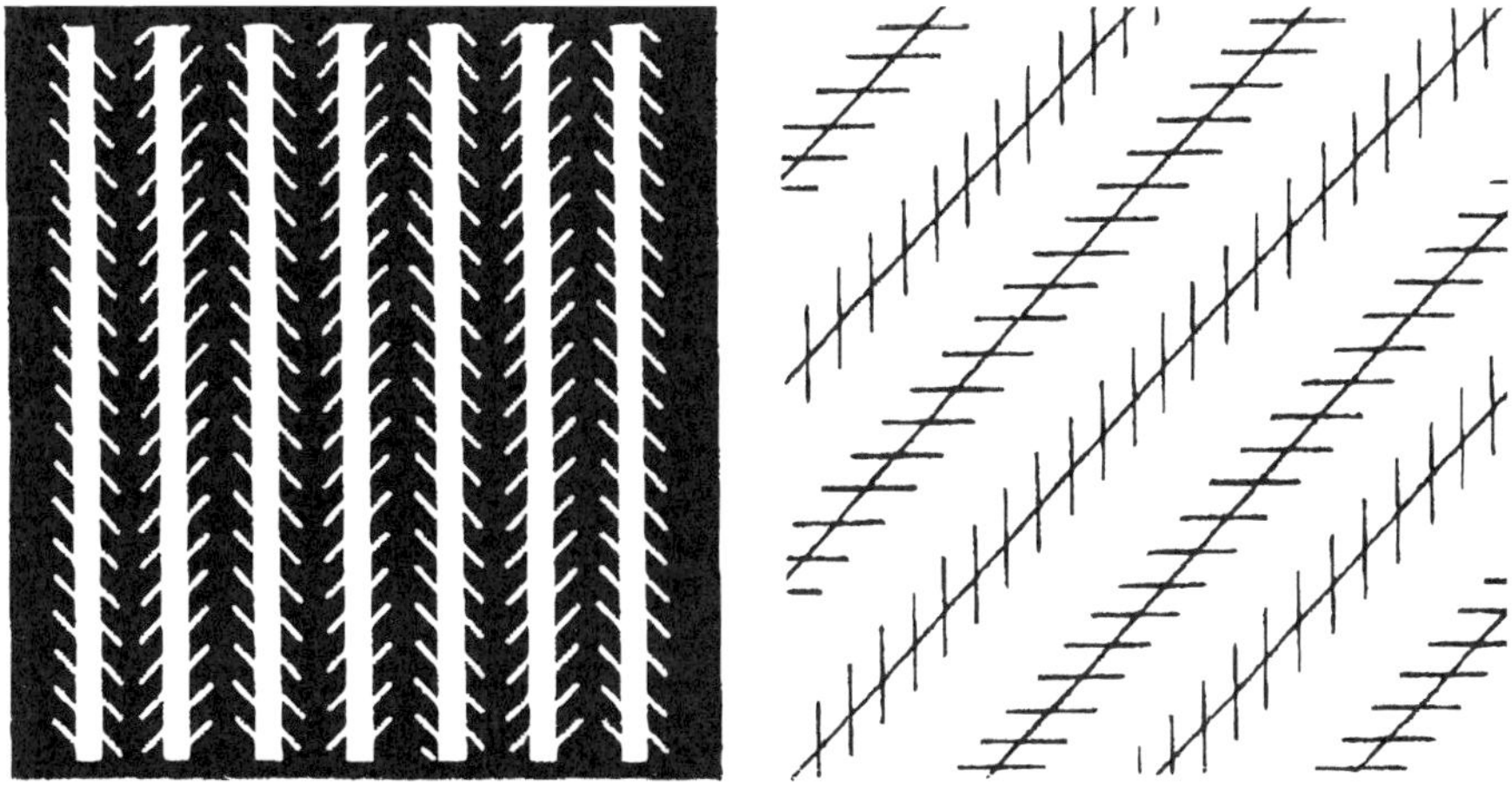

▲どちらも平行線のはずなのに、平行線に見えない!?

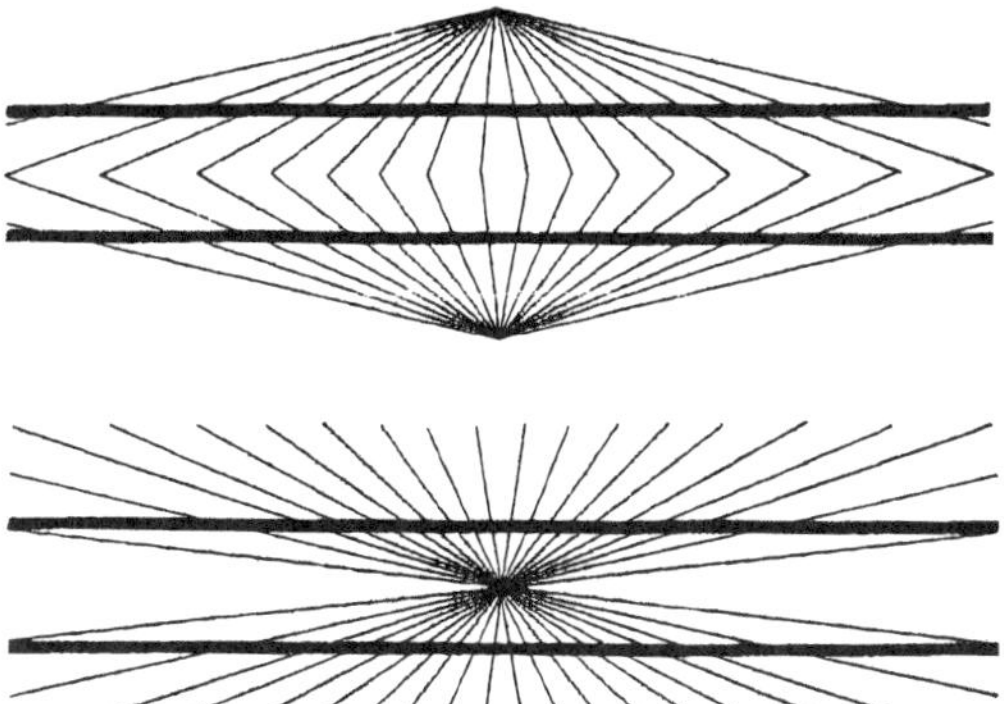

▲2本の線は平行のはずなのに、曲《ま》がって見える？

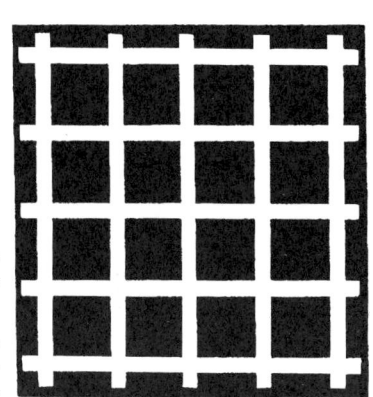

▲交《まじ》わった部分が黒っぽく見える？

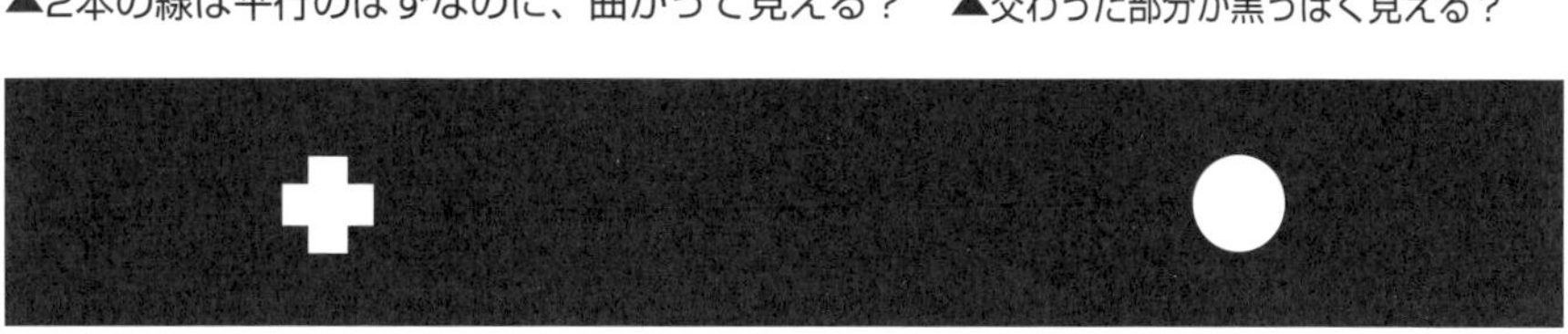

▲左目をつぶり、右目だけで＋印を見ながら、本をすこしずつはなしていくと、30センチメートルほどはなれたときに、○印《じるし》が見えなくなる。これは、○印《じるし》の部分が、網膜上《もうまくじょう》の光を感じる細胞《さいぼう》がない点（盲点《もうてん》）に像《ぞう》を結ぶためにおこる。

目

目は高性能《こうせいのう》カメラ

目《め》の断面図《だんめんず》

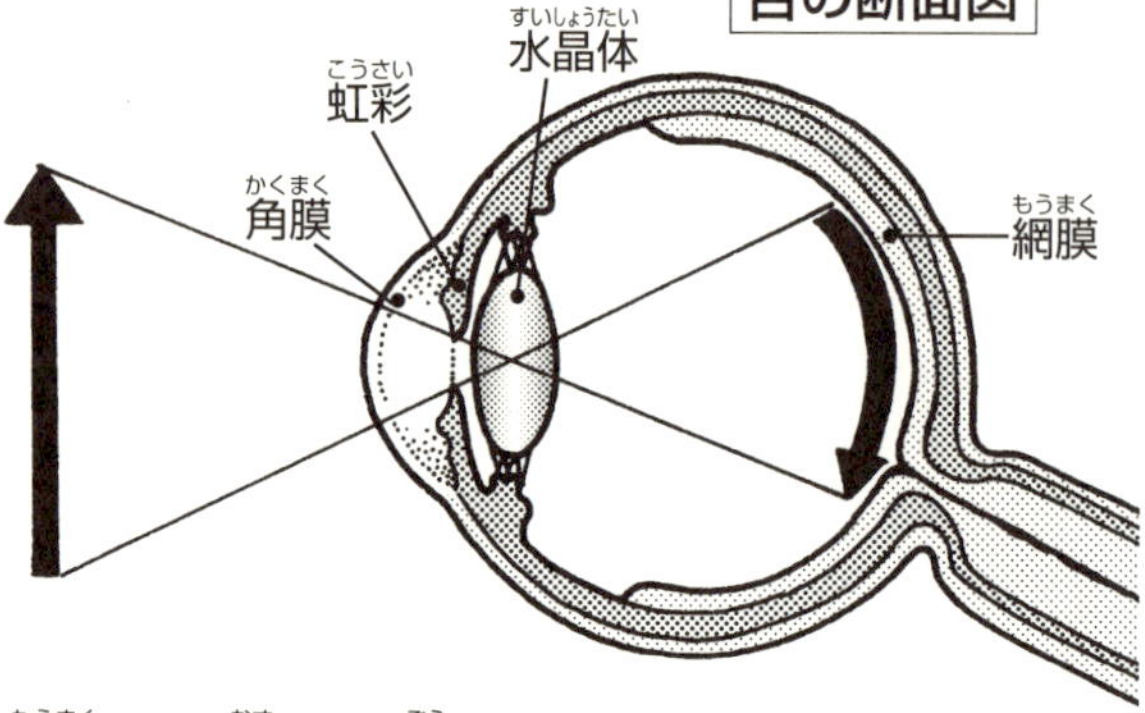

網膜《もうまく》の上に結《むす》ばれる像《ぞう》は上下左右が反対になっている。この像《ぞう》は、視神経《ししんけい》をとおして、脳《のう》で正しい向きで認識《にんしき》される。

人間は、外からの情報《じょうほう》の約《やく》80パーセントを、目からえているといわれている。それほど目は大切。そんな目の構造《こうぞう》は、カメラとてもよくにている。

外からはいってきた光は、カメラのレンズにあたる「角膜《かくまく》」と「水晶体《すいしょうたい》」という部分で折《お》れ曲《ま》がり、フィルムにあたる「網膜《もうまく》」という部分に像《ぞう》をうつす。このとき水晶体《すいしょうたい》は、あつさを変化《へんか》させることで、光の折《お》れ曲《ま》がり具合を調整して、ピントを合わせるはたらきもしている。また、水晶体《すいしょうたい》の外側《そとがわ》にある「虹彩《こうさい》」という部分は、カメラのしぼりと同じように、光の量《りょう》を調節《ちょうせつ》する。

これらの動きは、すべて一瞬《いっしゅん》のうちにおこなわれる。人間の目は、どんな高級カメラにもおとらないぐらい高性能《こうせいのう》なのだ。

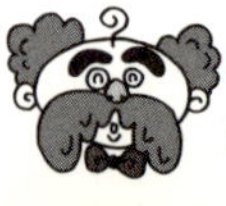

67ページの答え **2** 夢遊病《むゆうびょう》　夢遊病《むゆうびょう》は、子どもの約《やく》15%にみられる。でも、ほとんどの場合、おとなになったらなおってしまう。

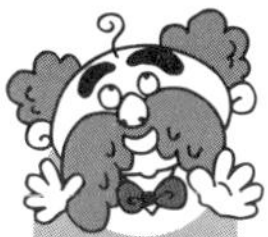

目　どうしてめがねをかけるとよく見えるの？

視力《しりょく》が弱い人はめがねをかけている。いったい、めがねはどんなしくみで役だっているのだろう。

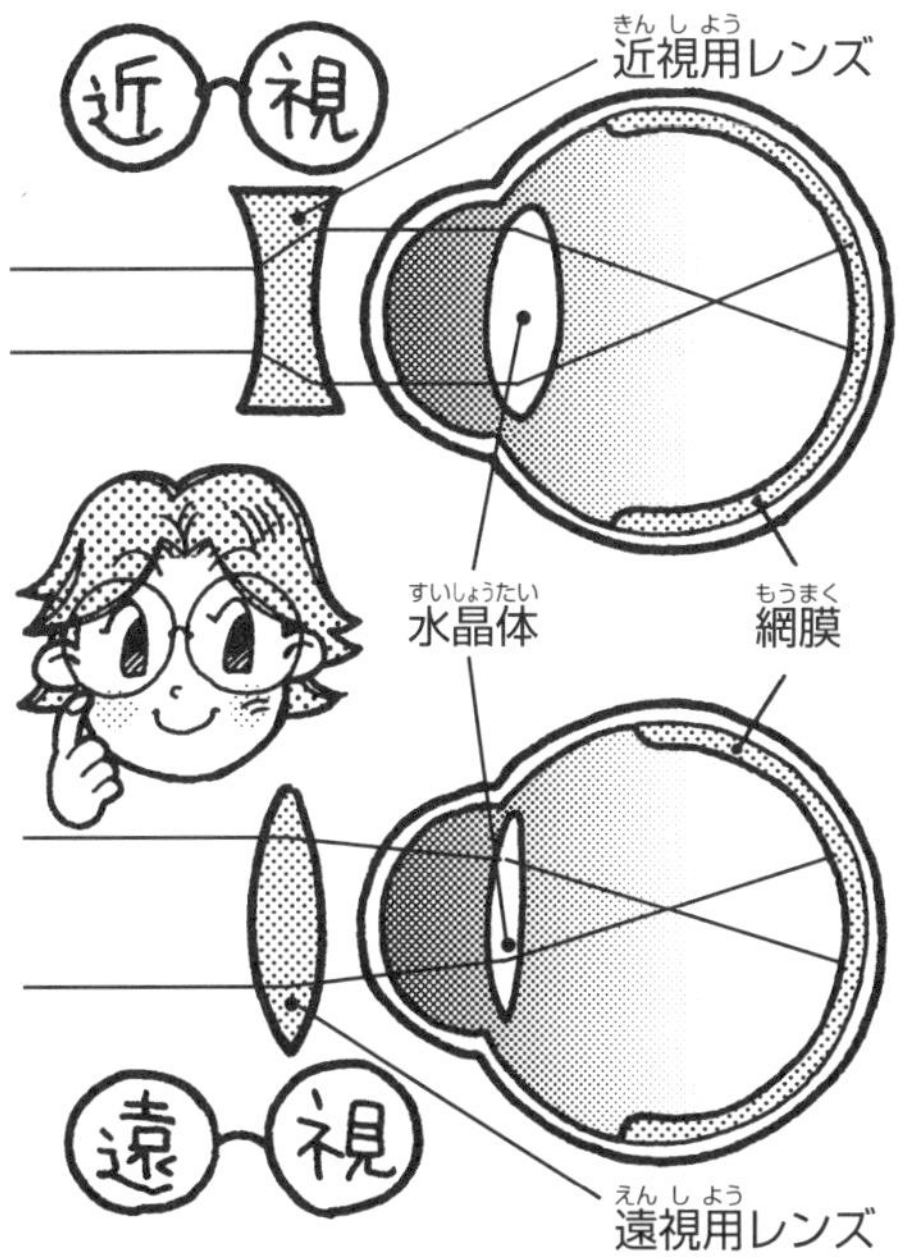

目にはいった光は、網膜《もうまく》に像《ぞう》を結《むす》ぶとき、像《ぞう》がぼけないように、水晶体《すいしょうたい》でピント調節《ちょうせつ》をされている。でも、なかには眼球《がんきゅう》がわずかにひずんでいたり、ピント調整の力が弱っている人がいる。このような場合は、ピンぼけの状態《じょうたい》でものが見えてしまうというわけだ。

目が見えにくい状態《じょうたい》には、2種類《しゅるい》ある。ひとつは遠くのものにピントが合わなくなる状態《じょうたい》（近視《きんし》）で、もうひとつは近くのものにピントが合わなくなる状態《じょうたい》（遠視《えんし》）だ。近視《きんし》や遠視《えんし》の人は、水晶体《すいしょうたい》のほかにめがねでレンズをたし、光の折《お》れ曲《ま》がりかたを調節《ちょうせつ》することで、ピントを合わせることができるようになる。めがねは、近視《きんし》や遠視《えんし》の人にはなくてはならない「文明の利器《りき》」というわけだ。

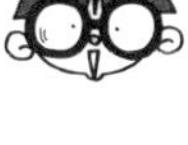
次のうち、ほんとうにいないのは？
1 メガネザル　**2** メガネグマ　**3** メガネイヌ　（答えはつぎのページ）

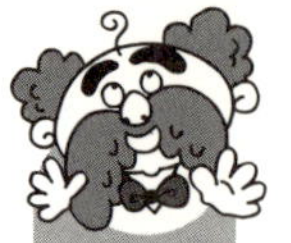

目

暗い場所にしばらくいるとものが見えるようになるわけ

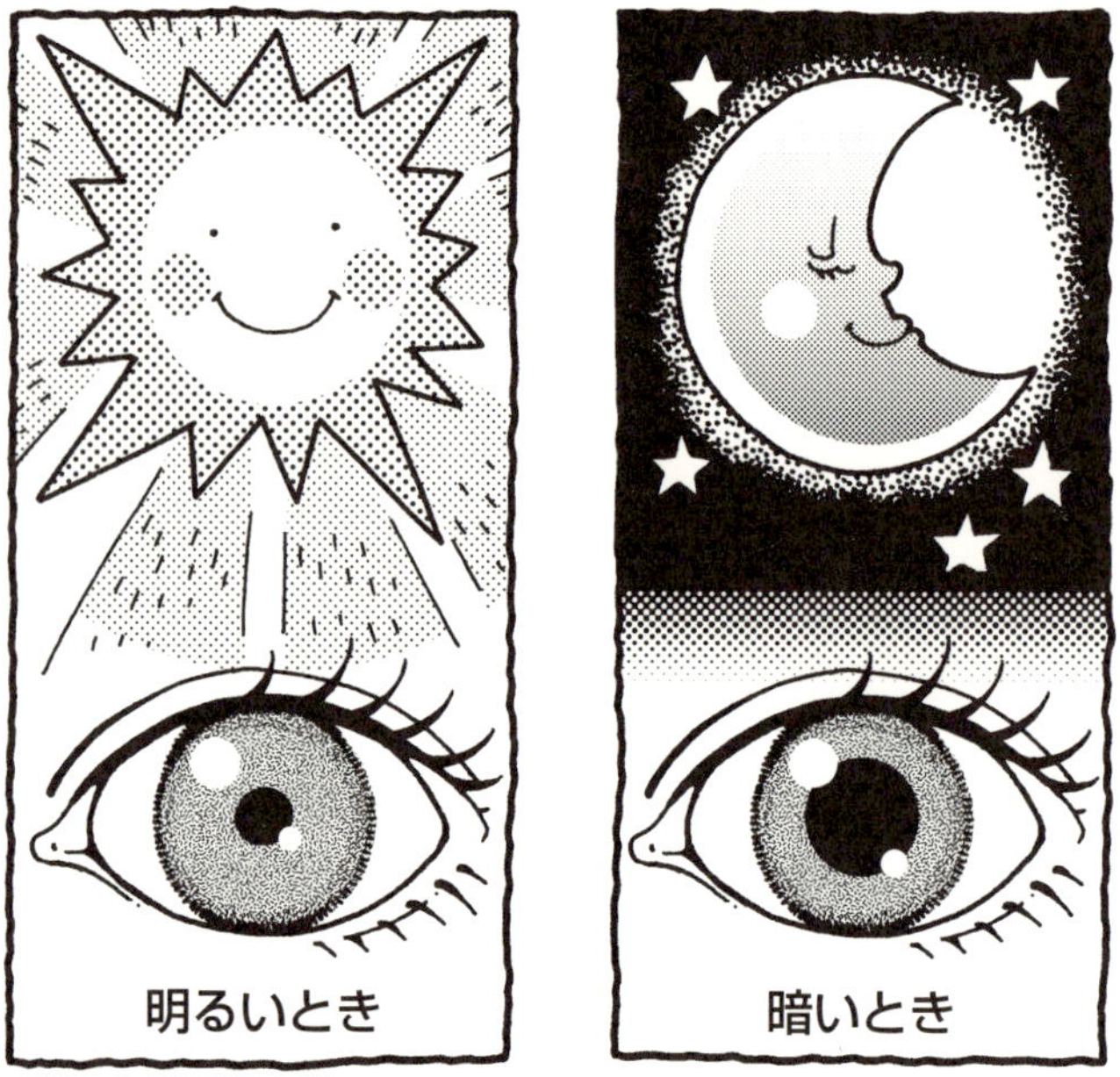

明るい場所から急に暗い場所にはいると、だんだんとものが見えるようになる。これは、目の虹彩《こうさい》という部分がひらいて、瞳孔《どうこう》（ひとみ）が大きくなり、目にはいる光の量《りょう》がふえるためだ。

また、目の網膜《もうまく》には、光を感じる細胞《さいぼう》が１億《おく》２６００万個も集まっている。この細胞《さいぼう》は、明るい場所では光の感じかたがにぶくなり、暗い場所では敏感《びんかん》になる。もっとも変化《へんか》が大きい場合、その感じかたは、暗い場所にはいって3分で約《やく》100倍になり、いったん変化《へんか》がゆるやかになるが、その後30分で約《やく》１０００倍にもなる。このように、光の感じかたが敏感《びんかん》になる変化《へんか》を「暗順応《あんじゅんのう》」といい、逆《ぎゃく》に光の感じかたがにぶくなる変化《へんか》を「明順応《めいじゅんのう》」という。

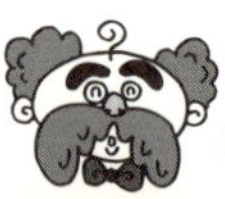

71ページの答え **3** メガネイヌ　メガネザルのなかまは東南《とうなん》アジアにすんでいて、メガネグマは南アメリカにすんでいる。

目 どうしてパラパラまんがは動いて見えるの？

パラパラまんがの一まい一まいは、動いていない静止画《せいしが》だ。でも、パラパラとめくりながらつづけて見ると、まるで動いているように見える。これは、人間の目と脳《のう》がおこす「錯覚《さっかく》」のせいだ。

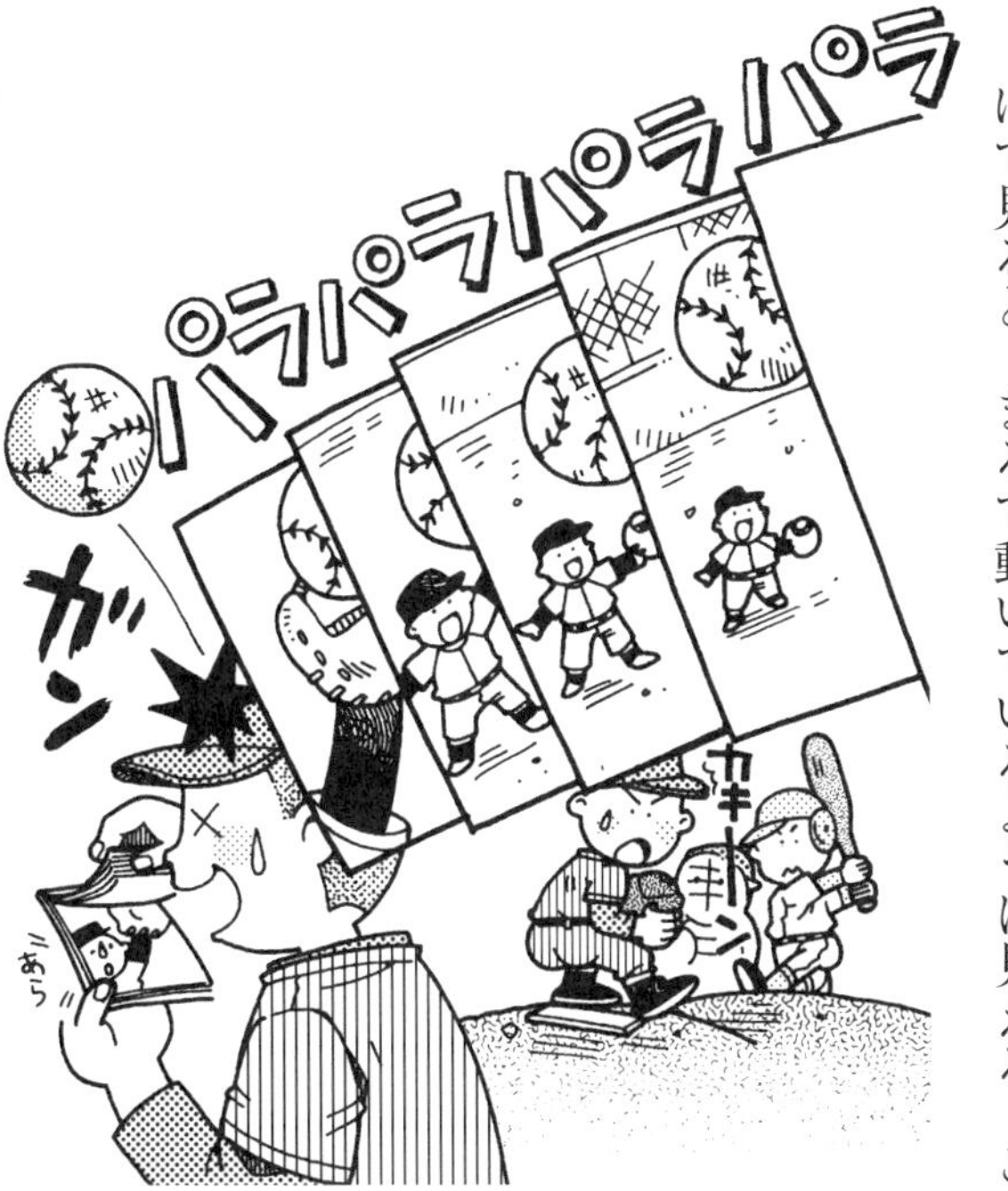

人間は、からだの外からはいってきた情報《じょうほう》について脳《のう》で整理《せいり》し、判断《はんだん》している。このとき脳《のう》は、過去《かこ》の記憶《きおく》や経験《けいけん》にてらしあわせながら情報《じょうほう》をすばやく予測《よそく》し処理《しょり》している。ほとんどの場合、この予測《よそく》は正しくはたらくが、ときにはこれが原因《げんいん》で、ものが実際《じっさい》とはちがって見えることがある。これが錯覚《さっかく》だ。

パラパラまんがの場合、見えているのは一まい一まいの絵だが、脳《のう》が経験《けいけん》にてらしあわせ「すこしずつ形が変わる連続《れんぞく》した映像《えいぞう》」は動いているものの映像《えいぞう》であると判断《はんだん》する。このため、動いているように見えるというわけ。目の錯覚《さっかく》は、はたらきものの脳《のう》の、ちょっとした判断《はんだん》ミスなのだ。

パラパラまんがと同じように映画《えいが》も目の錯覚《さっかく》を利用《りよう》している。映画《えいが》では、1秒間になんまいのフィルムを見せる？　**1** 5まい　**2** 24まい　**3** 72まい　（答えはつぎのページ）

耳のなかにはなにがあるの？

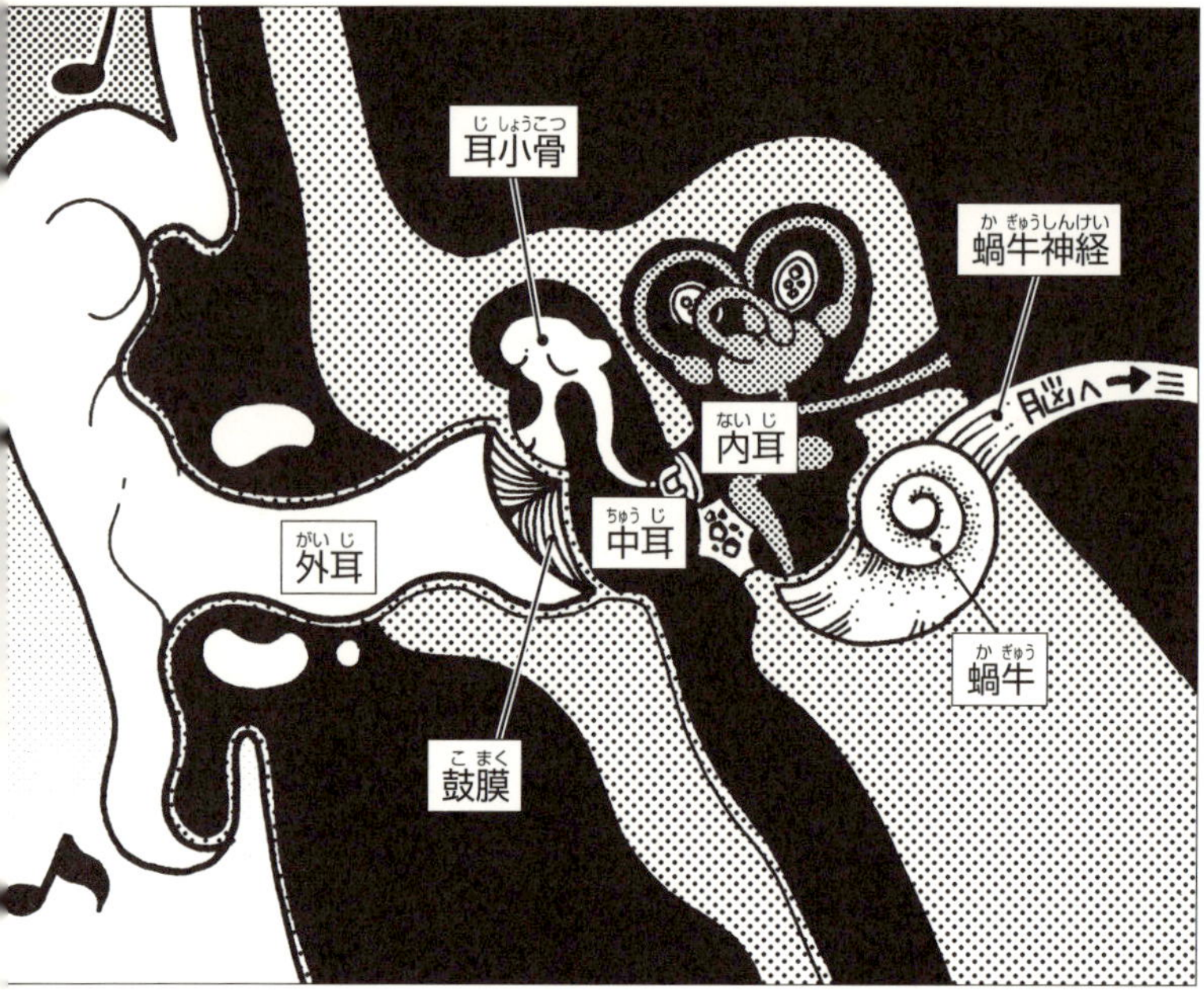

耳には穴《あな》があいていて、人間はその穴《あな》からはいった音を聞いている。耳のなかには、音を聞くためのさまざまなしくみがつまっているのだ。

耳のなかは、大きく3つの部分にわけられる。耳の穴《あな》の部分は「外耳《がいじ》」、外耳《がいじ》の奥《おく》にある「鼓膜《こまく》」という膜《まく》の内側《うちがわ》のすきまは「中耳《ちゅうじ》」、中耳《ちゅうじ》より奥《おく》にある部分は「内耳《ないじ》」とよばれている。

音の正体は、空気のふるえ。耳からはいった音は、まず長さ2〜3センチメートルの「外耳道《がいじどう》」をとおって、鼓膜《こまく》をふるえさせる。そして、このふるえは中耳《ちゅうじ》にある「耳小骨《じしょうこつ》」という、とても小さな3つの骨《ほね》からなる部分に伝《つた》えられ、約《やく》20倍の大きさになる。ふるえはさらに内耳《ないじ》にすすみ、カタツムリのような形をした「蝸牛《かぎゅう》」という器官《きかん》に

73ページの答え **2** 24まい　映画《えいが》では、1秒間に24まいのフィルムを見せている。ちなみに、テレビは30まいだ。

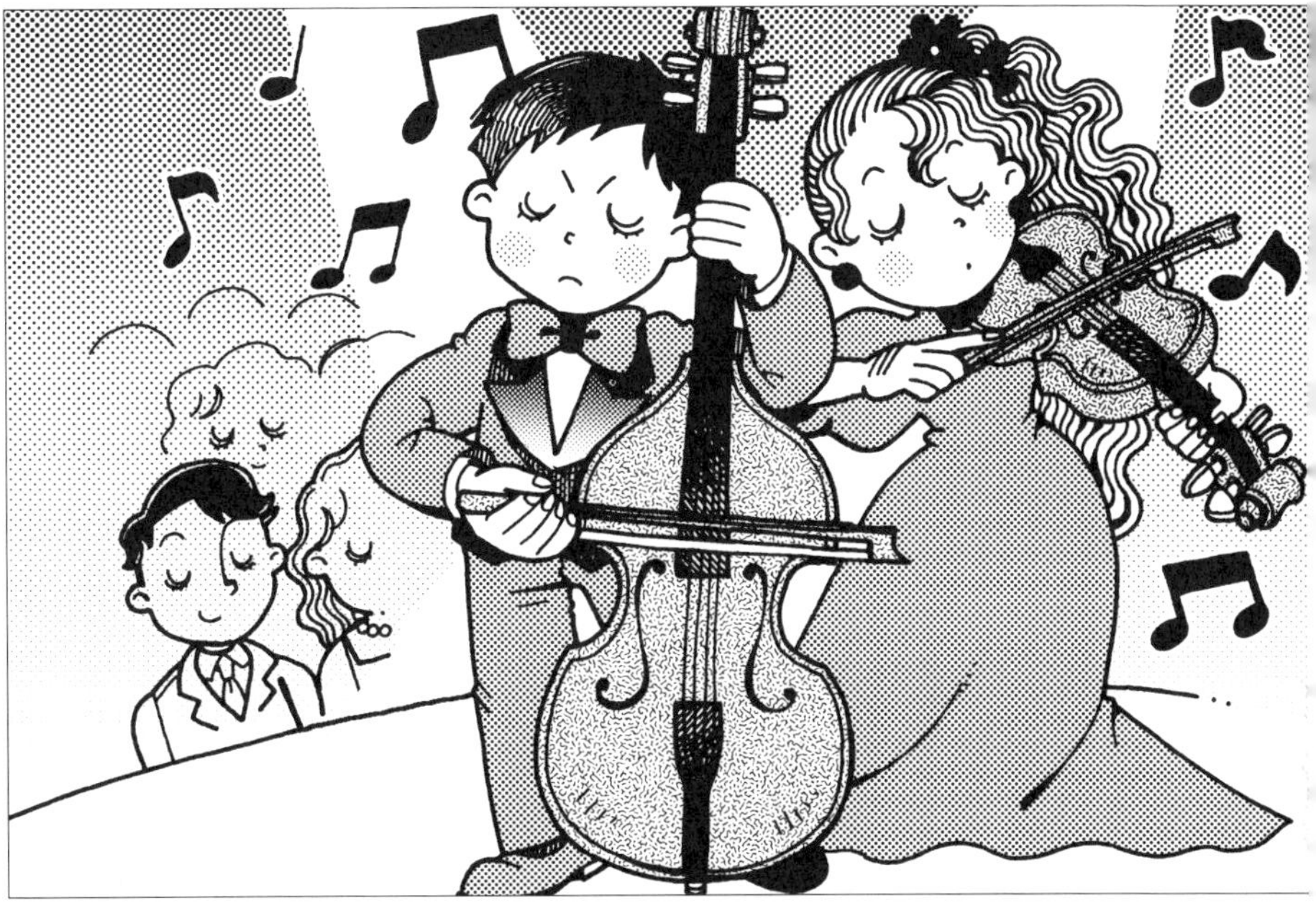

伝《つた》わる。そして、蝸牛《かぎゅう》のなかをとおるあいだに信《しん》号《ごう》に変《か》えられて「蝸牛神経《かぎゅうしんけい》」という神経《しんけい》をとおり、脳《のう》に伝《つた》えられるのだ。

音の高さは、1秒間に空気がふるえる回数によって決まる。これを周波数《しゅうはすう》という。1秒間に1回ふるえる場合の周波数《しゅうはすう》を1ヘルツといい、周波数《しゅうはすう》が高くなるほど、音も高くなる。蝸牛《かぎゅう》が信号《しんごう》にかえることができる、つまり人間が聞くことができる音の高さは、20～2万ヘルツ。これは、おおよそオーケストラのコントラバスのもっともひくい音と、バイオリンのもっとも高い音のあいだの音にあたり、音程《おんてい》でいうと約《やく》10オクターブにもなる。

ところで、耳の奥《おく》にあるのは、音を感じる器官《きかん》だけではない。からだの回転を感じる器官《きかん》や、かたむきを感じる器官《きかん》もあり、からだのバランスをたもつために役だっているのだ。

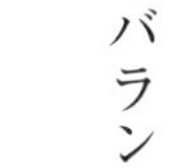

カタツムリの別名《べつめい》をなんという？

1 アイアイ　**2** ナイナイ　**3** マイマイ　（答えはつぎのページ）

耳

耳はどうしてふたつあるの？

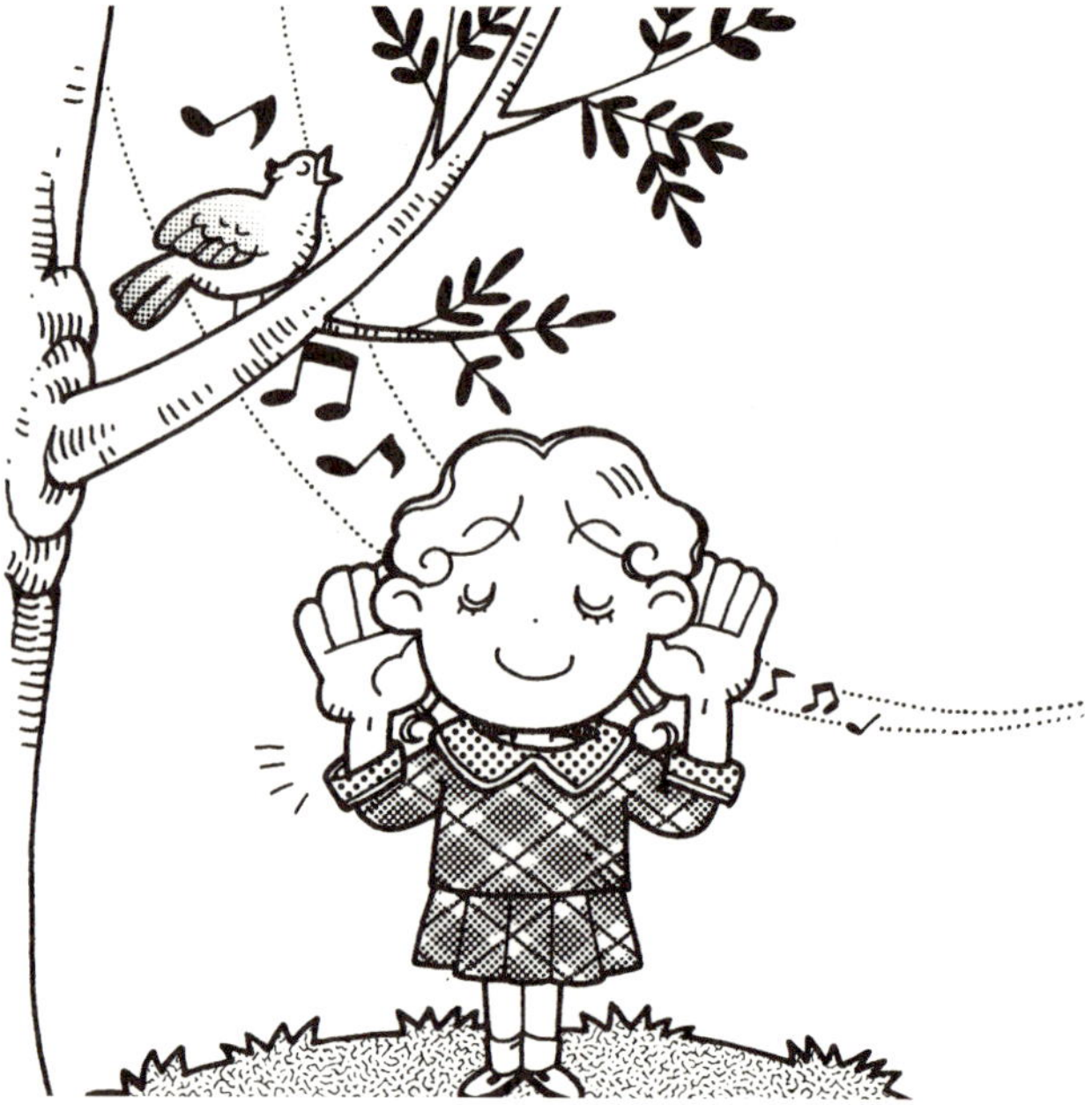

目をつぶって、かたほうの耳をふさぎ、ひとつの耳だけで音を聞いてみよう。ふしぎなことに、音がどちらの方向から聞こえているか、よくわからないだろう。つぎに、両方の耳で音を聞いてみよう。目をつぶっていても、音が聞こえてくる方向が、すぐにわかるはずだ。人間は、左右の耳に聞こえてくる音の大きさのちがいを比《くら》べることで、音が聞こえてくる方向を判断《はんだん》しているのだ。

ところで、ふつう耳とよばれている、頭からつきだしている部分は、正しくは「耳介《じかい》」という。耳介《じかい》は、音がよく聞こえるための集音器《しゅうおんき》のようなはたらきをしている。ためしに、耳介《じかい》の後ろに手をあてて、音を聞いてみよう。音がずっとよく聞こえるようになる。

75ページの答え **3** マイマイ　カタツムリは、マイマイとかデンデンムシともいわれる。

耳　クルクルまわると気もち悪くなるのはどうして？

ジェットコースターに乗ると、目がまわって気もち悪くなることがある。目がまわるのは、からだのバランスをたもつ感覚《かんかく》である「平衡感覚《へいこうかんかく》」がくずれるからだ。この平衡感覚《へいこうかんかく》がくずれるひみつは、じつは耳の奥《おく》にかくされている！　耳の奥《おく》には、３本の輪《わ》のような形をした、「半規管《はんきかん》」という器官《きかん》があり、そのなかにはリンパ液《えき》という液体《えきたい》がはいっている。平衡感覚《へいこうかんかく》をコントロールしている、脳《のう》のなかの小脳《しょうのう》という部分は、そのリンパ液《えき》の流れを感覚毛《かんかくもう》（クプラ）でとらえ、からだが回転するようすをつねにチェックしている。

ところが、急に回転をやめると、からだは止まっても、半規管《はんきかん》のなかのリンパ液《えき》は止まることができずに「まわっているぞ」というまちがった信《しん》号《ごう》を小脳《しょうのう》におくりつづけてしまう。すると、小脳《しょうのう》が混乱《こんらん》して平衡感覚《へいこうかんかく》がたもてなくなり、目がまわったように感じて気もち悪くなるというわけだ。

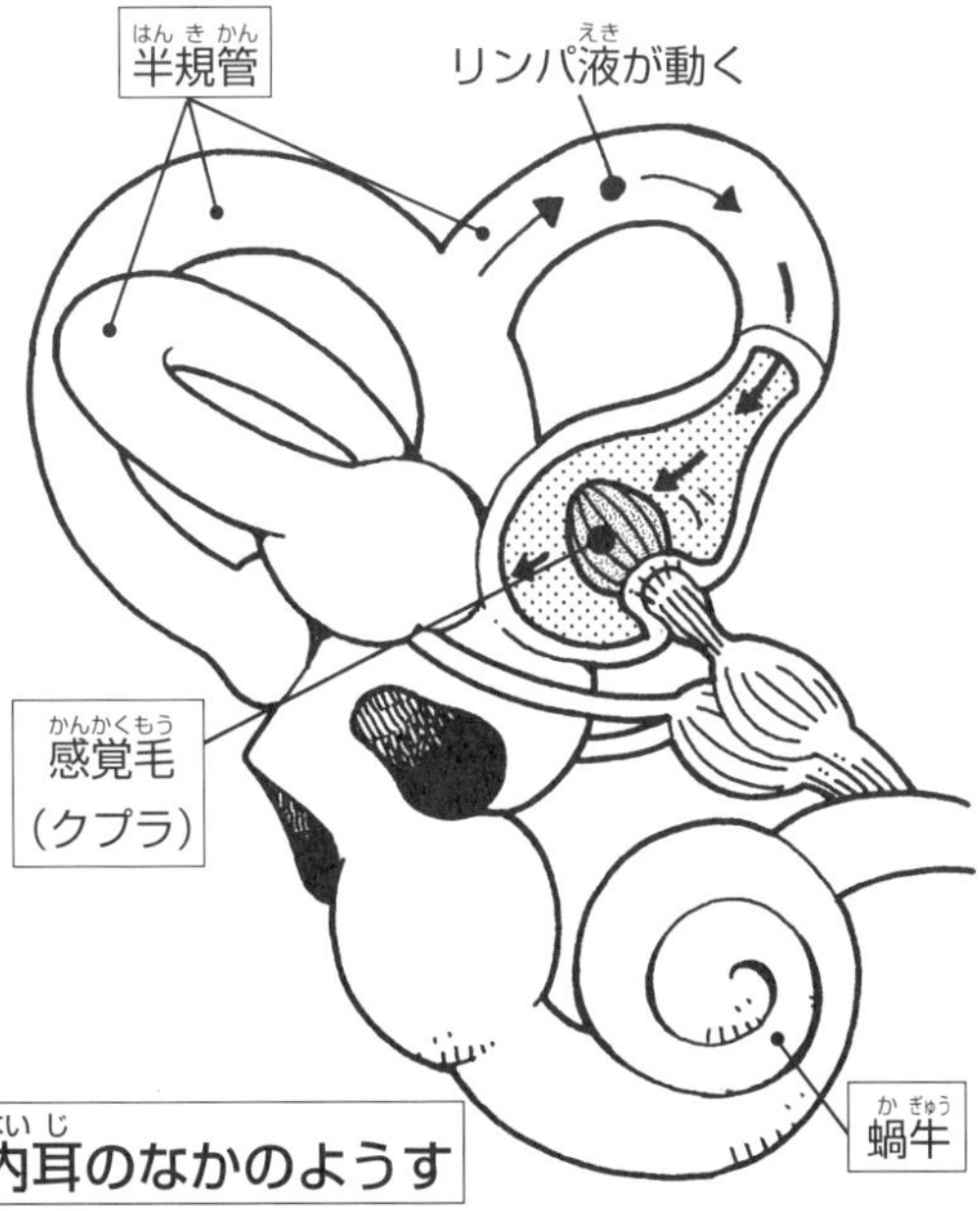

内耳《ないじ》のなかのようす

目がまわるといえば遊園地。つぎのうち、遊園地でないものは？　**1** コニー・アイランド　**2** ニュージーランド　**3** ディズニーランド　（答えはつぎのページ）

耳 どうしてエレベーターに乗ると耳がツーンとするの？

エレベーターで急に高い場所にのぼったりすると、耳が「ツーン」となったり「ペコッ」と音がしたりすることがある。これは、耳の穴《あな》の奥《おく》にある鼓膜《こまく》が、空気におされる音なのだ。

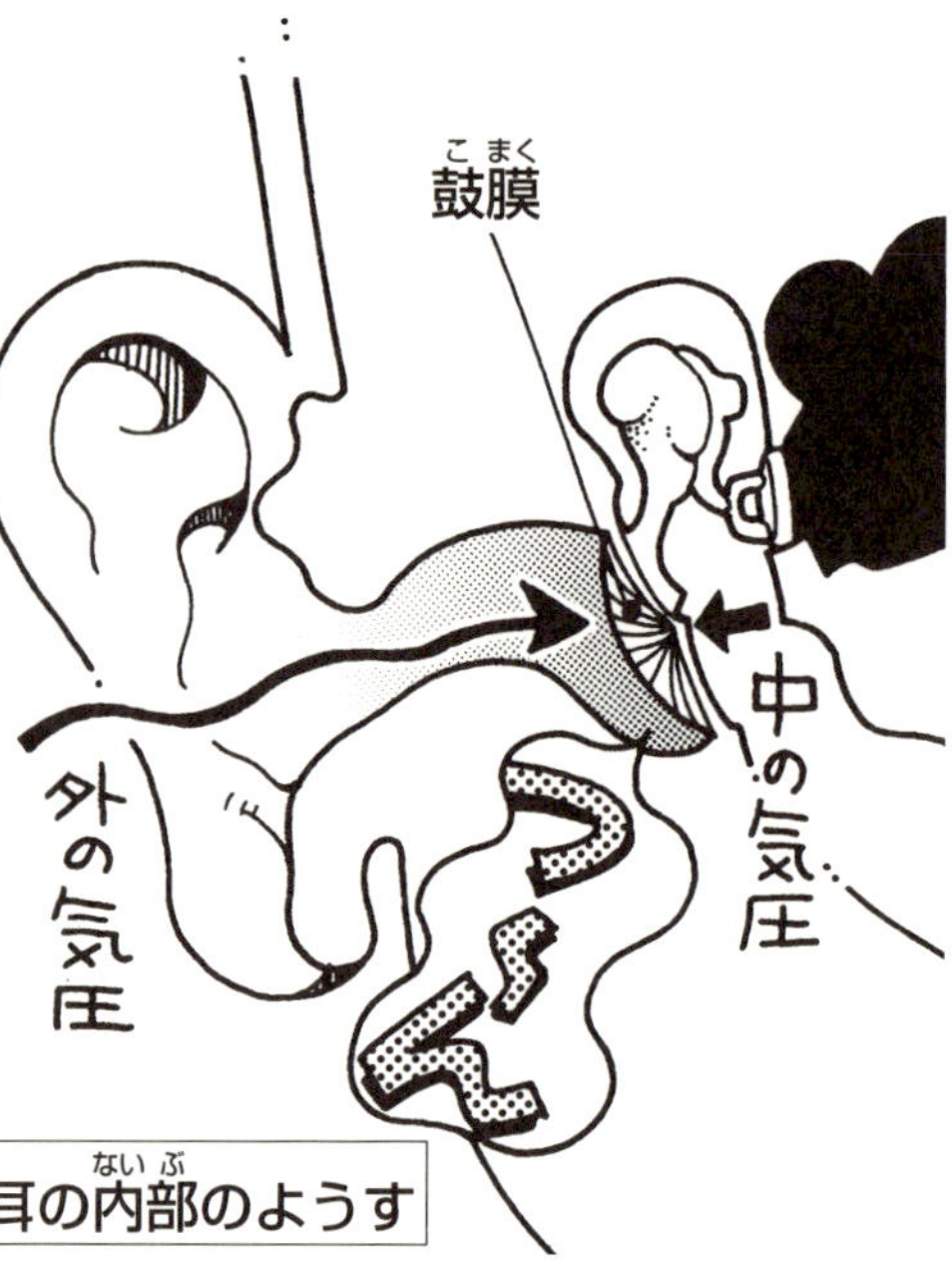

耳の内部《ないぶ》のようす

ふだん、鼓膜《こまく》の外側《そとがわ》と内側《うちがわ》では、空気が鼓膜《こまく》をおす力（気圧《きあつ》）が同じになっているので、鼓膜《こまく》は正常《せいじょう》にはたらいている。ところが、エレベーターなどで急に高い場所に行くと、高い場所は空気がうすく気圧《きあつ》が低いため、鼓膜《こまく》を外側《そとがわ》からおす力が、鼓膜《こまく》を内側《うちがわ》からおす力よりも弱くなってしまう。すると、鼓膜《こまく》が内側《うちがわ》から外側《そとがわ》におしだされて、耳がツーンとするというわけ。

また、海で深くもぐったときにも、耳が痛《いた》くなることがある。これは、高い場所にのぼったときとは反対に、水のおす力で鼓膜《こまく》が内側《うちがわ》におしだされるために痛《いた》くなるのだ。

77ページの答え **2** ニュージーランド　コニー・アイランドもディズニーランドも、アメリカにある遊園地。ニュージーランドは国名だ。

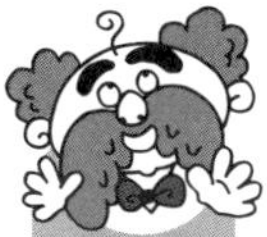

耳 録《ろく》音《おん》した声はどうして自分の声とちがうの？

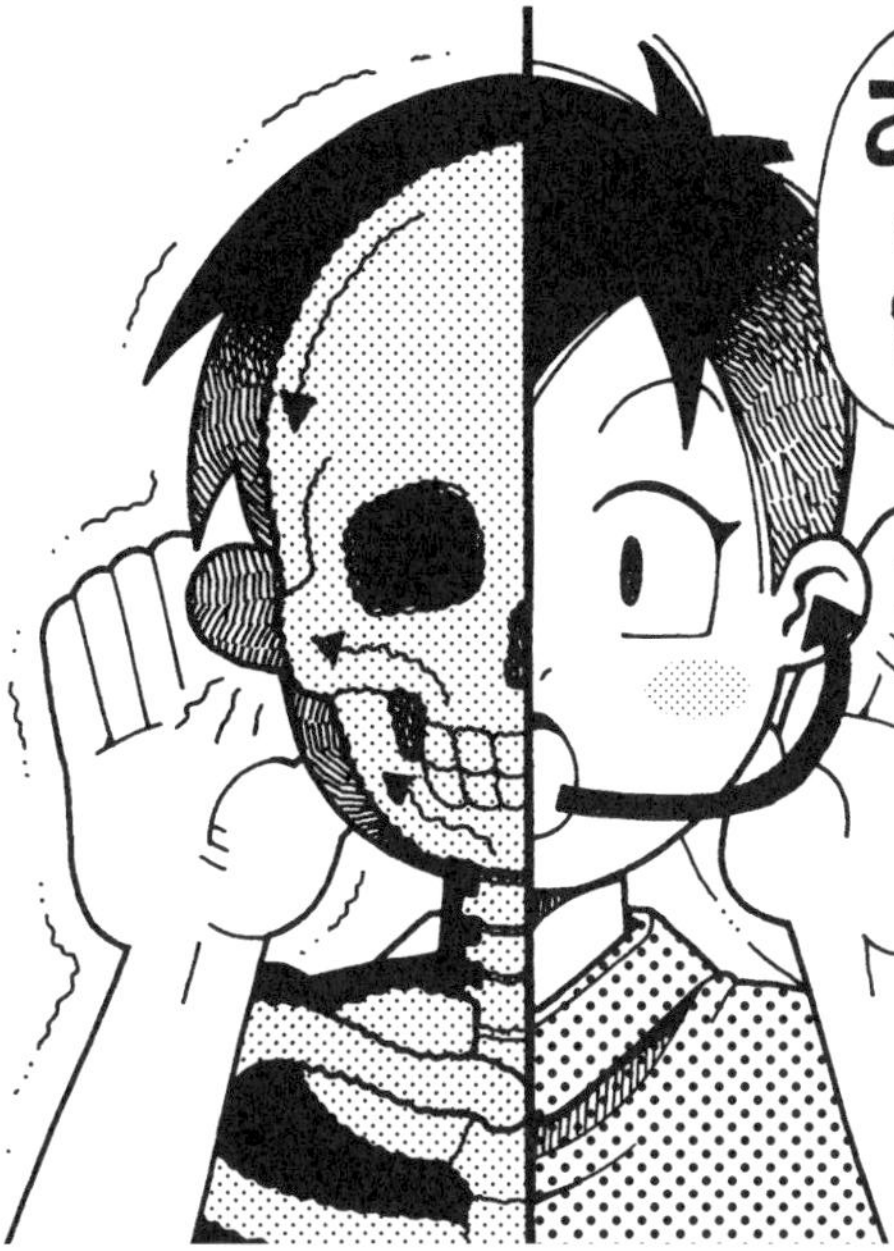

ビデオやカセットにはいっている自分の声を聞いたら、まるで自分の声じゃないみたい！　どうして、録音《ろくおん》された声は、自分の声とちがって聞こえるのだろう。

声は、ふつうの音と同じように、空気のふるえとして空気中を伝《つた》わり、ほかの人の耳にとどいている。録音《ろくおん》して聞く声は、このようにして空気中を伝《つた》わって聞こえた音だ。でも、自分がしゃべりながら聞いている自分の声は、口からでた声を鼓《こ》膜《まく》をとおして聞くと同時に、首や頭《ず》がい骨《こつ》など内部の骨《ほね》をとおしても聞いている。

たとえば、木の箱をたたいて音をだしたときに、箱に耳をつけて音を聞いてみよう。箱からはなれて聞くのとは、ちがった音に聞こえるはずだ。これと同じように、自分の声は、空気を伝《つた》わった音と、骨《ほね》を伝《つた》わった音を重ねて聞いているために、録音《ろくおん》した声とはちがって聞こえるというわけ。

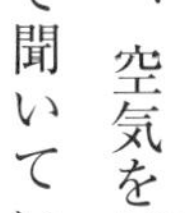

コオロギの耳はどこにある？　耳は頭にあると思ったらおおまちがい！
1 あし　**2** はね　**3** しり　（答えはつぎのページ）

鼻

いいにおいといやなにおいがあるのはなぜ？

おいしそうなにおいをかぐと、食欲《しょくよく》がでる。でも、くさっているもののにおいをかぐと、食べたいという気もちにならない。どうしてだろう。

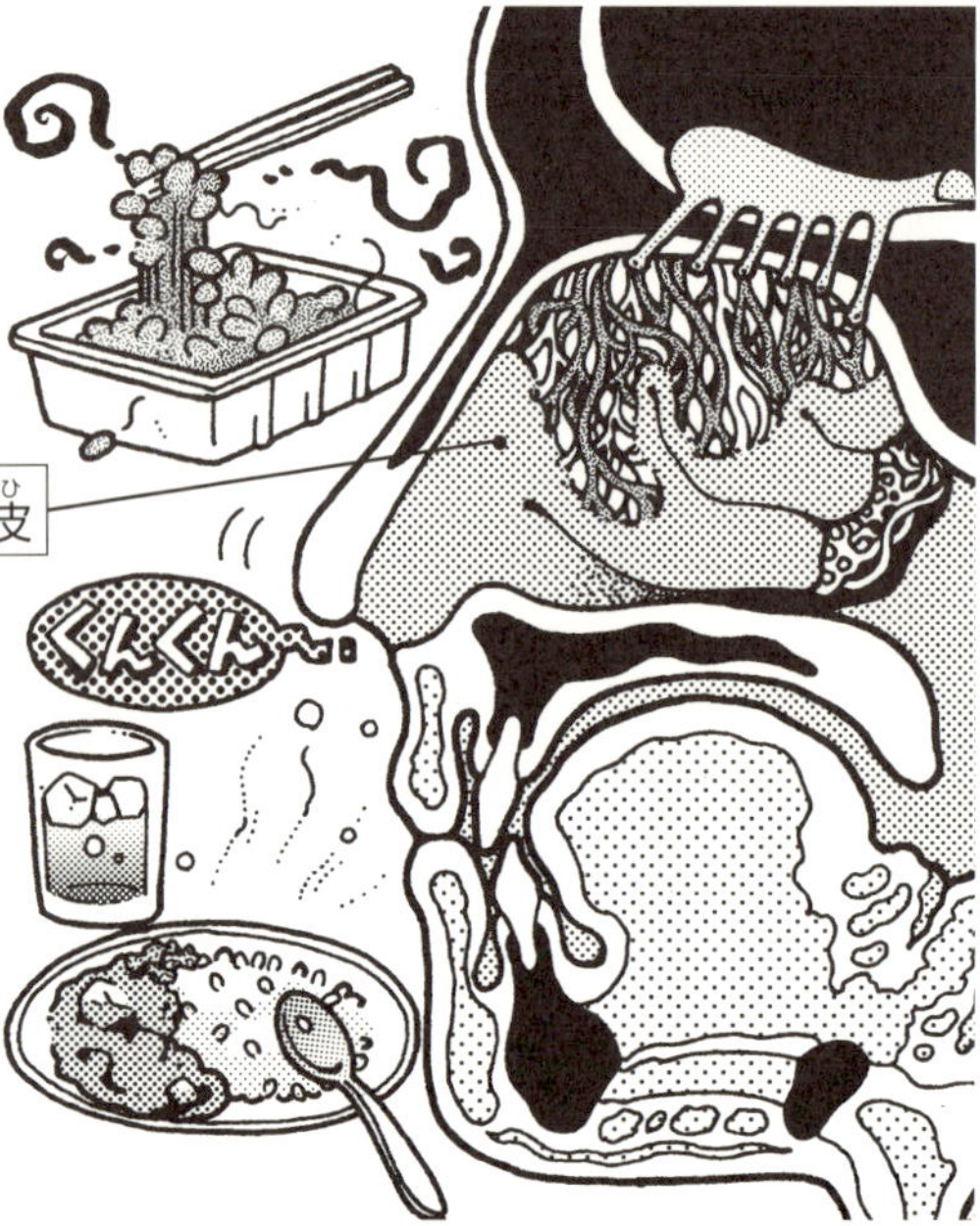

鼻の奥《おく》は「嗅上皮《きゅうじょうひ》」という粘膜《ねんまく》でおおわれている。嗅上皮《きゅうじょうひ》には、においを感じる細胞《さいぼう》が集まっていて、表面には嗅毛《きゅうもう》という毛がはえている。

においのもとになっているのは、じつは小さな物質《ぶっしつ》のつぶだ。この物質《ぶっしつ》のつぶが鼻にはいると、嗅毛《きゅうもう》について細胞《さいぼう》をしげきする。すると、その信《しん》号《ごう》が脳《のう》に伝《つた》えられ、脳《のう》は過去《かこ》にかいだにおいの記《き》憶《おく》と比《くら》べて、どのようなにおいかを判断《はんだん》する。このとき、おいしかった食べものと同じにおいだと、いいにおいに、反対にまずかったものと同じにおいだと、いやなにおいに感じたりすることがある。

つまり「いいにおい」とか「いやなにおい」は、その人の経験《けいけん》がもとになって判断《はんだん》されていることが多いのだ。

79ページの答え　**1** あし　コオロギの耳は前あしにある。この部分で、なかまの鳴き声をキャッチするのだ。

からだの大常識…

その4

からだを守る しくみのひみつ

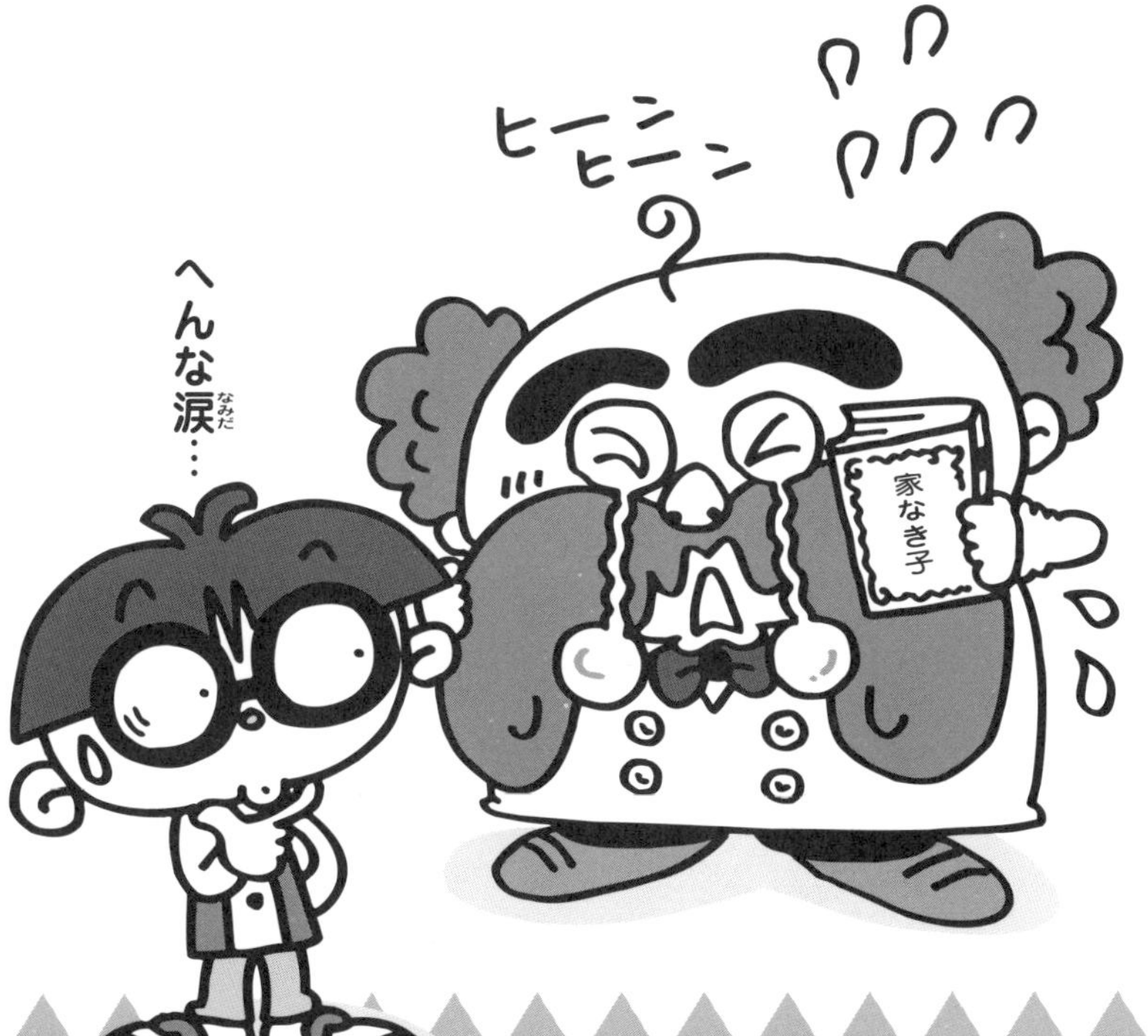

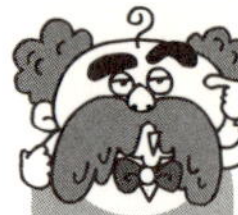

涙《なみだ》 悲しいときやうれしいときに涙《なみだ》がでるのはどうして？

涙《なみだ》は、悲しいときやうれしいときにだけでるわけではない。ふつうに生活しているときにも、すこしずつ目の表面にでてているのだ。

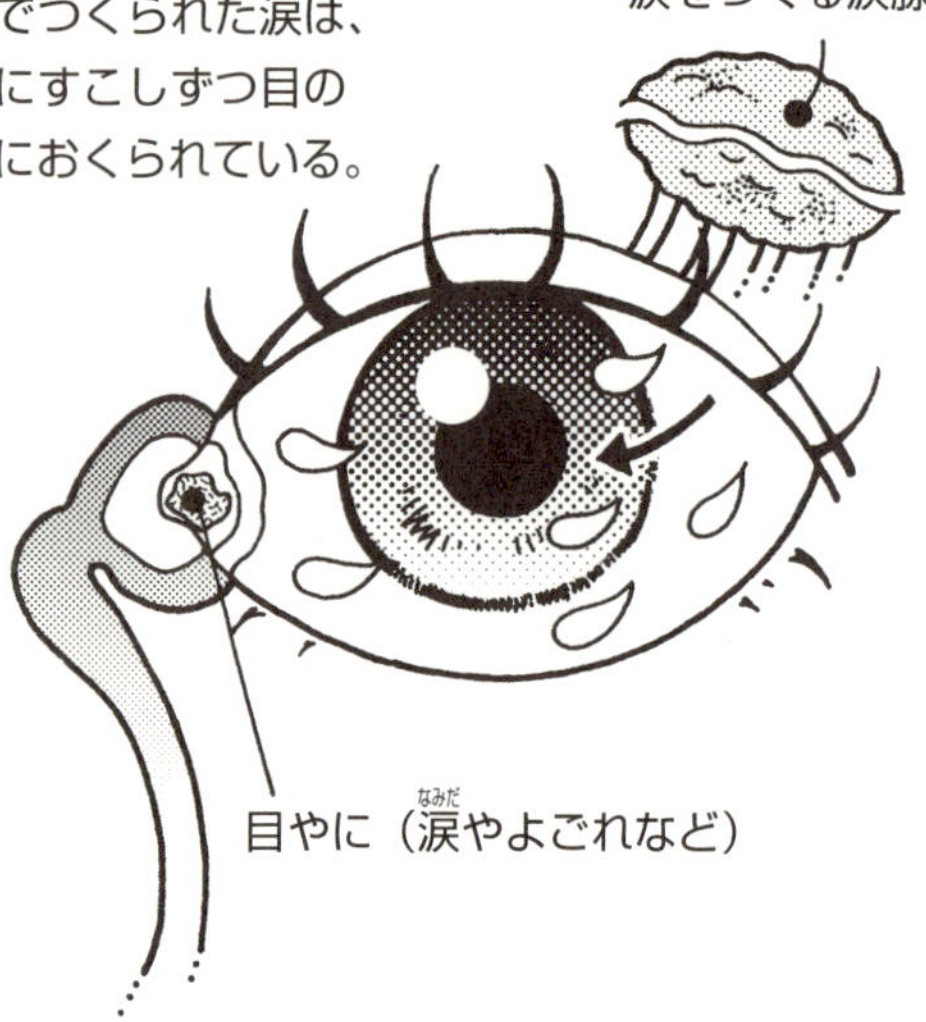
涙《なみだ》をつくる涙腺《るいせん》
涙腺《るいせん》でつくられた涙《なみだ》は、つねにすこしずつ目の表面におくられている。
目やに（涙《なみだ》やよごれなど）

目の表面は、まぶたで守られている。「涙腺《るいせん》」という部分でつくられた涙《なみだ》は、すこしずつ目の表面にだされて、まぶたをスムーズに動かすじゅんかつ油のはたらきをしている。また、涙《なみだ》自身にも殺菌《さっきん》作用《さよう》があり、目の表面を守っているのだ。

　では、悲しいときやうれしいとき、とくにたくさんの涙《なみだ》がでるのはなぜか。人間は、うれしかったり、悲しかったりして気もちが高まると、からだの調子《ちょうし》をコントロールしている自律神経《じりつしんけい》のはたらきが活発になる。それによって涙腺《るいせん》がしげきされ、涙《なみだ》が、たくさんでるようになるというわけ。

　ちなみに、目にゴミがはいったときにも涙《なみだ》がでる。これは、痛《いた》みを感じると自律神経《じりつしんけい》が「目を守るために涙《なみだ》をだせ」と涙腺《るいせん》に信号《しんごう》をおくるためだ。

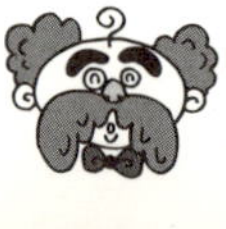

いよいよ後半戦じゃ。
ここからもむずかしいぞ〜。

鼻水

どうして泣《な》くと鼻水がでるの？

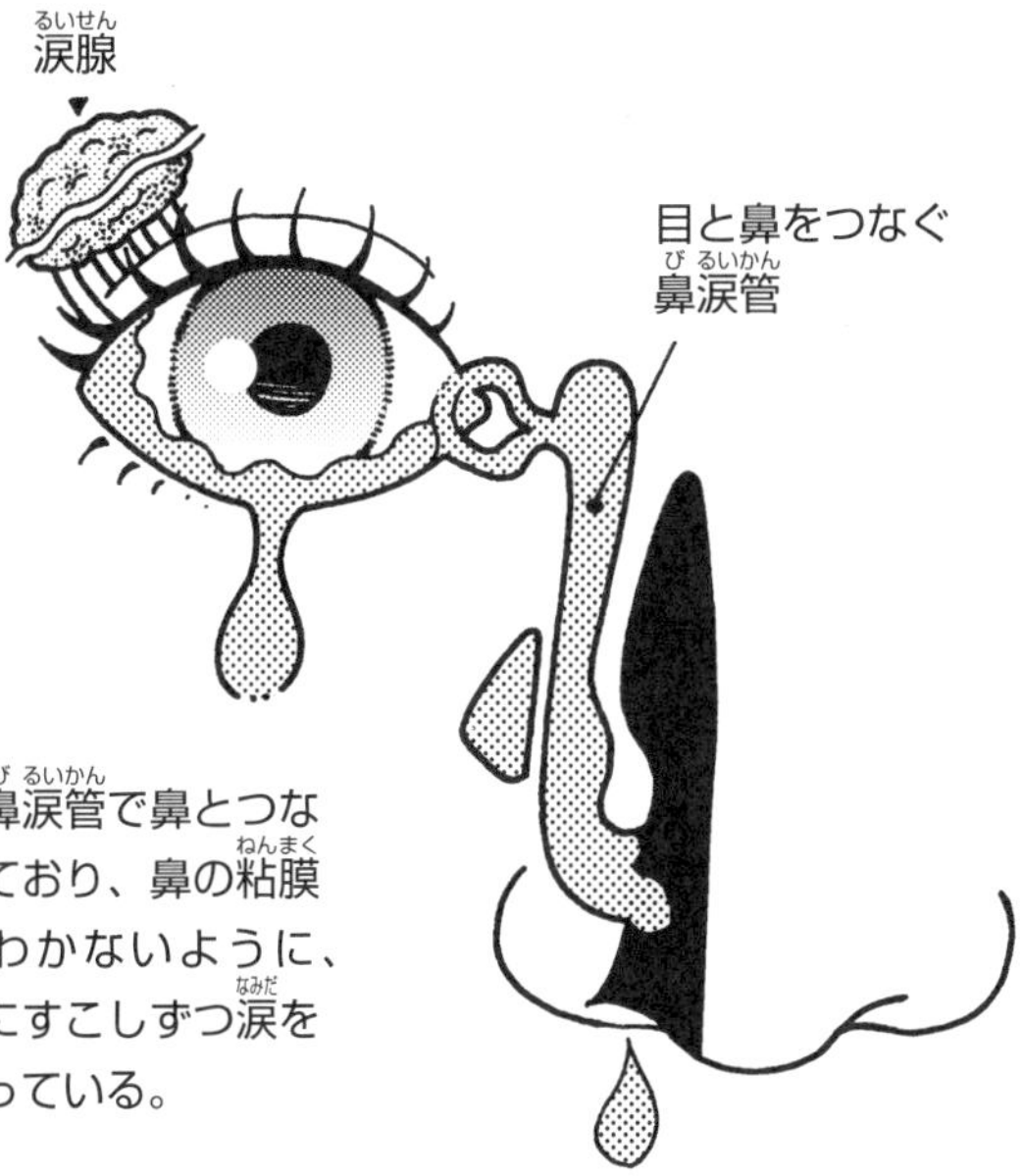

目は鼻涙管《びるいかん》で鼻とつながっており、鼻の粘膜《ねんまく》がかわかないように、つねにすこしずつ涙《なみだ》をおくっている。

じつは、鼻と目は鼻涙管《びるいかん》という細い管《くだ》でつながっていて、泣《な》くと鼻水がでるわけは、この細い管《くだ》にひみつがあるのだ。

涙腺《るいせん》からでた涙《なみだ》は、目だけでなく、鼻涙管《びるいかん》をとおって鼻にもおくられ、鼻の表面の粘膜《ねんまく》がかわくのをふせいでいる。ふだんは涙《なみだ》の量《りょう》が少ないために、鼻におくられる涙《なみだ》もそれほど多くない。でも、たくさんの涙《なみだ》がでると、鼻にもたくさんの涙《なみだ》がおくられる。泣《な》くとでる鼻水は、もともとは鼻水ではなく、鼻涙管《びるいかん》をとおってきた涙《なみだ》というわけだ。

ふだんの鼻水は、鼻の粘膜《ねんまく》からだされ、ねばりけがある。しかし、泣《な》いたときにでる鼻水の大部分は涙《なみだ》なので、ふだんの鼻水に比《くら》べるとねばりけが少なく、水っぽいのだ。

金額《きんがく》がとても少ないことを、なにの涙《なみだ》という？
1 ヒバリ　**2** アヒル　**3** スズメ　（答えはつぎのページ）

鼻くそ

鼻くそがでるのはどうして？

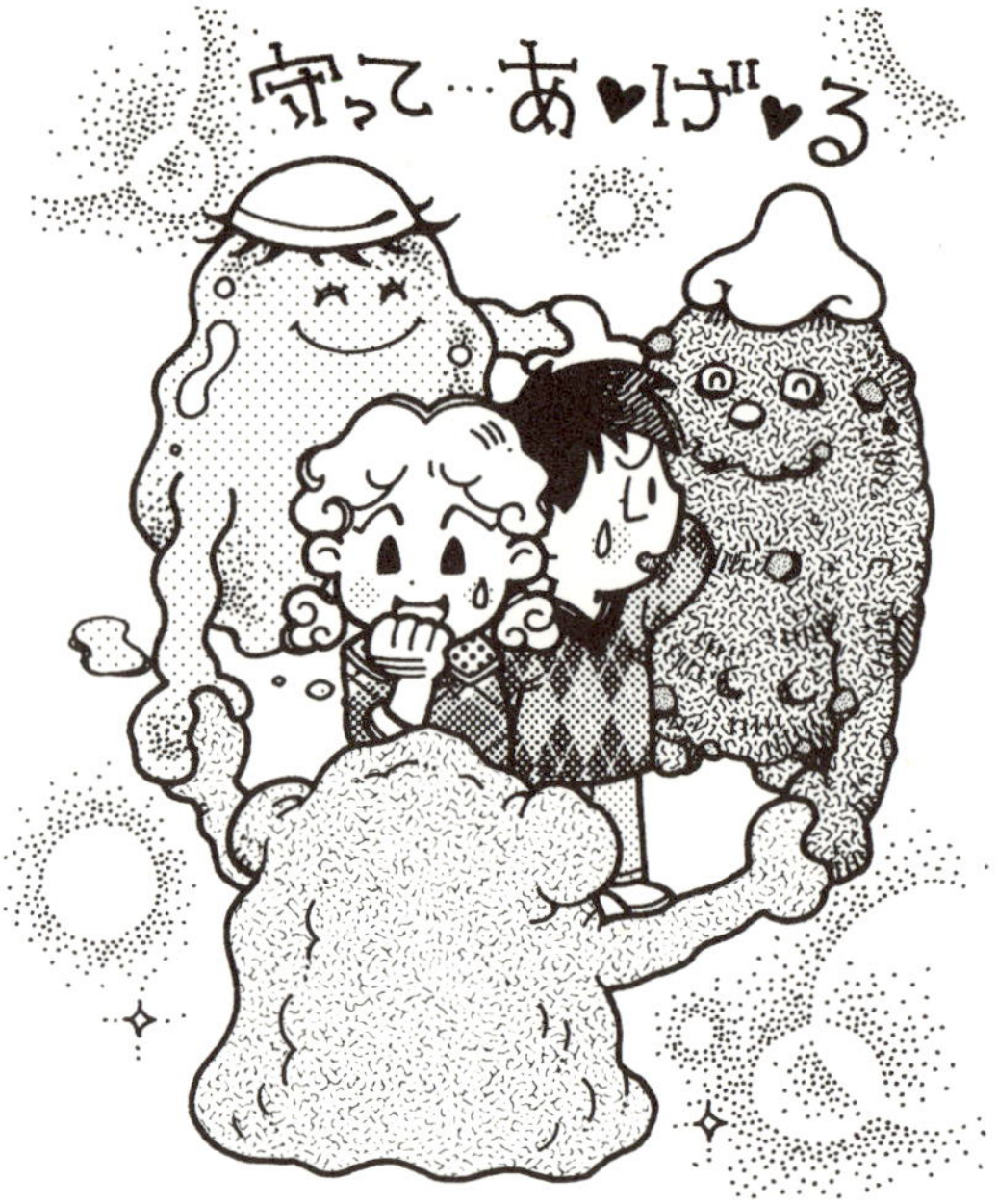

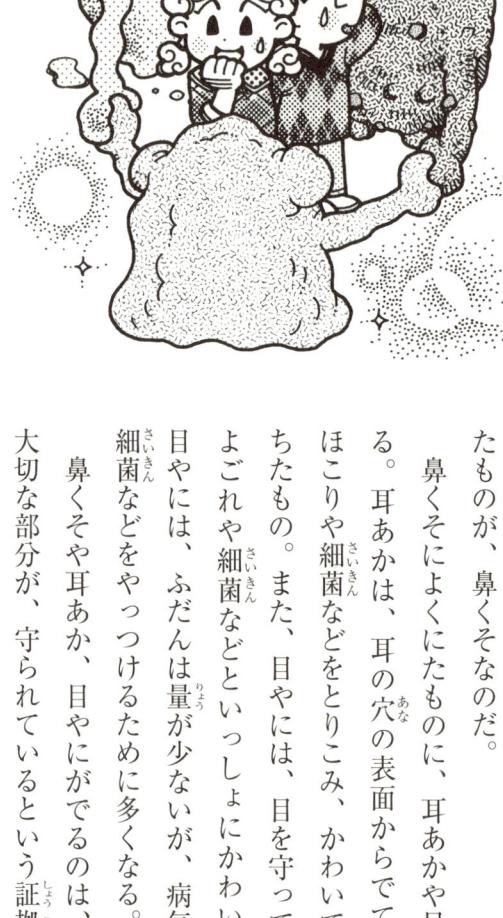

鼻の内側《うちがわ》は、粘膜《ねんまく》といううすい膜《まく》でできていて、その表面は、粘膜《ねんまく》からでるねばねばした液体《えきたい》で、いつもおおわれている。この液体《えきたい》には、外からはいってくるほこりや細菌《さいきん》などをからめとり、からだのなかにはいるのをふせぐはたらきがあるのだ。この液体《えきたい》が役目をおえ、からめとったほこりなどといっしょに外にでたものが鼻水で、そのかわいたものが、鼻くそなのだ。

　鼻くそによくにたものに、耳あかや目やにがある。耳あかは、耳の穴《あな》の表面からでている汗《あせ》が、ほこりや細菌《さいきん》などをとりこみ、かわいてはがれおちたもの。また、目やには、目を守っている涙《なみだ》が、よごれや細菌《さいきん》などといっしょにかわいたものだ。目やには、ふだんは量《りょう》が少ないが、病気になると、細菌《さいきん》などをやっつけるために多くなる。

　鼻くそや耳あか、目やにがでるのは、からだの大切な部分が、守られているという証拠《しょうこ》なのだ！

83ページの答え **3** スズメ　日本では、とても少ないお金のことを「スズメの涙《なみだ》」という。英語《えいご》では同じ意味のことを「ニワトリのえさ」という。

あか

あかの正体はなに？

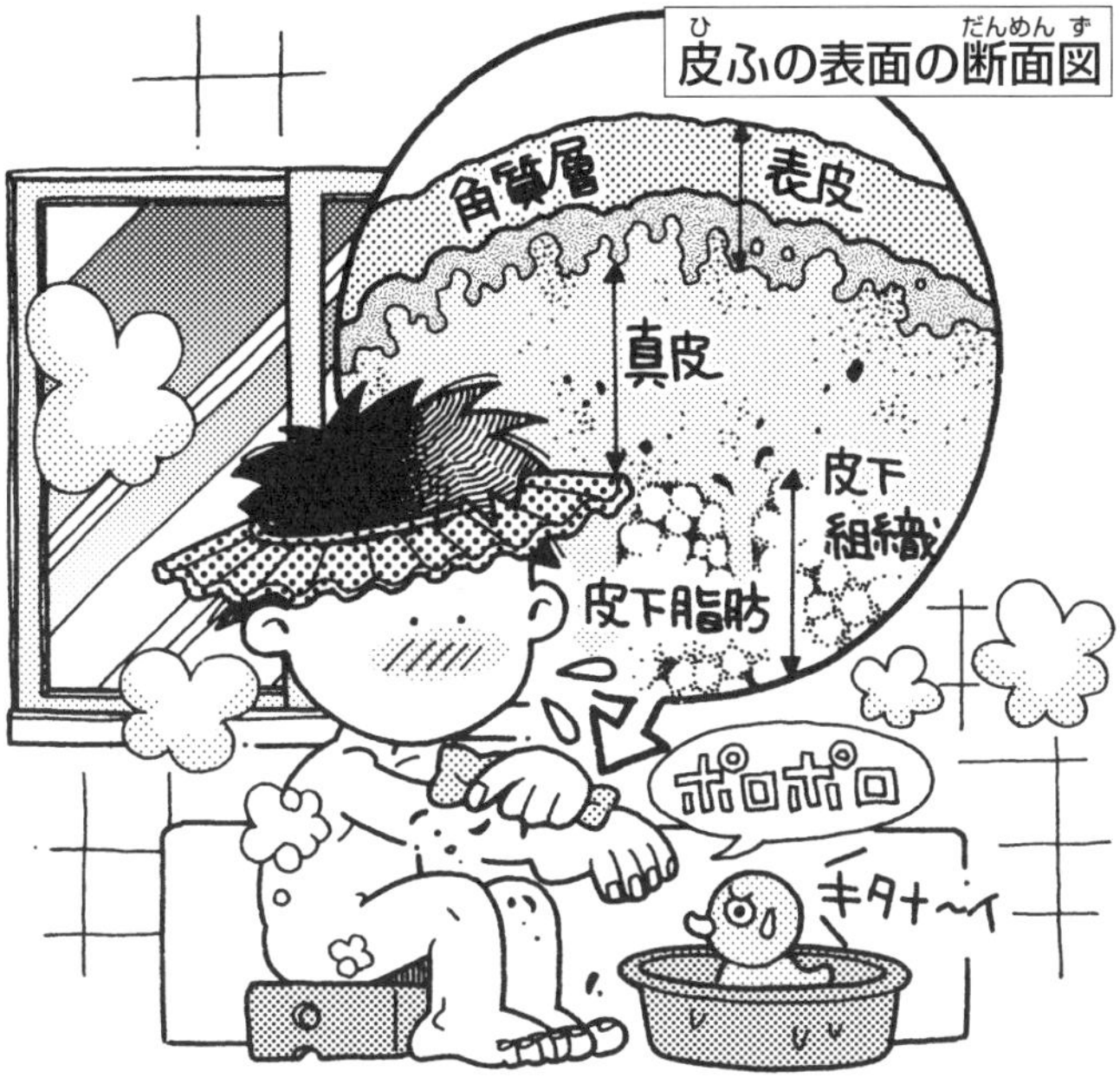
皮《ひ》ふの表面の断面図《だんめんず》
角質層
表皮
真皮
皮下組織
皮下脂肪
ポロポロ
キタナ〜イ

おふろにはいってからだを洗《あら》うと、たくさんのあかがでる。毎日、洗《あら》っても洗《あら》ってもでてくるこのあかの正体は、じつは古くなった皮《ひ》ふの一部。

からだの皮《ひ》ふのいちばん外側《そとがわ》には、からだの表面を守る表皮《ひょうひ》とよばれる部分がある。この表皮《ひょうひ》では、つねに新しい細胞《さいぼう》がつくられ、古い細胞《さいぼう》が表面にむかっておしあげられている。表面におしあげられた細胞《さいぼう》は、死ぬと「角質層《かくしつそう》」という層《そう》になり、やがてあかとしてはがれおちる。

新しくつくられた細胞《さいぼう》が、角質層《かくしつそう》になるまでに約《やく》2週間、あかになってはがれおちるまでには、さらに約《やく》2週間かかる。つまり、人間のからだは、約《やく》4週間かけて古い皮をぬいでいるということになるのだ。

おとなから1日にでるあかの量《りょう》は？
1 6〜14g　**2** 24〜30g　**3** 50〜60g　（答えはつぎのページ）

（答えはつぎのページ）

汗《あせ》

暑いときに汗《あせ》をかくのはなぜ？

人間は、体温36～37度でもっとも活動しやすいようにできている。そこで人間のからだは、この体温をたもつために、さまざまなしくみをもっている。汗《あせ》をかくこともそのひとつ。汗《あせ》をかくことによって、体温があがりすぎないようにしているのだ。

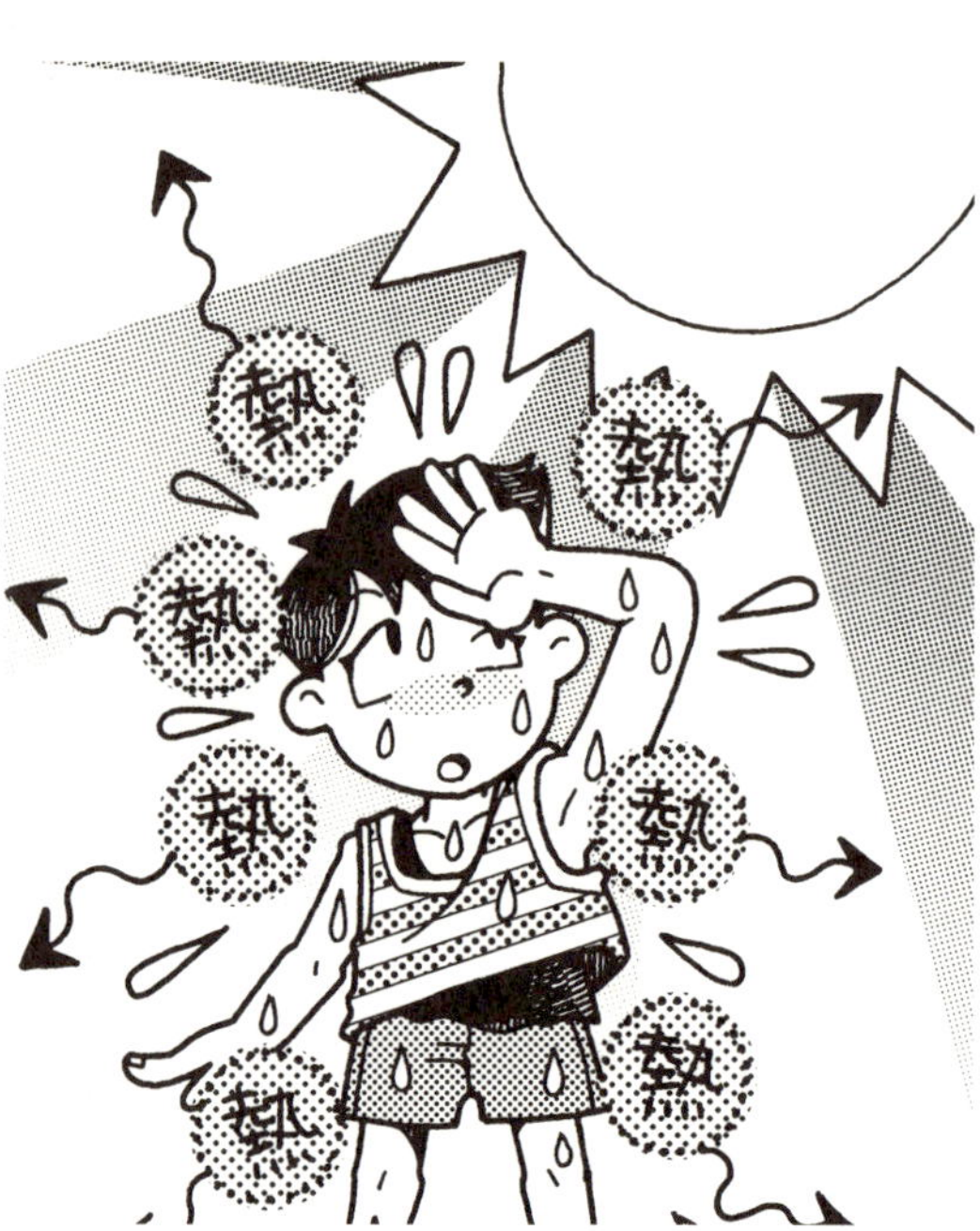

　ふだん人間は、体内であたたまった血の熱《ねつ》を、からだの表面近くにある血管《けっかん》をとおすことで外ににがし、体温があがるのをふせいでいる。しかし、そのはたらきがまにあわず、からだの温度があがると、皮《ひ》ふの表面にある汗腺《かんせん》という器官《きかん》から、汗《あせ》がだされる。水分には、蒸発《じょうはつ》するときにまわりから熱《ねつ》をうばうという性質《せいしつ》がある。そのため、汗《あせ》が蒸発《じょうはつ》するときに、からだの熱《ねつ》がうばわれて、体温がさがるというわけだ。

　ただし、汗《あせ》は暑いときだけにかくわけではなく、緊張《きんちょう》など心の変化《へんか》によってかくこともある。

85ページの答え **1** 6～14ｇ　1日に6～14ｇ、1か月で数百ｇにもなる。

鳥はだ　どうして寒いと鳥はだがたつの？

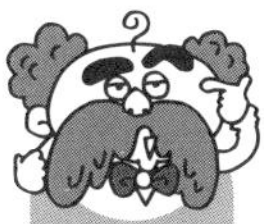

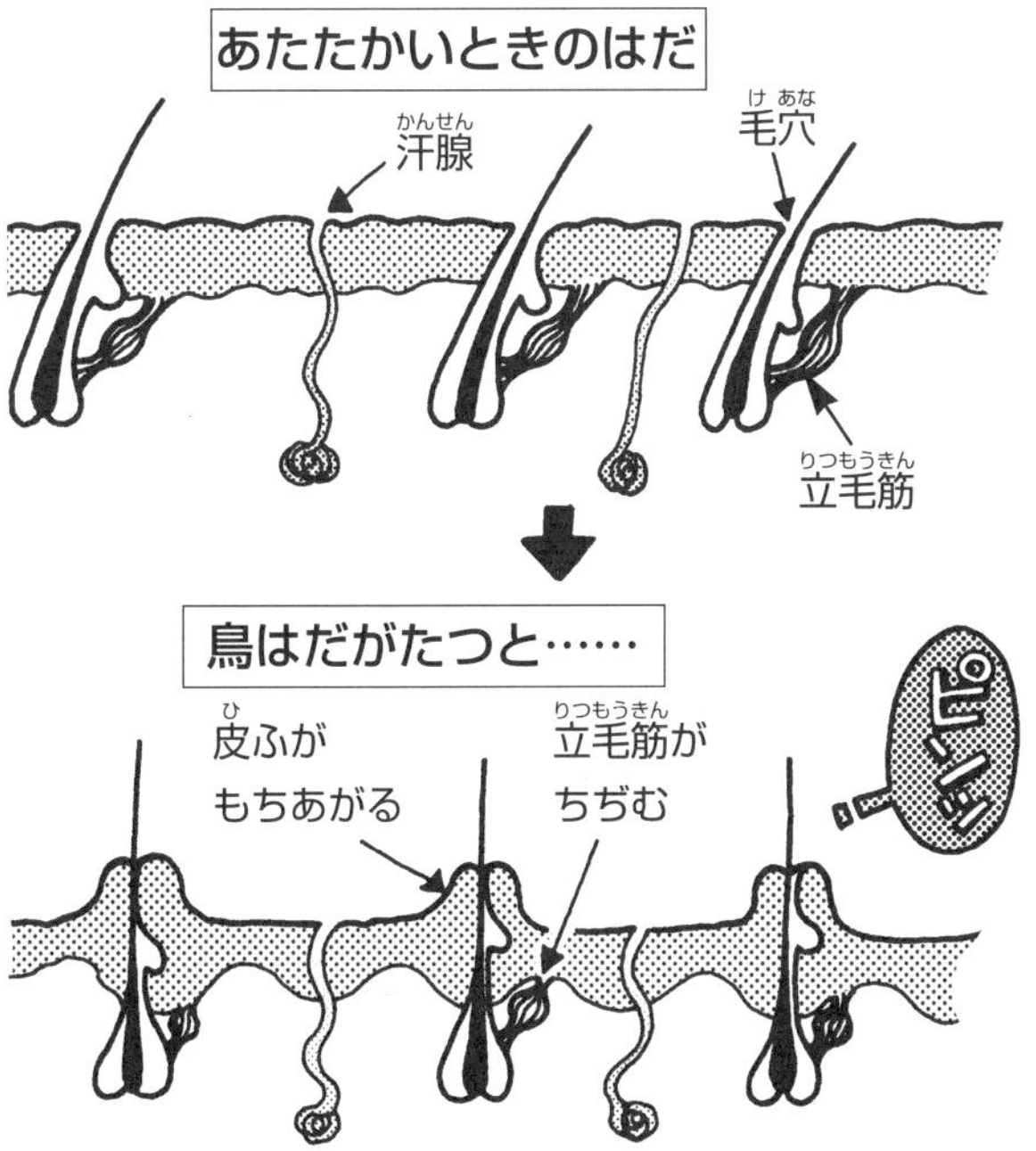

あたたかいときのはだ
汗腺《かんせん》
毛穴《けあな》
立毛筋《りつもうきん》
鳥はだがたつと……
皮《ひ》ふが
もちあがる
立毛筋《りつもうきん》が
ちぢむ
ピン

寒いとき、うでなどにぶつぶつができることがある。これが鳥はだ。羽をむしった鳥のはだにそっくりなので、こうよばれている。鳥はだには、毛の根もとにある小さな筋肉《きんにく》が関係《かんけい》している。

多くの動物の毛の根もとには「立毛筋《りつもうきん》」という小さな筋肉《きんにく》がついていて、寒さを感じると立毛筋《りつもうきん》をちぢめることで毛の根もとをもちあげ、毛を立てる。こうして、毛のあいだに空気をたくわえて、熱《ねつ》がにげるのをふせぎ、寒さから身を守るのだ。

人間の毛の根もとにも、立毛筋《りつもうきん》がついている。でも、毛自体がとてもまばらなので、立毛筋《りつもうきん》がちぢんだときに、ぶつぶつになってみえる。鳥はだは、人間が動物と同じように毛深かったころ、毛を立てて寒さをふせいでいたなごりなのだ。

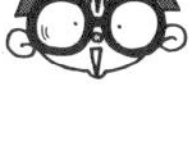

ふつう、おとなが1日にかく汗《あせ》の量《りょう》は？

1 約《やく》5㎖　**2** 約《やく》50㎖　**3** 約《やく》500㎖　（答えはつぎのページ）

日焼《ひや》け

どうして日焼《ひや》けをするの？

太陽の光に長くあたっていると、日焼《ひや》けをして、はだが黒くなる。はだが黒くなるひみつは、太陽の光にふくまれる「紫外線《しがいせん》」にある。

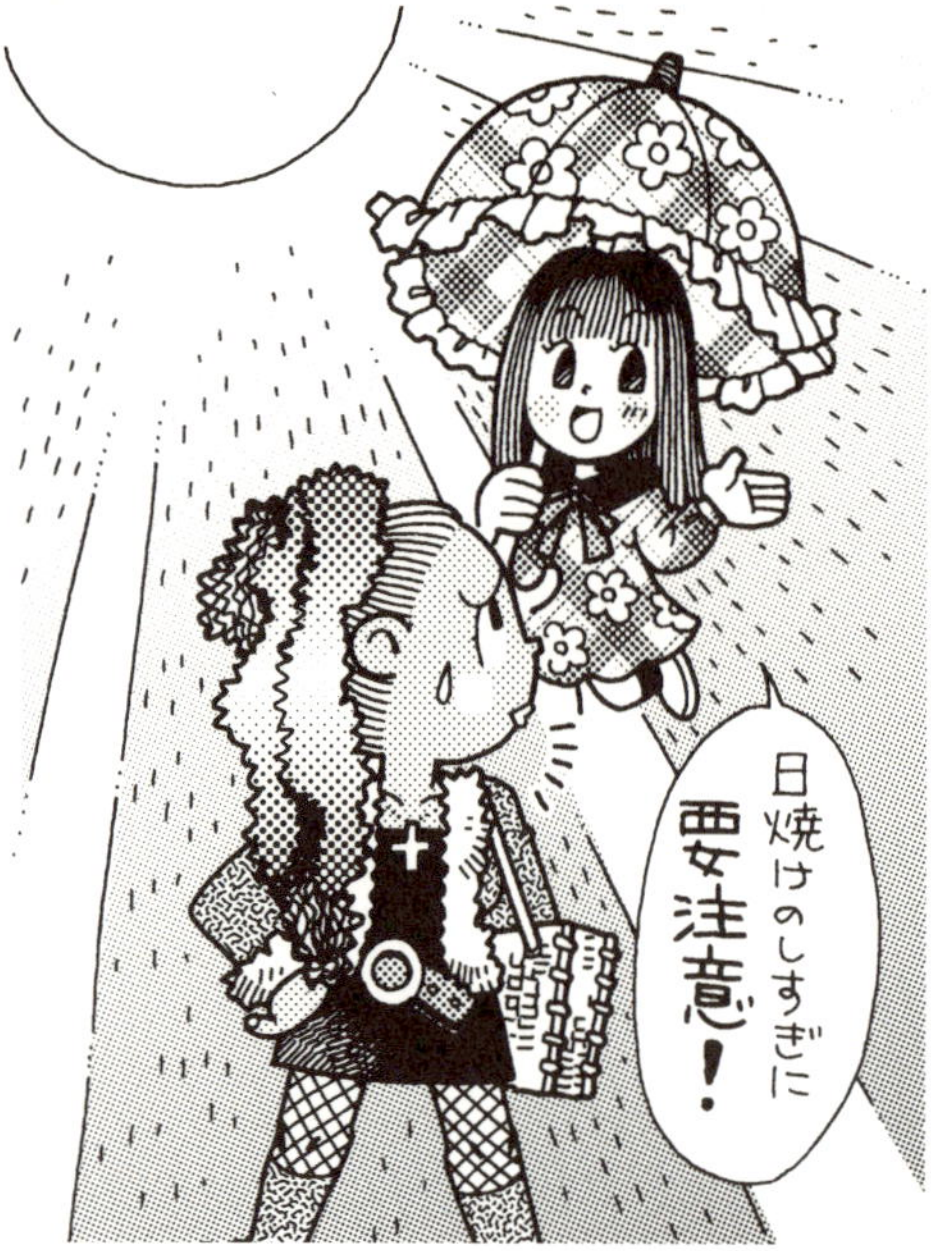
日焼けのしすぎに
要注意！

紫外線《しがいせん》は、長時間あたりすぎるとガンの原因《げんいん》になるなど、さまざまな害《がい》をもたらす。この紫外線《しがいせん》からからだを守ってくれるのが、紫外線《しがいせん》を吸収《きゅうしゅう》する黒い「メラニン色素《しきそ》」。紫外線《しがいせん》が強いと、皮《ひ》ふの細胞《さいぼう》でこの色素《しきそ》がたくさんつくられ、紫外線《しがいせん》がそれ以上《いじょう》皮《ひ》ふにはいらないようにする。つまり、皮《ひ》ふにサングラスをかけた状態《じょうたい》、それが日焼《ひや》けだ。

ところが、強い紫外線《しがいせん》に長くあたりつづけると、メラニン色素《しきそ》がふせぎきれず、皮《ひ》ふの表面の細胞《さいぼう》が、部分的に死んでしまうことがある。日焼《ひや》けをしすぎると皮がむけてしまうのはそのため。さらに、もっと日焼《ひや》けをしすぎると、紫外線《しがいせん》のはたらきで、完全《かんぜん》にやけど状態《じょうたい》！　紫外線《しがいせん》の強い海や山では、とくに注意したい。

87ページの答え **3** 約《やく》500mℓ　ふつうは約《やく》500mℓ、多いときには数ℓもかく。

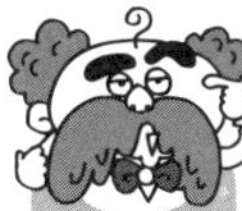

はだの色

人種《じんしゅ》によってはだの色がちがうのはどうして？

髪《かみ》の毛や皮《ひ》ふの細胞《さいぼう》には、メラニン色素《しきそ》がふくまれている。髪《かみ》の毛やはだの色は、このメラニン色素《しきそ》の量《りょう》によって決まってくる。

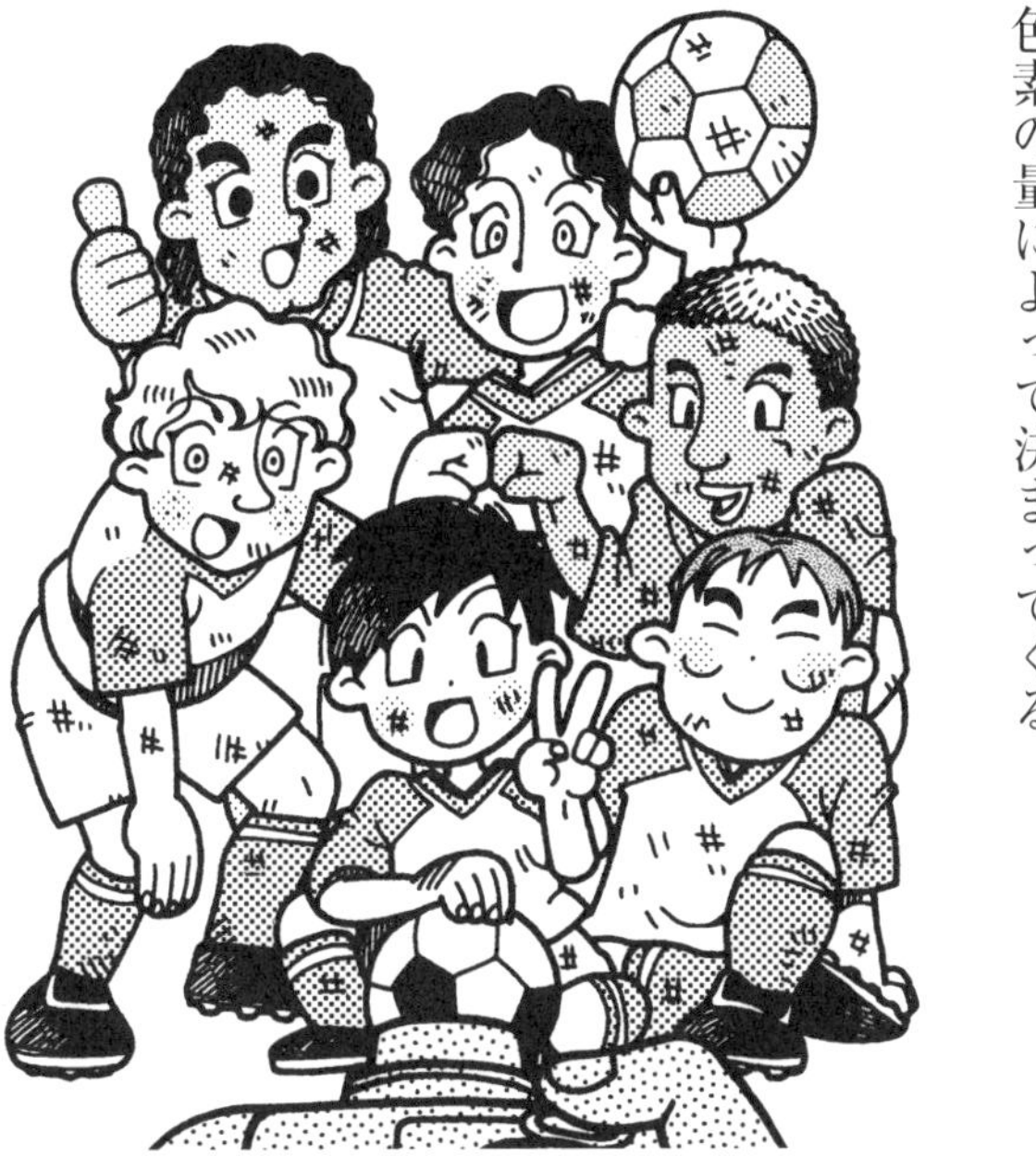

メラニン色素《しきそ》を多くふくんだ髪《かみ》の毛は黒くなり、少なくなるほどうすくなる。さらに、メラニン色《しき》素《そ》をあまりふくんでいないと、金色っぽくなる。はだの色も同じ。メラニン色素《しきそ》が多いとはだの色が黒っぽくなり、少ないと白っぽくなる。また、目のひとみの色も、メラニン色素《しきそ》の量《りょう》によって決まる。メラニン色素《しきそ》が多い人は、黒色やこげ茶色のひとみになるけど、少ない人は青っぽい色のひとみになる。

　一般的《いっぱんてき》に、一年をとおして太陽の光をたくさんあびることになる暑い地方の人ほど、はだの色が黒い。それは、前のページで学んだとおり、紫外《しがい》線《せん》からからだを守るために、メラニン色素《しきそ》を生まれつきたくさんもっているからなのだ。

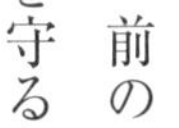

つぎのうち、たくさんのメラニン色素《しきそ》が集まっている部分は？

1 指紋《しもん》　**2** ホクロ　**3** くちびる　（答えは92ページ）

びっくりクイズ!

動物の表面あてクイズ

人間のからだの表面は皮《ひ》ふでおおわれていて、からだを熱《ねつ》や乾燥《かんそう》、けがなどから守っている。これは、ほかの動物の表面もおなじ。それぞれ動物は、自分の生活にあった、さまざまな表面をもっている。右ページの絵の動物の表面が、左ページのA～Fの絵のどれだかわかるかな。

魚

カメ

イヌ

人間

カエル

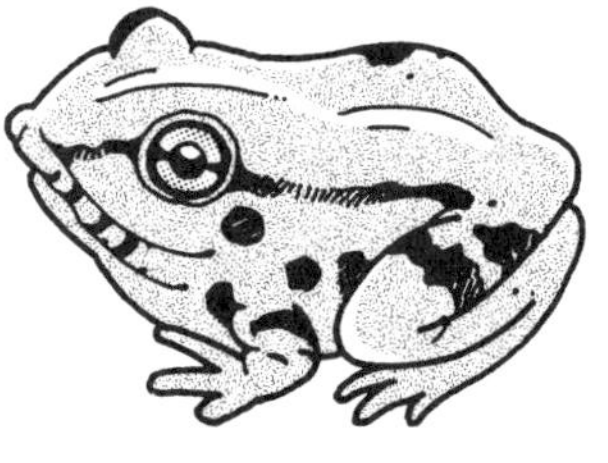

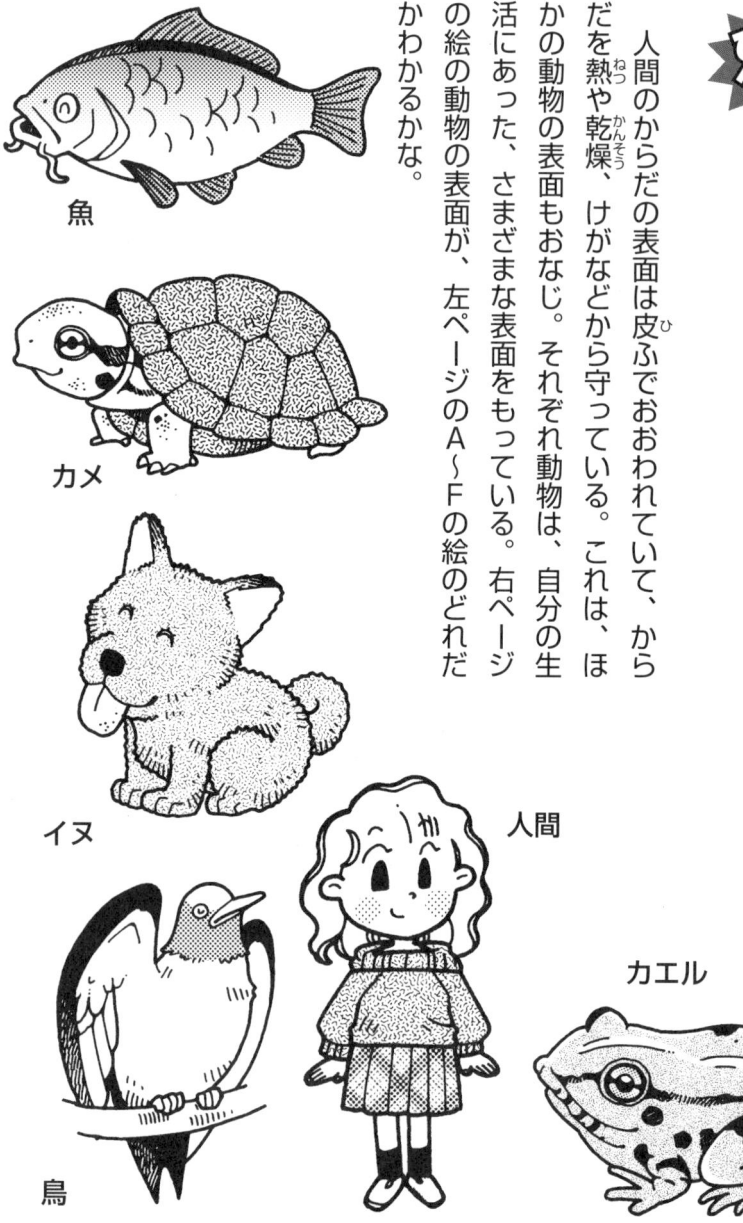

鳥

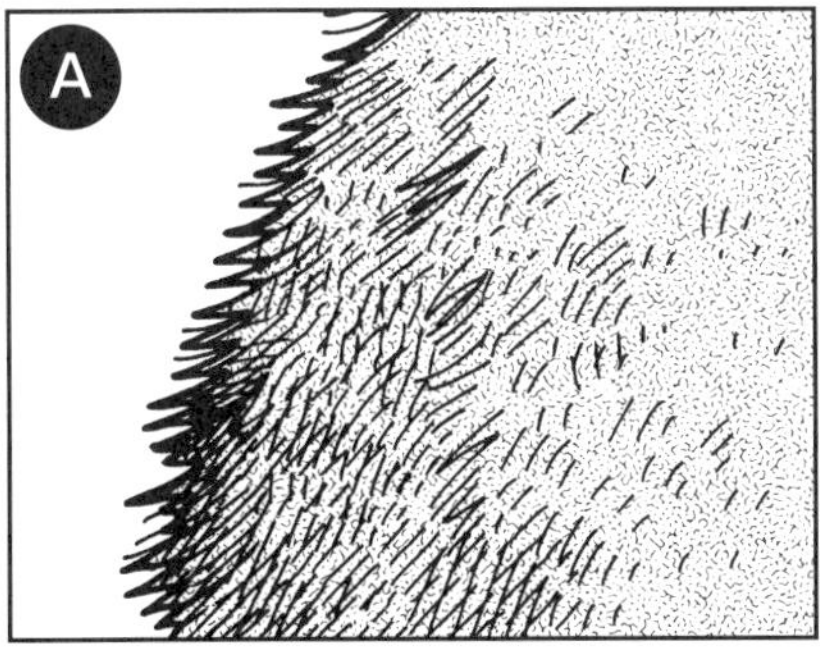

毛がびっしりとはえていて、
あたたかそうだね。

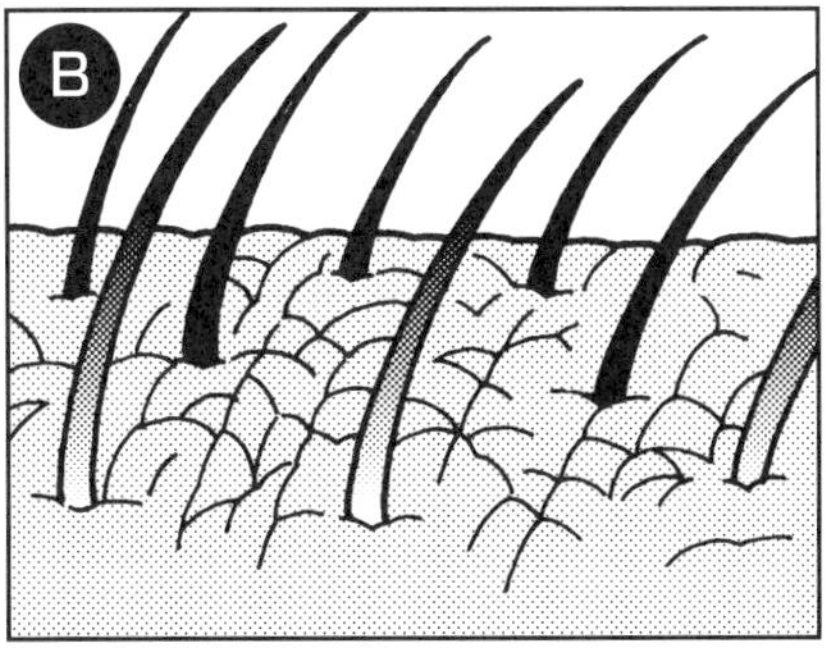

毛がはえているけど、
はえかたはなんだかまばらだぞ。

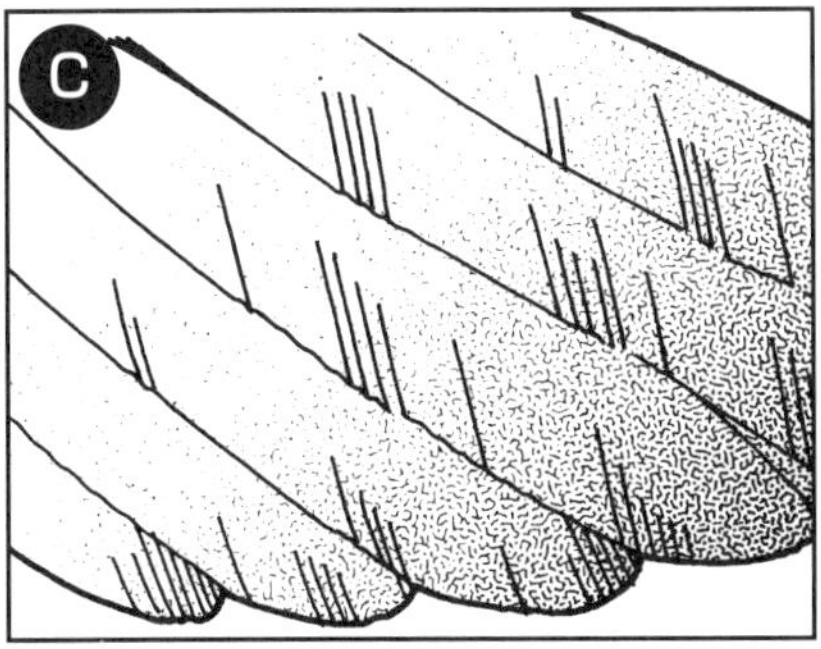

ふわふわしているけど、
毛とはちょっとちがうみたい。

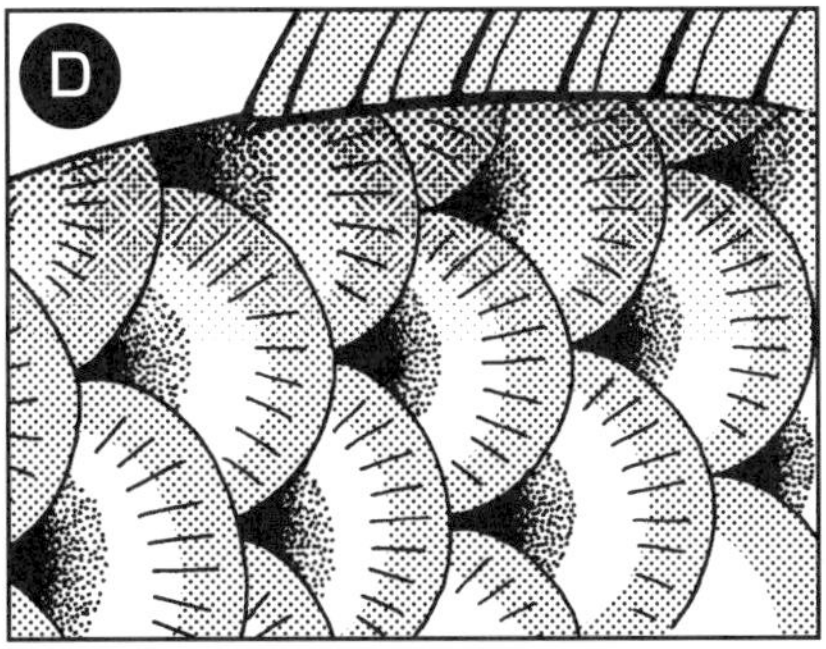

からだ全体が、半円形のうろこに
おおわれているね。

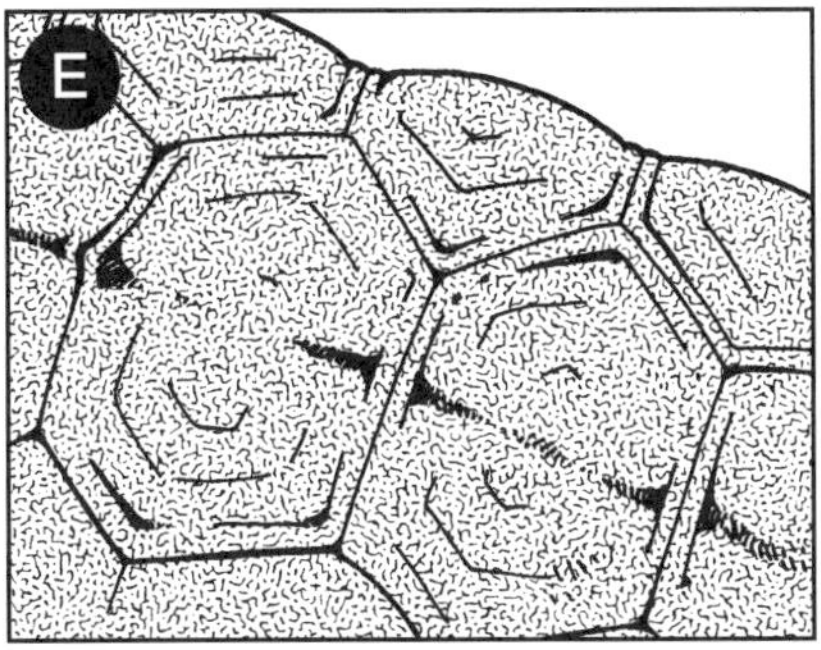

うろこみたいだけど、
もっとかたそうだぞ。

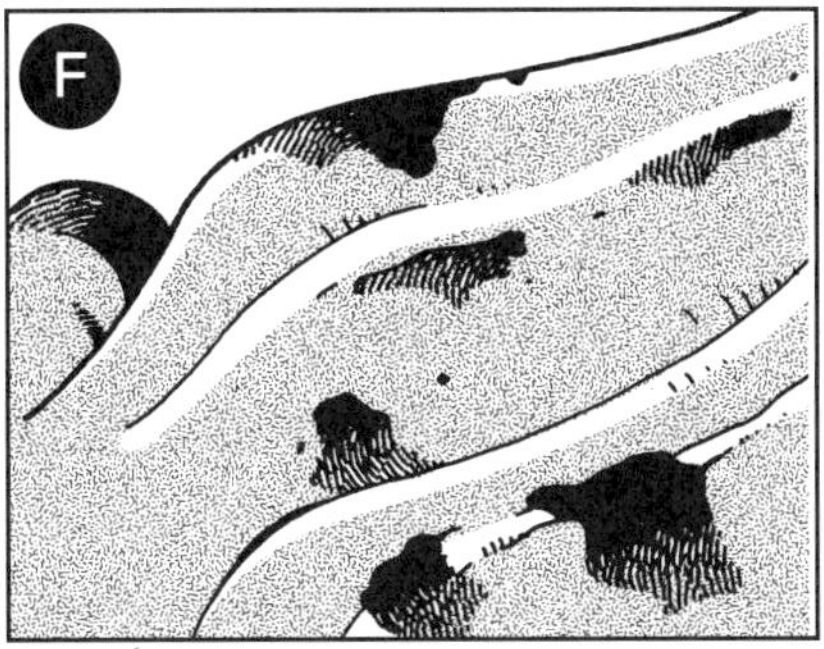

毛もうろこもなくて、
やわらかそうな感じだね。

【答え】魚ーD、カメーE、イヌーA、鳥ーC、人間ーB、カエルーF

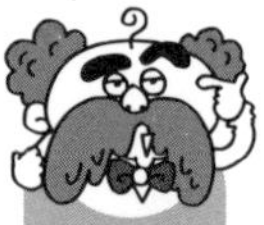

爪《つめ》

どうして爪《つめ》を切っても痛《いた》くないの?

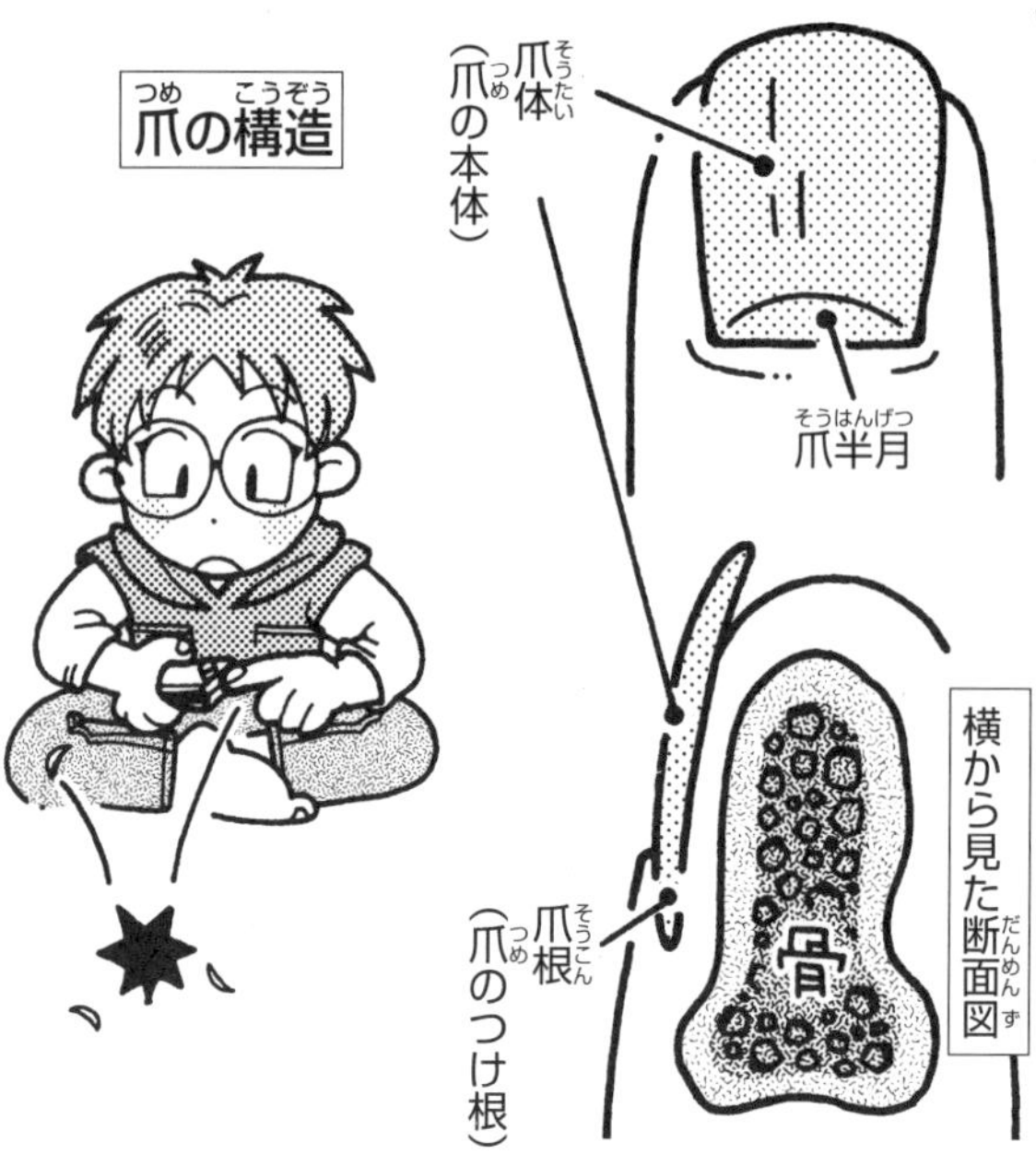

爪《つめ》の構造《こうぞう》
爪体《そうたい》
(爪《つめ》の本体)
爪半月《そうはんげつ》
横から見た断面図《だんめんず》
骨
爪根《そうこん》
(爪《つめ》のつけ根)

爪《つめ》は、ものをしっかりとつかんだり、指先で細《こま》かい作業《さぎょう》をするときなどに、欠《か》かせない器官《きかん》だ。でも、いったいなにからできているのか? じつは爪《つめ》は、皮《ひ》ふの表面の角質層《かくしつそう》が変化《へんか》してできたもので、もともと皮《ひ》ふの一部なのだ。

皮《ひ》ふの角質層《かくしつそう》には、血管《けっかん》や神経《しんけい》などはとおっていない。それと同じように、爪《つめ》のなかにも神経《しんけい》や血管《けっかん》がとおっていない。だから、爪《つめ》を切っても血がでないし、痛《いた》みを感じることもないのだ。

ただし、爪《つめ》の裏側《うらがわ》の皮《ひ》ふはとてもうすく、神経《しんけい》や血管《けっかん》がたくさんとおっているうえ、爪《つめ》とくっついている。そのため、爪《つめ》を深く切りすぎたり、爪《つめ》をはがしたりすると、この部分の神経《しんけい》や血管《けっかん》を傷《きず》つけ、血がでたり、痛《いた》くなったりするのだ。

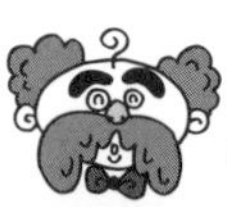

89ページの答え **2** ホクロ　ホクロは、メラニン色素《しきそ》がたくさん集まっている。そのため、黒っぽいのだ。

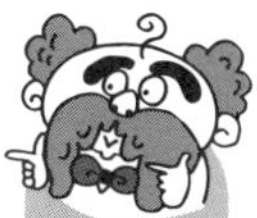

髪《かみ》の毛

髪《かみ》の毛はなんのためにあるの？

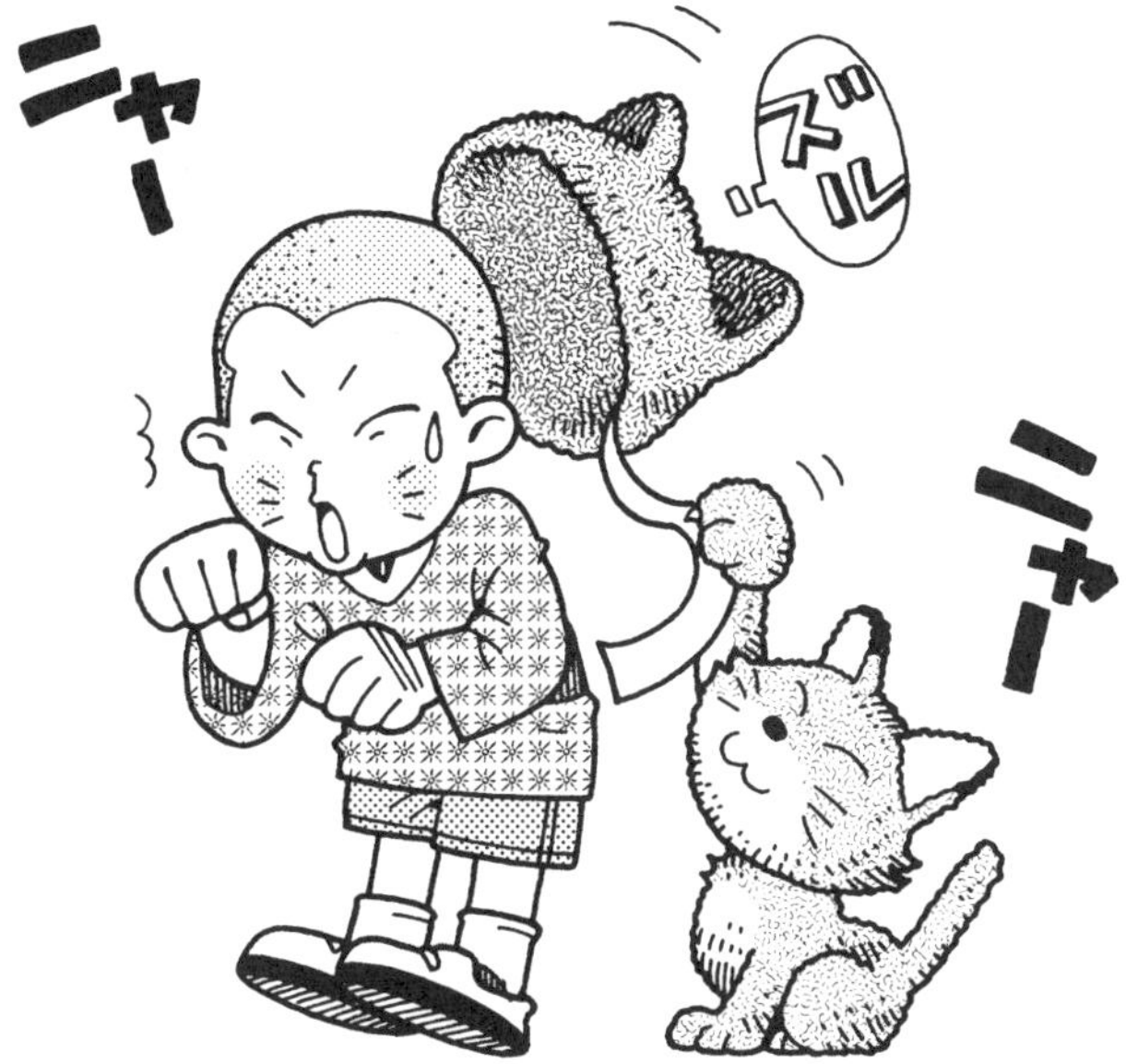

イヌやネコなどの動物は、全身にふさふさとした毛がはえている。毛は、寒さやさまざまなショック、けがなどから、からだを守る役目をもっているのだ。

人間も、大昔《おおむかし》には全身に毛がはえていて、同じような役目をはたしていた。けれども、火を使うようになったり、服を着たりするようになったこと、身を守る武器《ぶき》を持つようになったことなどが原因《げんいん》で、毛でからだを守る必要《ひつよう》がなくなった。こうして、全身の毛は、長い時間をかけて、細くてまばらなものになってしまったというわけだ。

しかし頭は、脳《のう》がはいっている、人間にとってとても大切な部分だ。その頭を守るために、髪《かみ》の毛だけは、なくならずにのこったと考えられている。

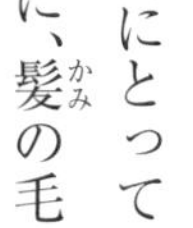

髪《かみ》の毛の表面はうろこのようなものでおおわれている。その名前は？

1 リサイクル　**2** アンクル　**3** キューティクル　（答えはつぎのページ）

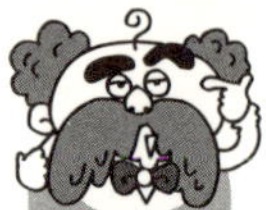

指のしわ　おふろにはいると指がしわしわになるわけ

長くおふろにはいって気がつくと指先がしわしわ！　いきなり年をとっちゃったの!?　そんなばかな。これは、皮《ひ》ふが水をすっただけなのだ。

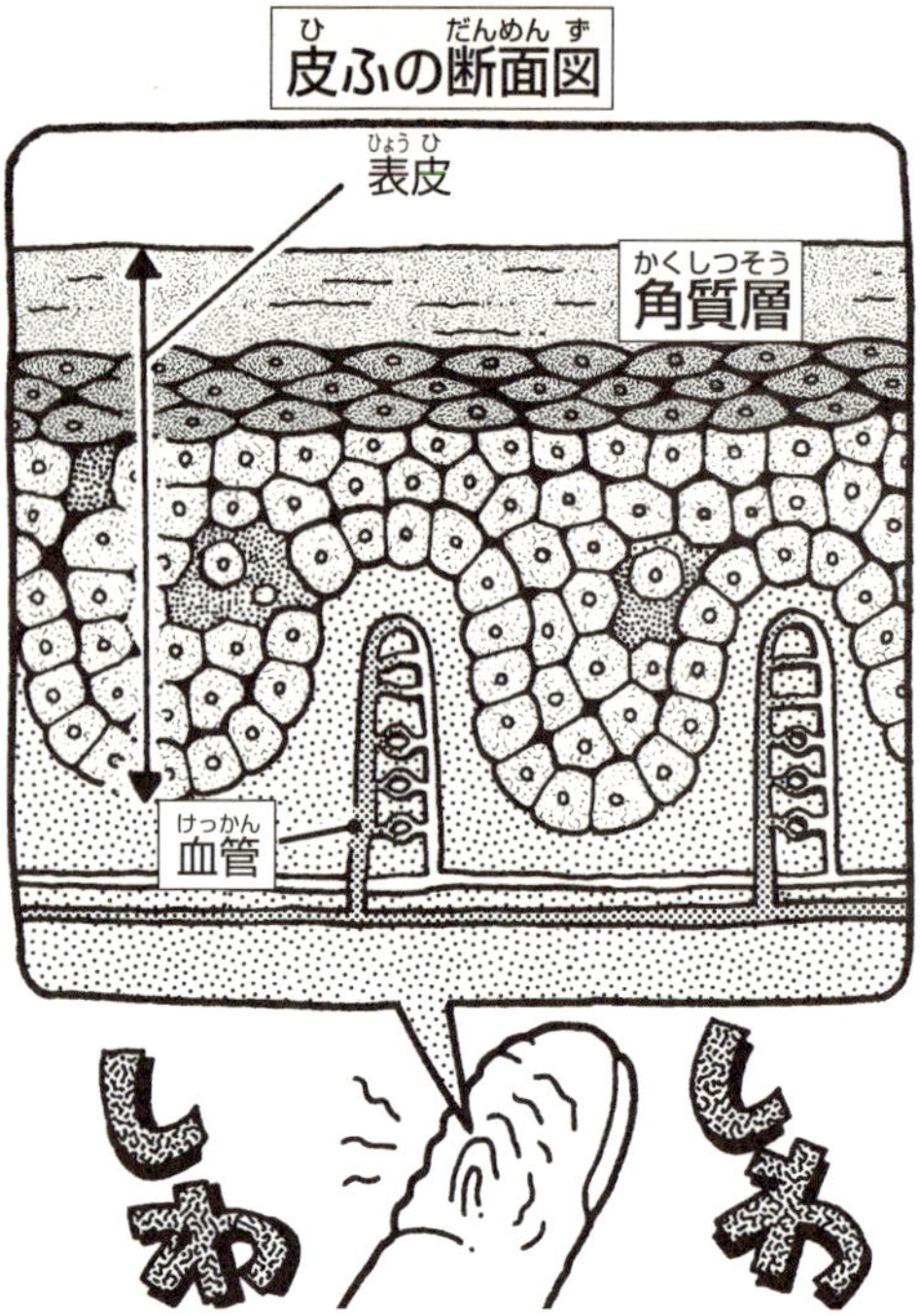

角質層《かくしつそう》が水分をためこむことにより指先がしわしわになる。

皮《ひ》ふのいちばん外側《そとがわ》をおおっている角質層《かくしつそう》は、平均《へいきん》すると15層《そう》ぐらい。それが、手のひらや足のうらでは20層《そう》以上《いじょう》にもなり、からだ中でもっともあついかかとでは、100層《そう》にもなる。

この角質層《かくしつそう》には、皮《ひ》ふがかわくのをふせぐために、すきまに水分をたくわえる性質《せいしつ》がある。そのため、水に長くつかると、カップめんにお湯をかけるとふくらむのと同じように、角質層《かくしつそう》が水を吸《す》ってふくらむのだ。このとき、指先や足のうらなど、角質層《かくしつそう》があつい部分のほうが、ふくらみかたが大きくなって、その部分がしわしわになる。

角質層《かくしつそう》にすわれた水分は、水からでると、やがて蒸発《じょうはつ》してしまう。だから、おふろからでて30分ほどでしわはなくなり、もとの指にもどるのだ。

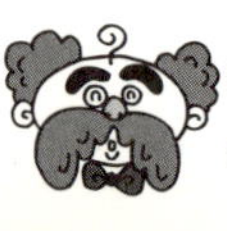

93ページの答え **3** キューティクル　キューティクルは、髪《かみ》の毛の表面をおおっているうろこのようなもので、毛小皮《もうしょうひ》ともいう。

からだの大常識…

その5

成《せい》長《ちょう》のひみつ・誕《たん》生《じょう》のふしぎ!?

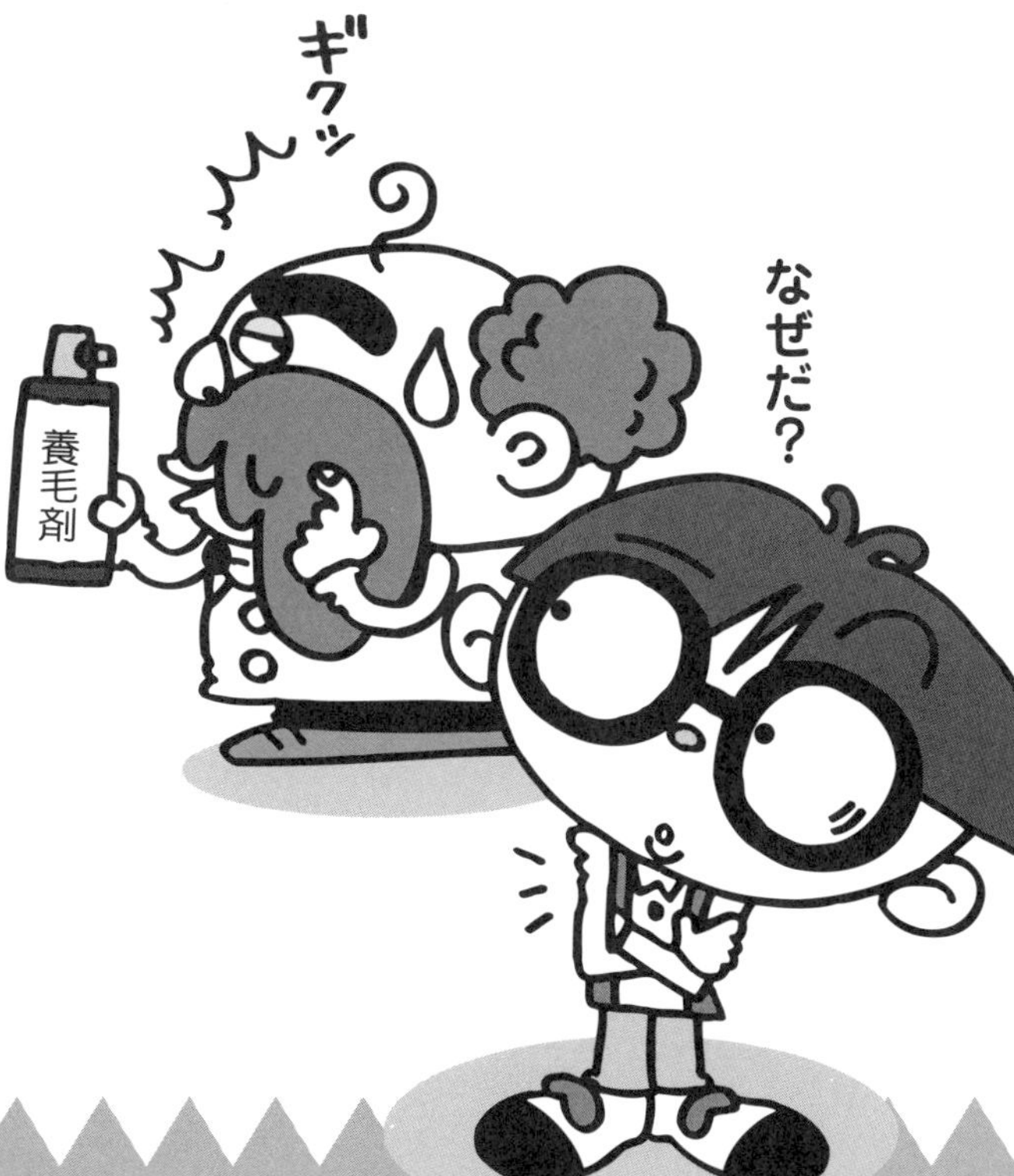

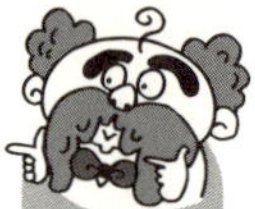

髪の毛 どうして年をとるとはげるの？

髪の毛は、毛の根もとにあたる毛乳頭という部分でつくられ、つねにすこしずつのびている。ところが、年をとってくると、その毛乳頭のはたらきがおとろえ、やがて死んでしまう。すると、新しい髪の毛がつくられなくなって毛がぬけ、はげてしまうのだ。

毛乳頭が死んでしまう理由は、毛乳頭に栄養分をあたえている血管の血の流れが、悪くなるためだと考えられている。また、男らしいからだになるようにする分泌物である男性ホルモンが、年をとると毛乳頭のはたらきをおとろえさせるためともいわれている。はげている人が、女の人よりも男の人に多いのはそのためだ。

髪の毛がぬけるのをふせぐには、頭をきちんと洗って、髪の毛や頭の皮ふの表面を清潔にたもち、よくマッサージして血の流れをよくしたりするのがいいといわれている。

人間のからだにはビックリするひみつがいっぱい。
5章もビックリするクイズがいっぱいじゃ〜！

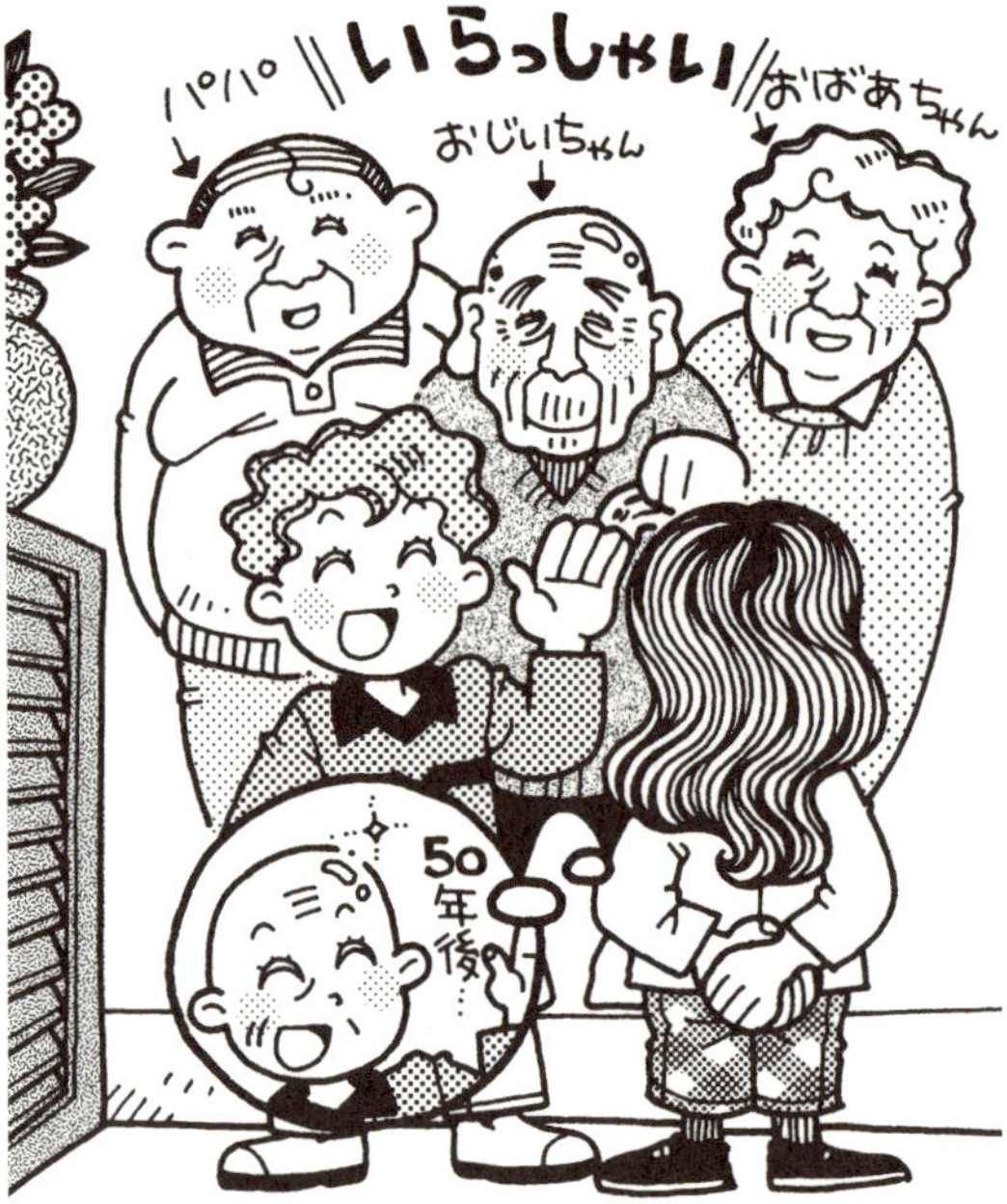

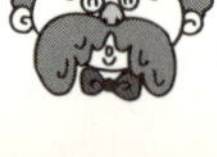

爪《つめ》と髪《かみ》の毛

爪《つめ》や髪《かみ》の毛に寿命《じゅみょう》はあるの？

爪《つめ》や髪《かみ》の毛は、ほうっておくと、いつのまにかのびている。いったい、どれくらいのスピードでのびているのだろう……。

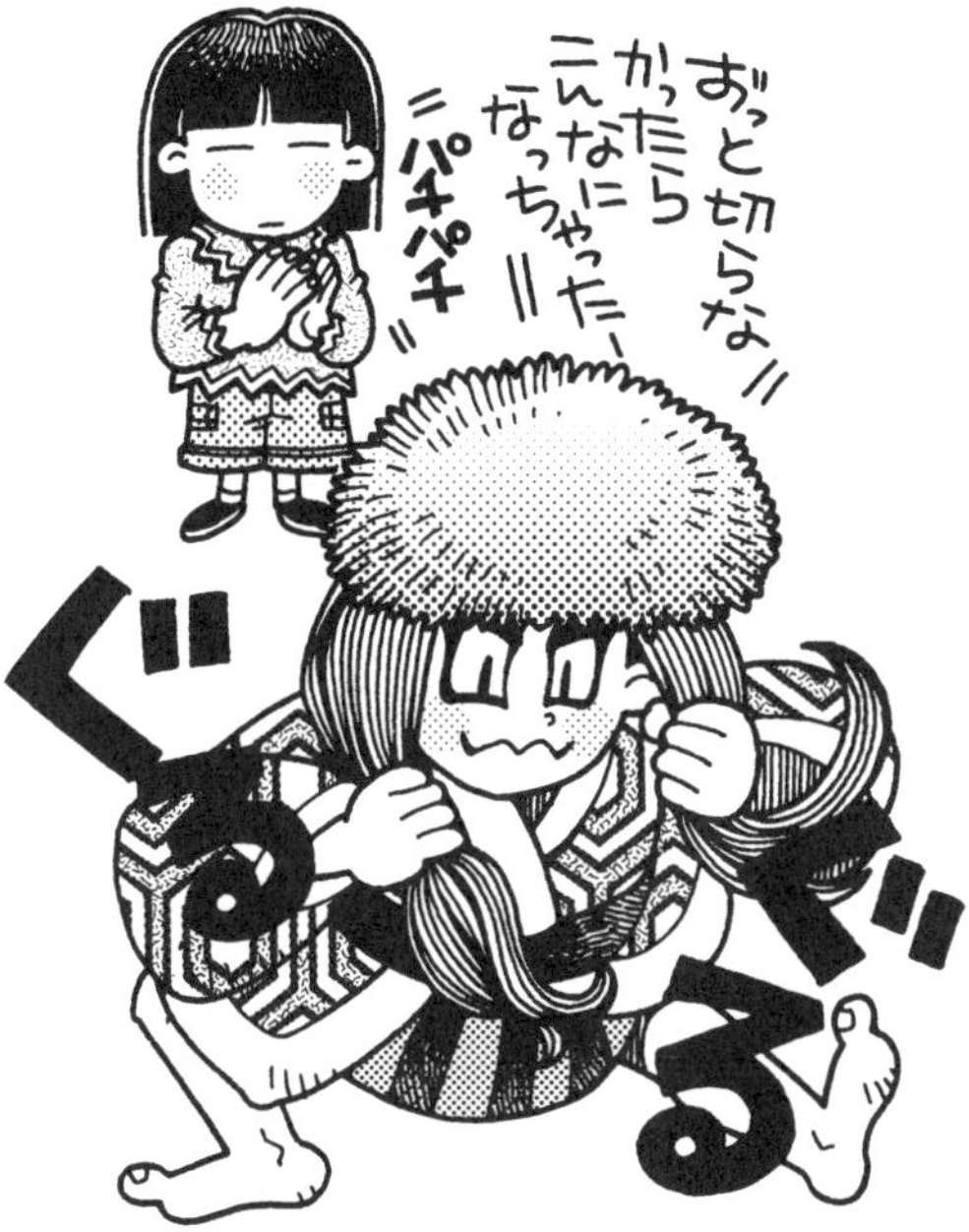

おっと切らなかったらこんなになっちゃった～
＝パチパチ＝
ぐるぐる

手の爪《つめ》は、平均《へいきん》すると1日に約0.1ミリメートルずつのび、夏にはスピードがはやくなり、冬にはおそくなるといわれている。また、子どものほうが、おとなよりものびるスピードがはやい。いっぽう、髪《かみ》の毛は平均《へいきん》すると1日に0.2～0.3ミリメートルずつのびていて、午前中にもっともよくのびる。1か月で6～9ミリメートル、1年で10センチメートルくらいのびる計算だ。

ふつう、爪《つめ》はいつまでものびつづけるが、髪《かみ》の毛には寿命《じゅみょう》がある。男の人は2～5年、女の人は4～7年ぐらいでぬけてしまう。ただし、髪《かみ》の毛の寿命《じゅみょう》には個人差《こじんさ》があるし、ふだんはどんどん新しい毛がはえてくる。そのため、全部の髪《かみ》の毛が一度にぬけてしまうことはない。

爪《つめ》のおもな成分《せいぶん》は？

1 メラニン　**2** ケラチン　**3** ケロリン　（答えはつぎのページ）

しわと白髪《しらが》 年をとるとしわや白髪《しらが》がふえるのはどうして？

人間は、必ず年をとる。そして、年をとると、しわや白髪《しらが》がふえる。どうしてだろう。

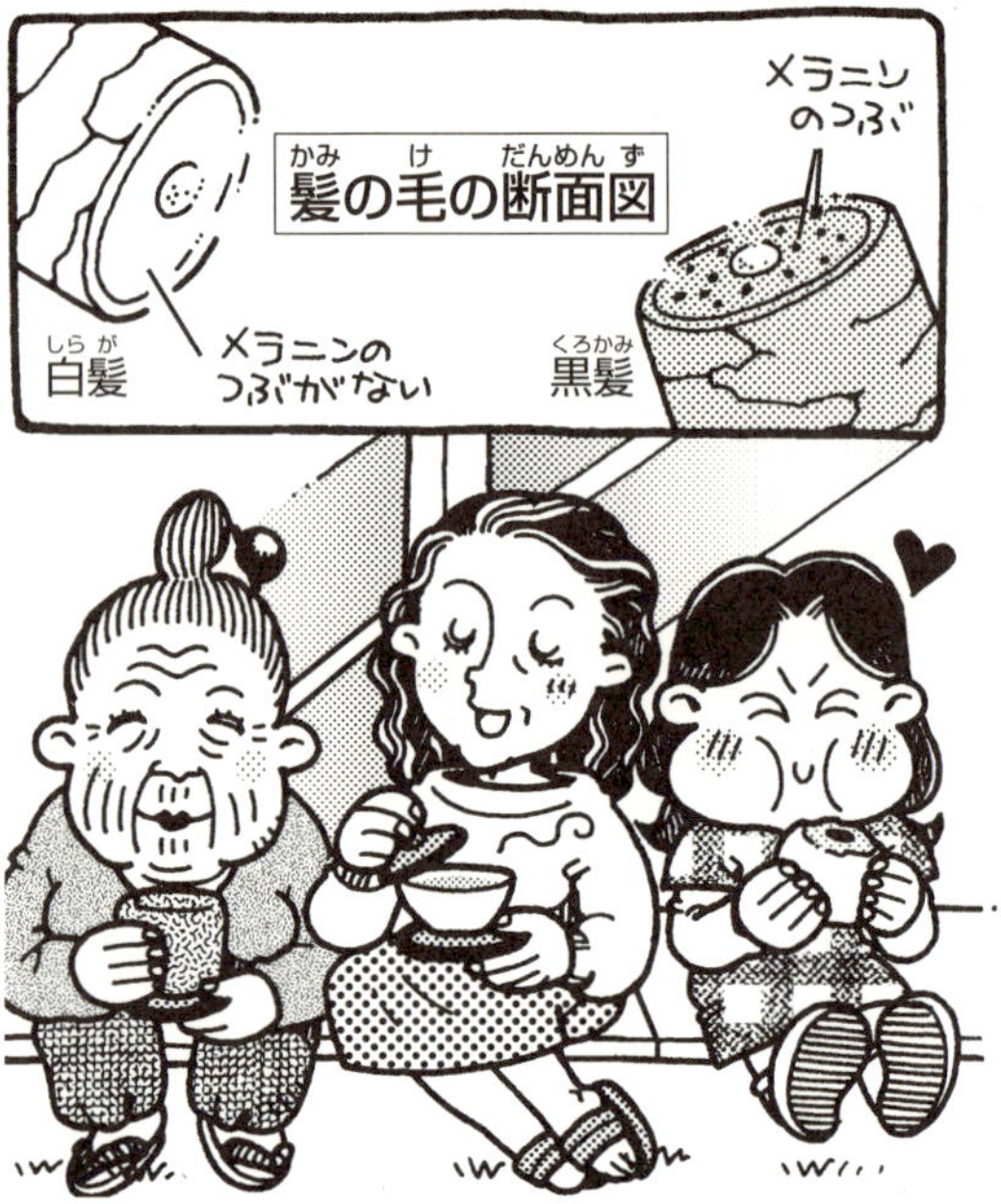
髪《かみ》の毛《け》の断面図《だんめんず》
メラニンのつぶ
白髪《しらが》
メラニンのつぶがない
黒髪《くろかみ》

皮《ひ》ふのなかには、弾力《だんりょく》をたもつための特別《とくべつ》なせんいである「弾性《だんせい》せんい」がたくさんふくまれている。このせんいのおかげで、人間の皮《ひ》ふはやわらかく、ピンとはっていられるのだ。ところが、年をとると、からだの筋肉《きんにく》や脂肪《しぼう》が少なくなり、皮《ひ》ふのはりが少なくなると同時に、皮《ひ》ふのなかの弾性《だんせい》せんいがかたくなっていく。そのため、皮《ひ》ふがたるんだ状態《じょうたい》でかたくなり、しわになるのだ。

いっぽう、白髪《しらが》には、黒いメラニン色素《しきそ》の量《りょう》が関係《かんけい》している。メラニン色素《しきそ》をじゅうぶんにふくむ髪《かみ》の毛は黒い。しかし、毛乳頭《もうにゅうとう》の力がおとろえると、メラニン色素《しきそ》をふくまない髪《かみ》の毛がつくられるようになる。これが白髪《しらが》だ。ふつう、毛乳頭《もうにゅうとう》の力は年とともにおとろえるので、年をとると白《しら》髪《が》の割合《わりあい》がふえていく。

97ページの答え **2** ケラチン　爪《つめ》のおもな成分《せいぶん》は、おもに皮《ひ》ふの角質層《かくしつそう》にふくまれるケラチンという物質《ぶっしつ》だ。メラニンは皮《ひ》ふの色をつくる色素《しきそ》、ケロリンは薬の名前だ。

ひげ

どうしておとなになるとひげがはえるの？

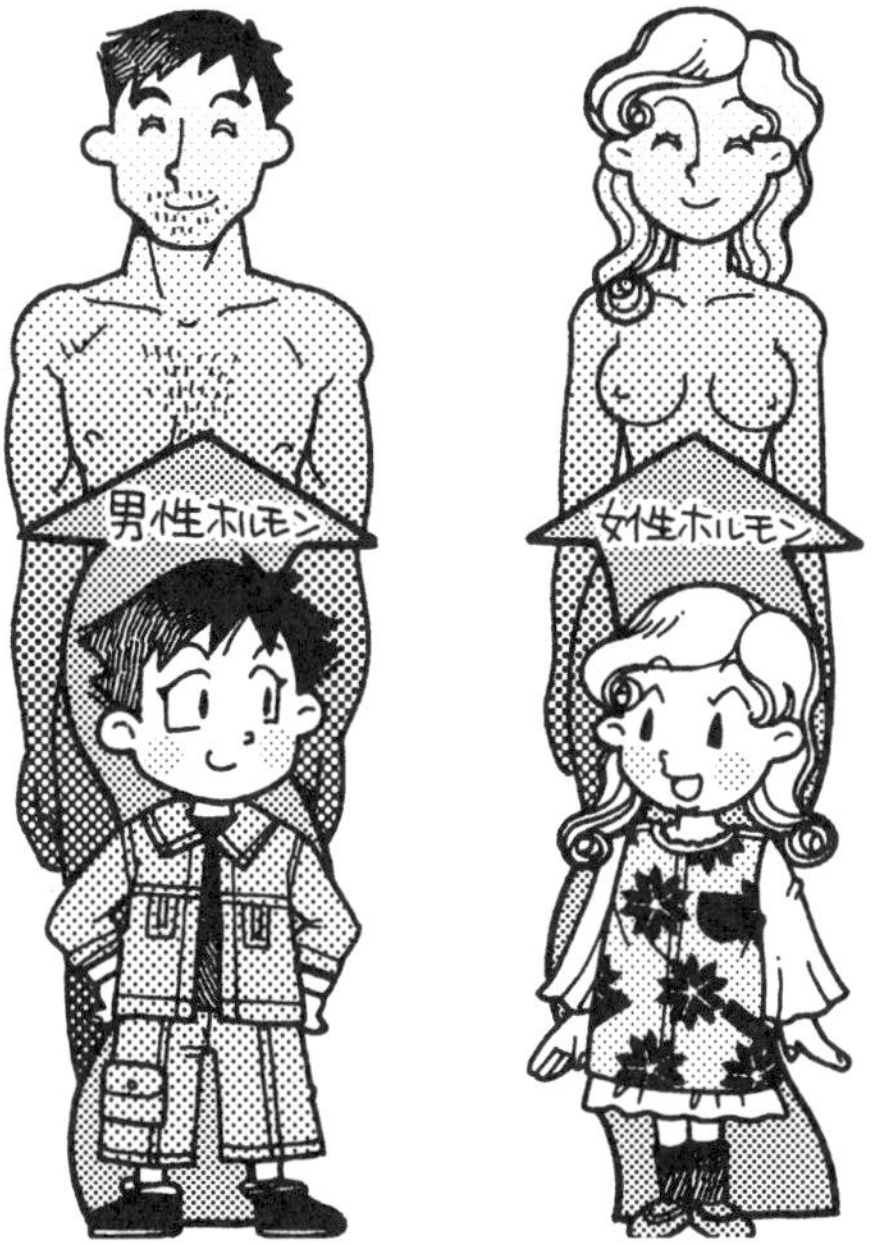

男の子のからだのなかでは、10歳《さい》をすぎるころから、男性《だんせい》ホルモンがさかんにつくられるようになる。ひげがはえてくるのは、このホルモンのはたらきだ。男性《だんせい》ホルモンには、そのほかにもからだを筋肉質《きんにくしつ》にしたり、おちんちんに毛がはえるようにしたりするはたらきがある。

いっぽう、女の子のからだのなかでは、女性《じょせい》ホルモンがさかんにつくられるようになる。このホルモンのはたらきで、女の子はからだがまるみをおび、生理がはじまったりする。

ひげがはえはじめたり、からだつきが変わりはじめたりするのは、からだがすこしずつおとなに近づいてきたというしるしなのだ。

つぎのうち、男性《だんせい》ホルモンが関係《かんけい》ないのは？
1 胸毛《むなげ》　**2** まつ毛　**3** 筋肉《きんにく》　（答えはつぎのページ）

（答えはつぎのページ）

歯

親知らずってなに？

歯は、生まれて6～8か月ごろからはえはじめ、2～3歳《さい》でやっとはえそろう。ただし、この歯はおとなの歯よりも小さく、数も少ない「乳歯《にゅうし》」という歯。その数は20本だ。しかし、子どもの頭やあごの骨《ほね》は、あっという間に成長《せいちょう》するため、6～11歳《さい》ぐらいの年になると、大きくなったあごにあわせて、永久歯《えいきゅうし》という大きな歯にはえかわる。

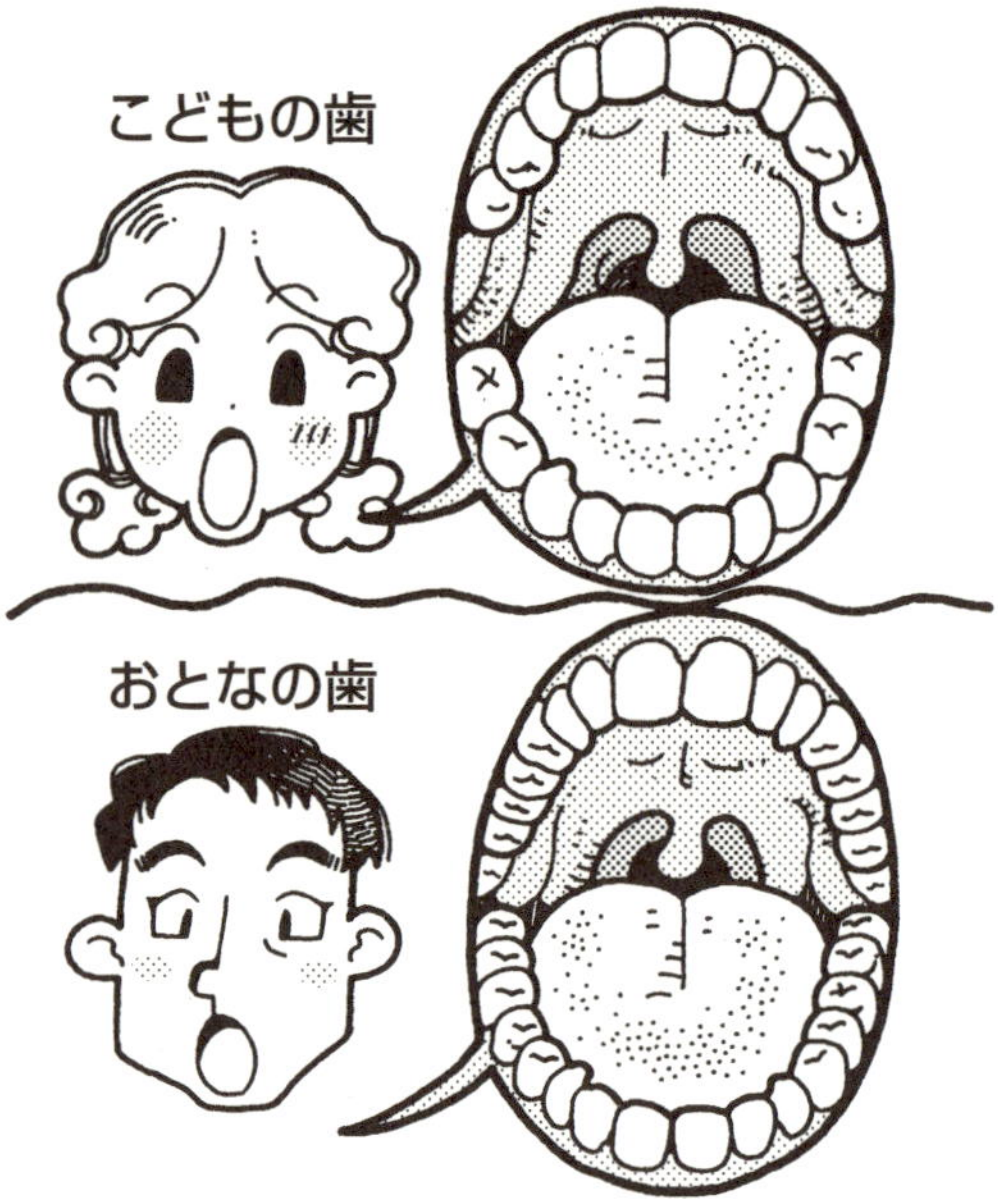

　このとき、永久歯《えいきゅうし》の数は乳歯《にゅうし》よりも多い32本なので、乳歯《にゅうし》がなかった奥《おく》のほうにもはえてくる。このうち、もっとも奥《おく》にはえる歯が「親知らず」というわけ。親知らずがはえるのは、おそい人では30歳《さい》ぐらいになることもあり、はえるときには歯ぐきがはれたり、熱《ねつ》がでたりすることもある。しかし、最近《さいきん》の食事はやわらかいものが多くなり、かむことが少なくなったため、あごの骨《ほね》が大きくなりきらずに、親知らずがはえてこない人がふえているといわれている。

99ページの答え　**2**　まつ毛　男性《だんせい》ホルモンが多いほど、胸毛《むなげ》ははえやすくなり、筋肉《きんにく》もつきやすくなる。

寿命《じゅみょう》

日本人って長生きなの？

日本人の平均寿命《へいきんじゅみょう》は、男の人が78・07歳《さい》、女の人が84・93歳《さい》（厚生労働省《こうせいろうどうしょう》調べ・２００１年）。日本は、１９８０年代からほぼ毎年、世界一の長《ちょう》寿国《じゅこく》になりつづけている。日本人は、なぜこんなに長生きができるのか。これには、ケガや病気をなおす病院の設備《せつび》がととのっていること以外《いがい》に、食生活の変化《へんか》が、大きく関係《かんけい》している。

今から50年ほど前には、日本人の平均寿命《へいきんじゅみょう》はやっと50歳《さい》ぐらいで、脳《のう》の血管《けっかん》が切れる脳卒中《のうそっちゅう》などの病気でなくなる人がとても多かった。そのころの日本人は、肉類《にくるい》をあまり食べなかったため、からだの材料《ざいりょう》になるたんぱく質《しつ》が不足《ふそく》し、血管《けっかん》がもろかったのだ。ところが、第二次世界大戦《せかいたいせん》後になって食生活が変化し、肉類《にくるい》を適度《てきど》に食べるようになった。そのおかげで栄養分《えいようぶん》のバランスがとてもよくなったことなどから、50年の間に30歳《さい》も平均《へいきん》寿命《じゅみょう》がのびたのだ。

世界のおもな国の平均寿命《へいきんじゅみょう》

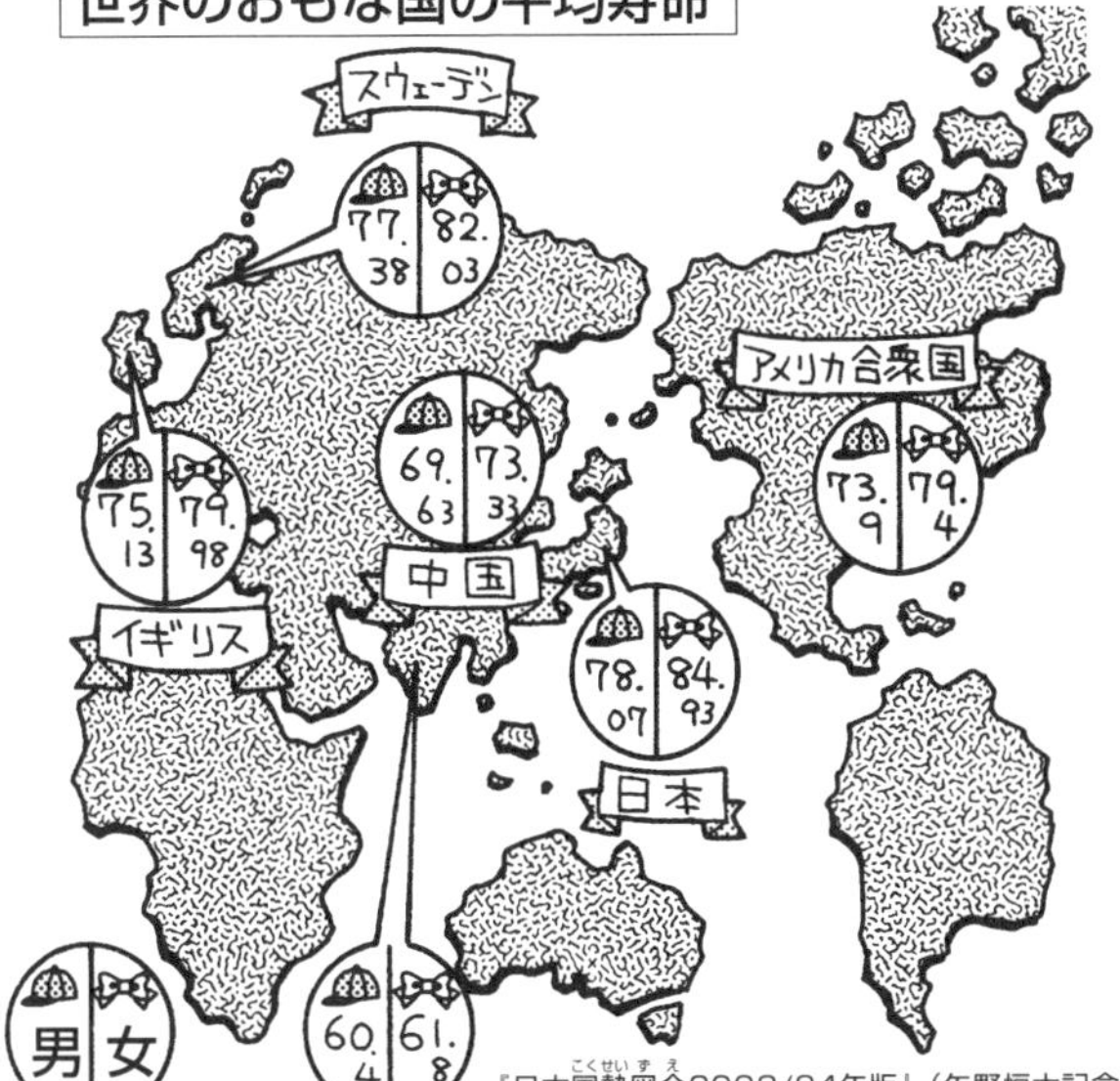

（単位：歳《さい》）

『日本国勢図会《こくせいずえ》2003/04年版』（矢野恒太記念会）より　日本は2001年、中国・スウェーデンは2000年、アメリカ合衆国《がっしゅうこく》は1999年のデータ。インドは1993～97年の、イギリスは1998～2000年の平均《へいきん》のデータ。

歯のいちばん外側《そとがわ》をおおっている、からだでもっともかたい部分をなんという？　**1** セメント質《しつ》　**2** エナメル質《しつ》　**3** 象牙質《ぞうげしつ》　（答えはつぎのページ）

寿命《じゅみょう》

人間は何歳《なんさい》まで生きられるの？

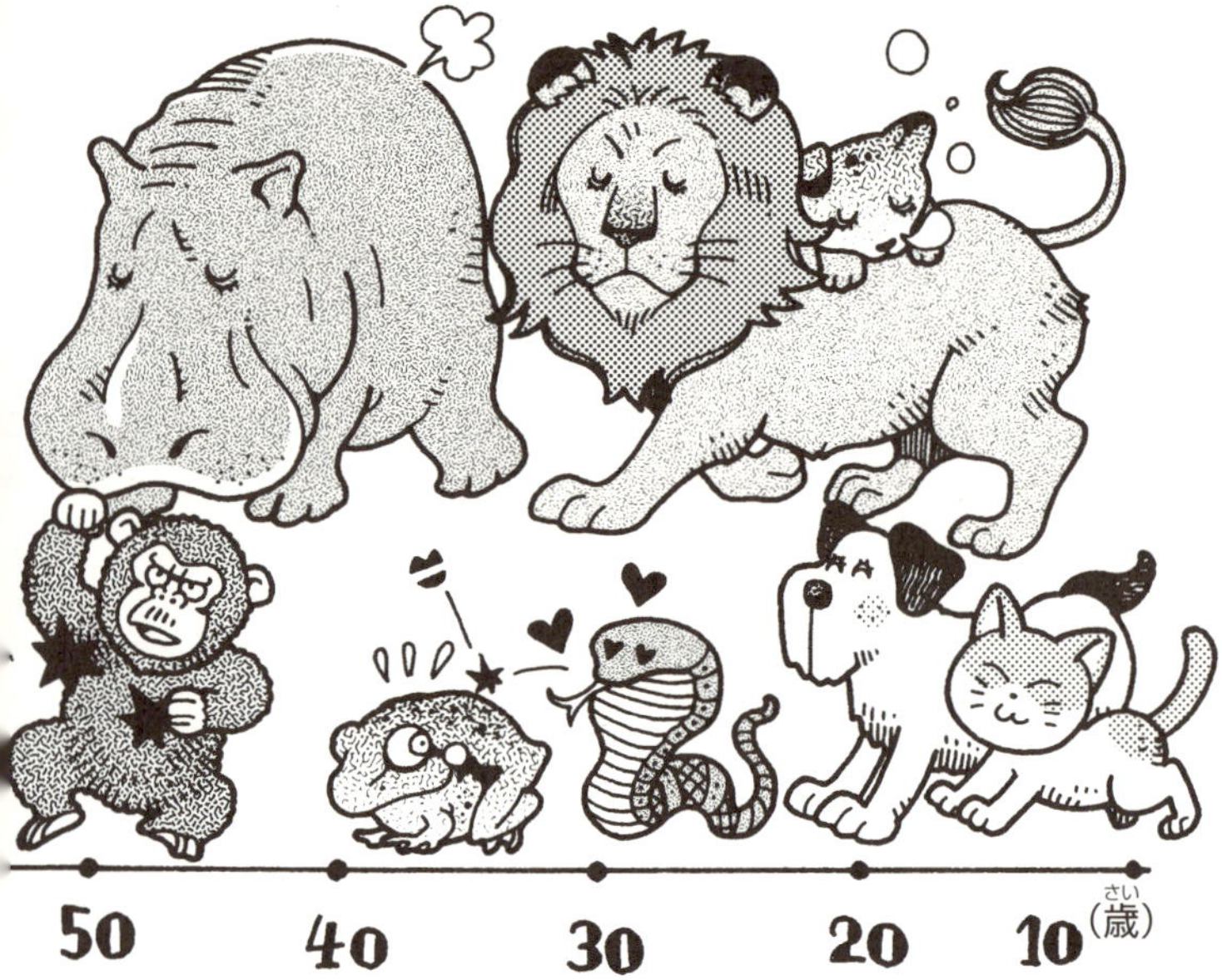

人間は、病気やケガがなくても、年をとるとからだのはたらきが弱まり、最後《さいご》には死んでしまう。人間が生きていられるのは、どんなに長くても120歳《さい》ぐらいだといわれている。なぜ、120歳《さい》が寿命《じゅみょう》なのか。それは、人間のからだの細胞《さいぼう》が、120歳《さい》くらいまでしか生きられないからだ。

からだのなかでは、古い細胞《さいぼう》が死ぬ一方、元気な細胞《さいぼう》が分裂《ぶんれつ》することで、つぎつぎと新しい細胞《さいぼう》がつくられる。人間が生きていられるのは、こうして新しい細胞《さいぼう》がつくられているおかげだ。

すべての細胞《さいぼう》には「染色体《せんしょくたい》」というものがあり、そのなかには人体の設計図《せっけいず》にあたる「DNA《ディーエヌエー》」というものがはいっている。細胞《さいぼう》がふたつに分裂《ぶんれつ》するとき、このDNA《ディーエヌエー》もコピーされて、それぞれの

101ページの答え **2** エナメル質《しつ》　セメント質《しつ》は歯の根もと（歯根《しこん》）をおおっている部分で、象牙質《ぞうげしつ》はエナメル質《しつ》の内側《うちがわ》の部分だ。

動物の平均寿命《へいきんじゅみょう》くらべ

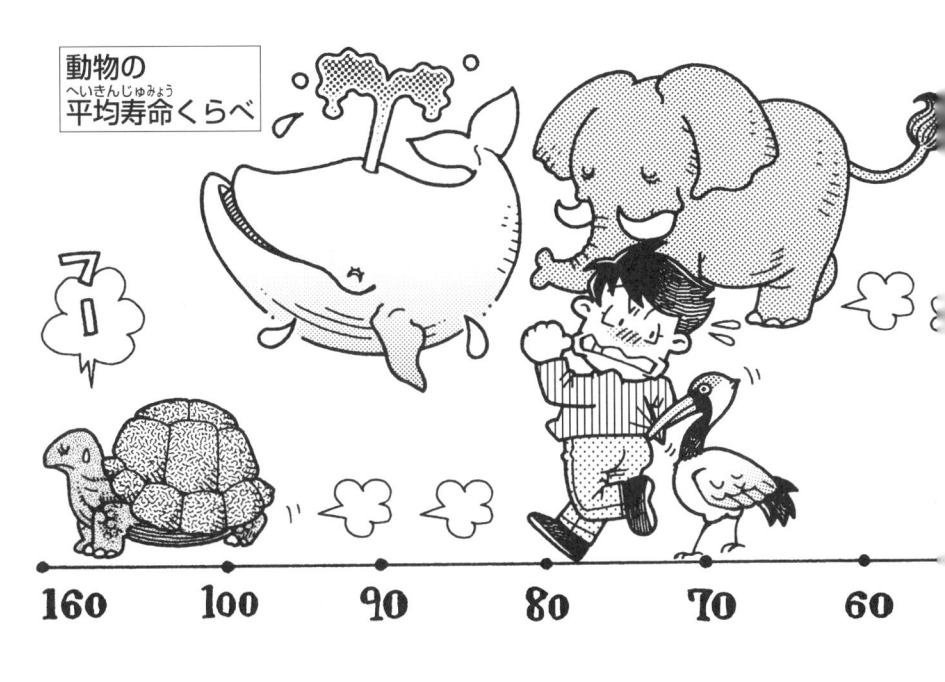

細胞《さいぼう》にはいる。最近《さいきん》の研究で、このＤＮＡ《ディーエヌエー》のはしにある「テロメア」という部分が、細胞《さいぼう》の寿命《じゅみょう》に関係《かんけい》しているらしいということがわかってきた。

テロメアは、細胞《さいぼう》が分裂《ぶんれつ》するたびに、すこしずつ短くなっていく。細胞分裂《さいぼうぶんれつ》のスピードは、このテロメアが短くなるほどおそくなり、テロメアがほぼなくなると、分裂《ぶんれつ》をやめてしまう。こうして、新しい細胞《さいぼう》がつくられなくなり、古い細胞《さいぼう》が死んでいくのといっしょに、人間のからだも死んでいく。テロメアは、細胞《さいぼう》のなかで、寿命《じゅみょう》を決めるタイマーのはたらきをしているというわけだ。

ところがつい最近《さいきん》、テロメアを長くするはたらきがある物質《ぶっしつ》が発見された。今、この物質《ぶっしつ》を使って、ＤＮＡ《ディーエヌエー》のテロメアを長くする研究がはじまっている。もしテロメアを長くすることができれば、細胞《さいぼう》の寿命《じゅみょう》をのばして、人間の寿命《じゅみょう》ものばすことができるようになるかもしれない。

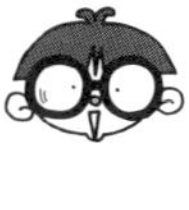

つぎの動物のうち、もっとも長生きなのは？

1 ゾウガメ　**2** ゴリラ　**3** ヒキガエル　（答えはつぎのページ）

声《こえ》変《が》わり

どうして男の子は声《こえ》変《が》わりをするの？

小学校高学年になると、男の子は声が低くなる。これを「声《こえ》変《が》わり」という。声《こえ》変《が》わりは、声をだす「声帯《せいたい》」という部分の成長《せいちょう》と関係《かんけい》がある。

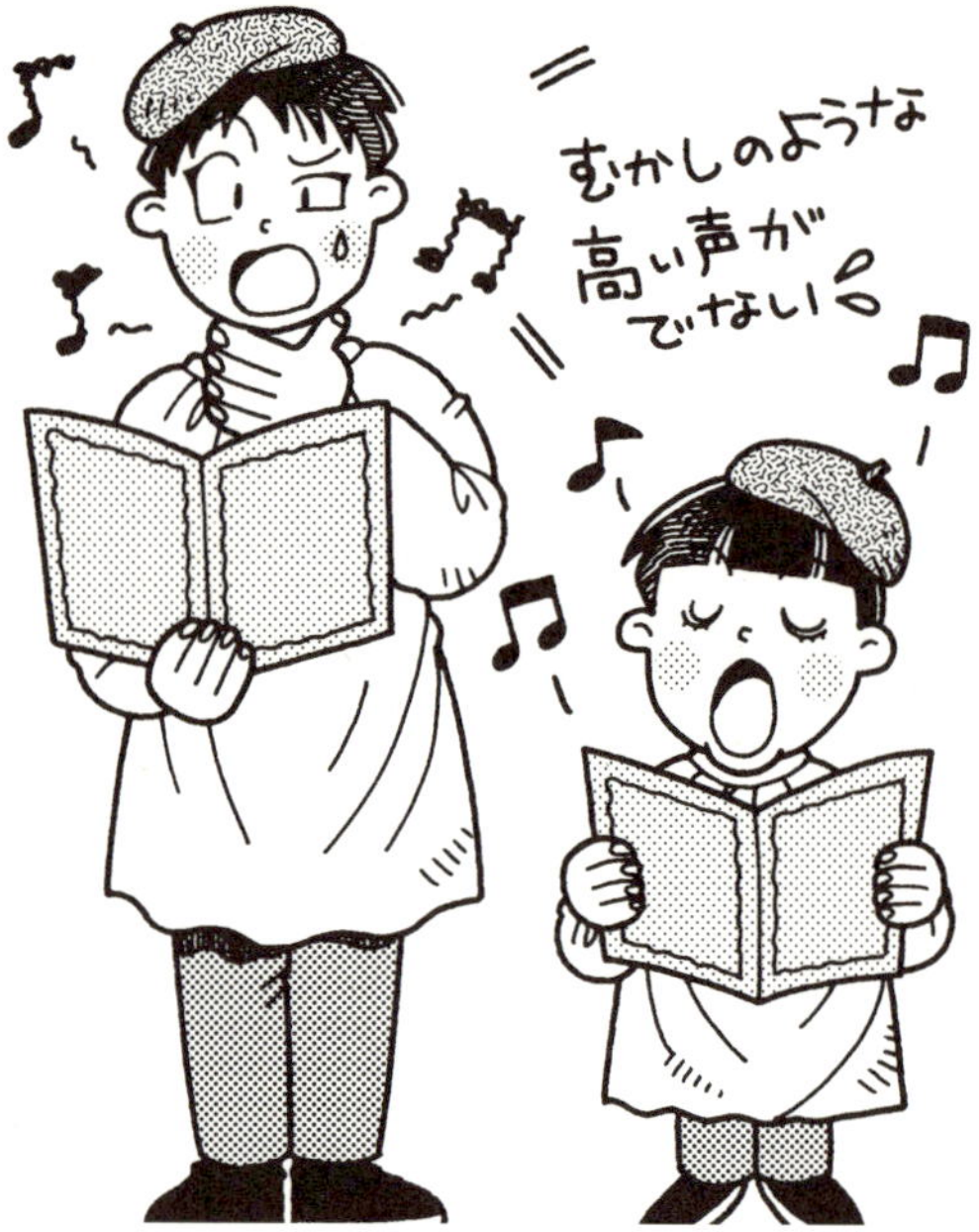

声帯《せいたい》はのどの奥《おく》の気管《きかん》の入り口近くにある、2まいのひだのような器官《きかん》。人間は、このひだのすきまに空気をとおしてふるわせることで、声をだしている。ひだの長さは、おとなの女の人が約《やく》9ミリメートル、男の人は約《やく》12ミリメートルだ。

子どものときは、男女で声帯《せいたい》の大きさや形にちがいがなく、声の高さも同じくらい。でも、小学校高学年くらいになると、男の子は声帯《せいたい》の外側《そとがわ》にある軟骨《なんこつ》が大きくなり、声帯《せいたい》も前後に長くなる。すると、声帯《せいたい》が1秒間にふるえる回数が少なくなり、声も低くなる。これが声《こえ》変《が》わりの正体だ。

男の子の声は、声《こえ》変《が》わりで約《やく》1オクターブも低くなるといわれている。いっぽう、女の子は声帯《せいたい》の長さが変《か》わらないので、声《こえ》変《が》わりはしない。

103ページの答え **1** ゾウガメ　ゾウガメの平均寿命《へいきんじゅみょう》は約《やく》160年。ゴリラは約《やく》50年、ヒキガエルは約《やく》36年だ。

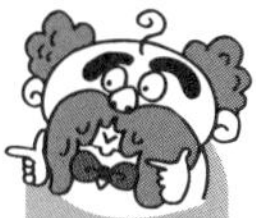

勃起《ぼっき》 おちんちんが大きくなるのはどうして？

男の子は、思春期《ししゅんき》になるといろいろなしげきによって、おちんちん（陰茎《いんけい》）が大きくなるようになる。これを「勃起《ぼっき》」という。

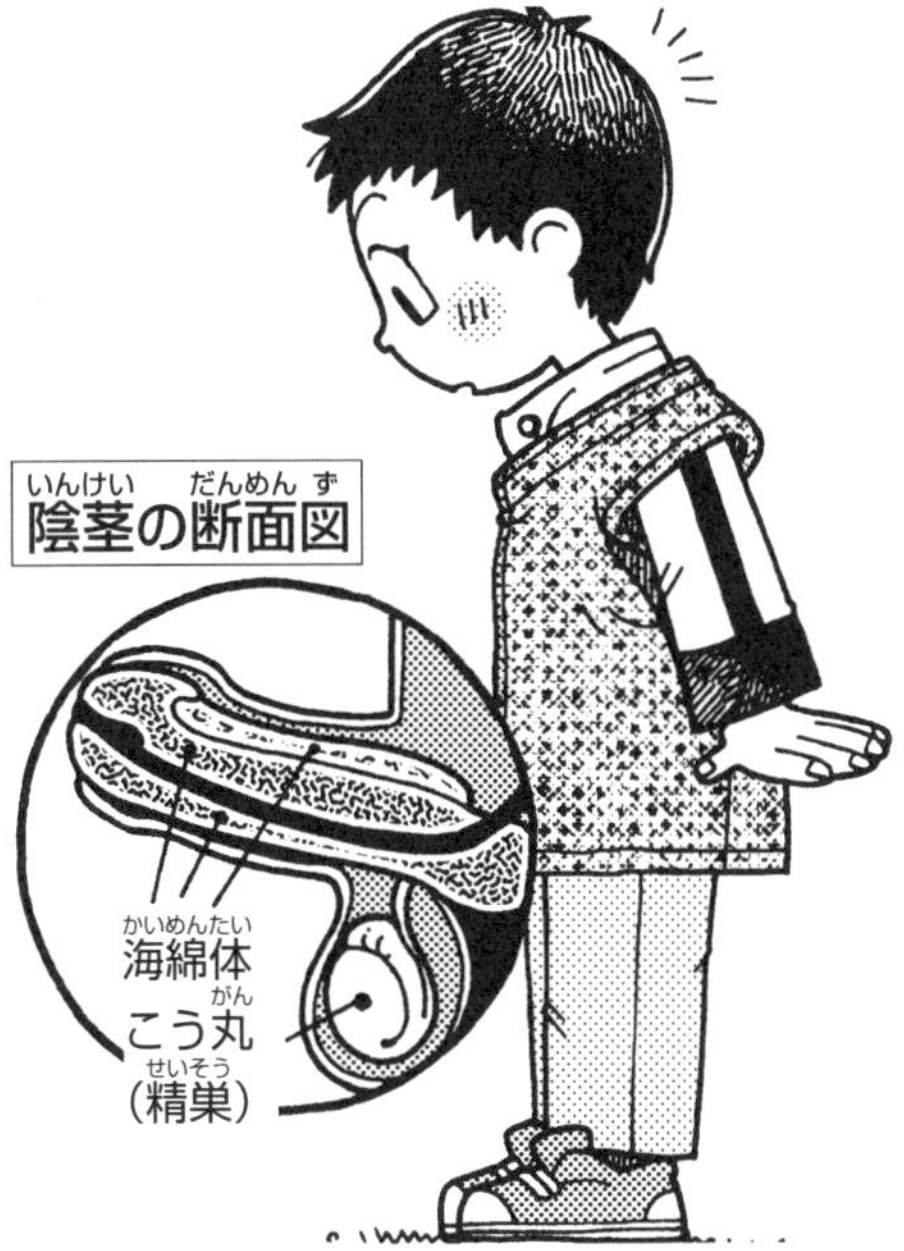

陰茎《いんけい》のなかは、「海綿体《かいめんたい》」というスポンジのようなものでできている。勃起《ぼっき》は、陰茎《いんけい》にしげきがあたえられたりして、海綿体《かいめんたい》に血が流れこむことによりおこる。陰茎《いんけい》の下側《したがわ》には、「こう丸《がん》（精巣《せいそう》）」とよばれる器官《きかん》があり、「精子《せいし》」とよばれる、子どもをつくるために必要《ひつよう》な特別《とくべつ》な細胞《さいぼう》をつくっている。この精子《せいし》は、勃起《ぼっき》した陰茎《いんけい》の先から発射《はっしゃ》（射精《しゃせい》）され、女の人のからだのなかでつくられた「卵子《らんし》」という細胞《さいぼう》とであって、合体（受精《じゅせい》）する。この受精《じゅせい》した細胞《さいぼう》が赤ちゃんとなるのだ。

つまり、勃起《ぼっき》は射精《しゃせい》し、赤ちゃんをつくるために必要《ひつよう》なはたらきであり、陰茎《いんけい》が勃起《ぼっき》するようになるのは、からだが、すこしずつおとなに近づいてきたという合図みたいなものなのだ。

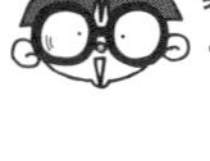

卵子《らんし》のもとになる細胞《さいぼう》は、いつから女の人のからだのなかにある？

1 生まれたときから　**2** 約《やく》6歳《さい》から　**3** 約《やく》15歳《さい》から　（答えはつぎのページ）

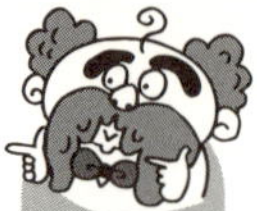

月経《げっけい》　どうして女の子に生理があるの？

思春期《ししゅんき》になると、男の子は陰茎《いんけい》が勃起《ぼっき》し、射精《しゃせい》するようになる。同じように、女の子は思春期《ししゅんき》になると「生理（月経《げっけい》）」がはじまる。

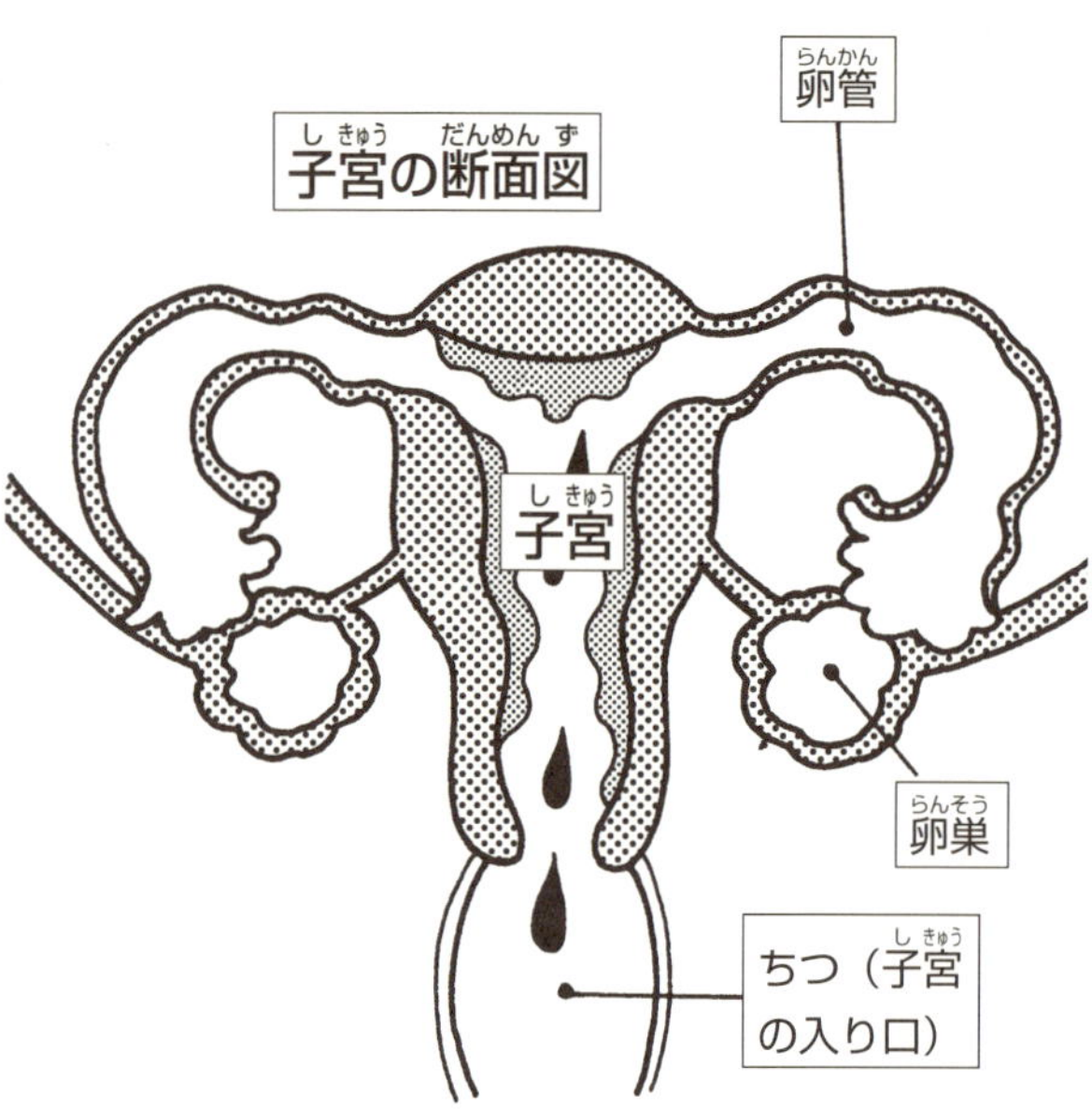

女の人のおなかのなかには、子どもを育てるための子宮《しきゅう》という器官《きかん》があり、その奥《おく》にはふたつの「卵巣《らんそう》」という器官《きかん》がある。卵巣《らんそう》では卵子《らんし》がつくられ、約《やく》1か月に1回の割合《わりあい》で子宮《しきゅう》に運ばれる（排卵《はいらん》）。このとき、子宮《しきゅう》の内側《うちがわ》はあつく、やわらかくなり、子どもを育てる準備《じゅんび》をはじめるのだ。

精子《せいし》と受精《じゅせい》した卵子《らんし》は、赤ちゃんへと成長《せいちょう》をはじめるが、受精《じゅせい》しなかった卵子《らんし》は長くても24時間ほどで死んでしまう。卵子《らんし》の寿命《じゅみょう》はとても短いのだ。このとき、あつくなっていた子宮《しきゅう》のかべがはがれおち、死んだ卵子《らんし》や血などといっしょに、からだの外へだされる。これが月経《げっけい》。月経《げっけい》がはじまるということは、女の子のからだが、子どもをつくることができるようになったというしるしなのだ。

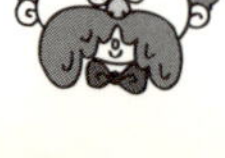

105ページの答え　**1**　生まれたときから　ひとりの女の人がもつ卵子《らんし》のもとになる細胞《さいぼう》は、約《やく》100万《まん》個《こ》。これだけの数を、生まれたときからもっている。

受精《じゅせい》　赤ちゃんはどうやってできるの？

女の人の卵巣《らんそう》でつくられた卵子《らんし》は、約《やく》1か月に1回1個《こ》だけ排卵《はいらん》され、卵管《らんかん》をとおって子宮《しきゅう》へ進む。一方、男の人のこう丸《がん》（精巣《せいそう》）でつくられた

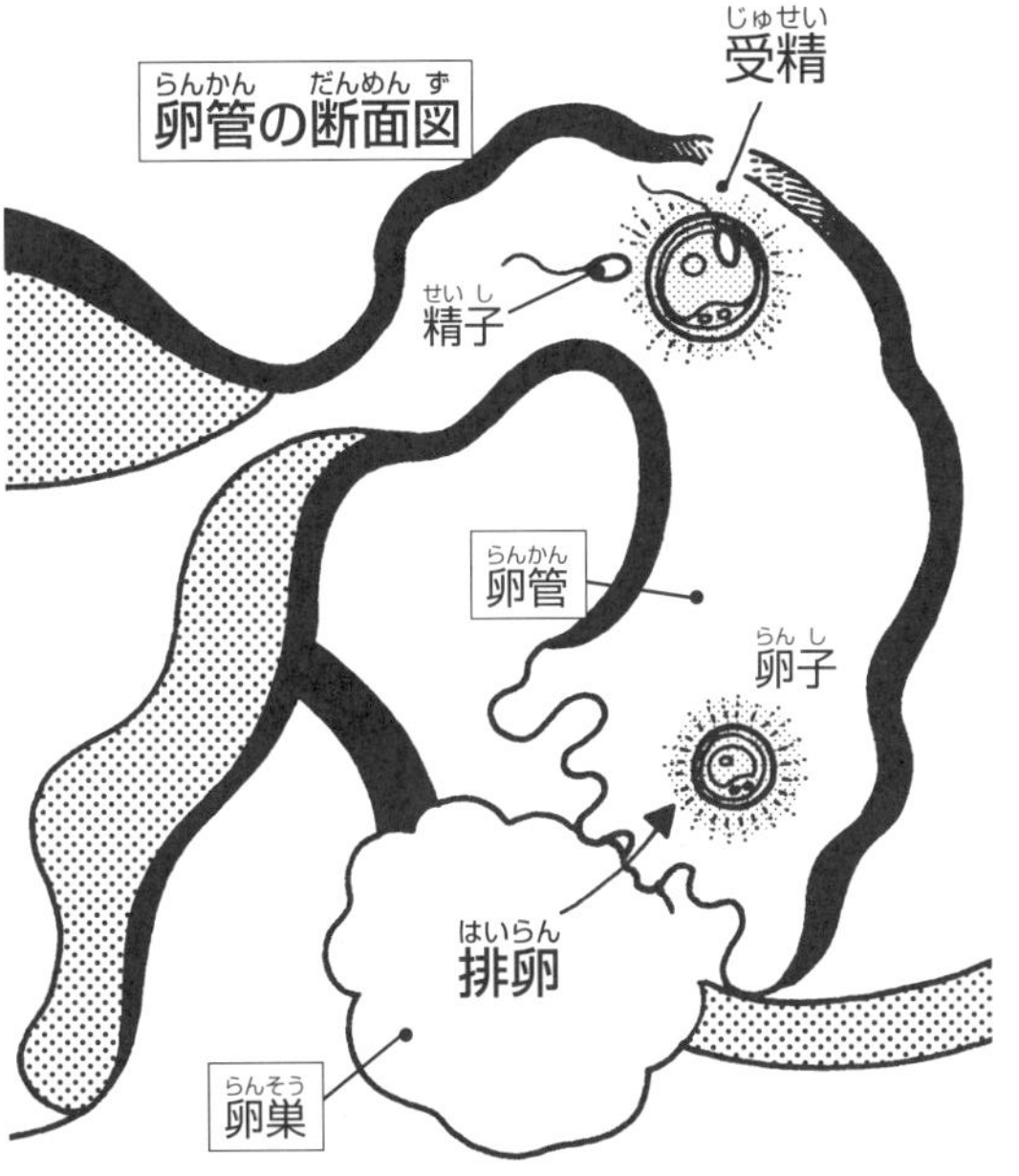

精子《せいし》は、「精巣上体《せいそうじょうたい》（副《ふく》こう丸《がん》）」という器官《きかん》におくられ、10～20日間たくわえられる。そして、前《ぜん》立腺《りっせん》や精《せい》のうという部分でつくられるさまざまな液体《えきたい》と混《ま》じって「精液《せいえき》」という液体《えきたい》になる。

　男の人が、女の人の子宮《しきゅう》の入り口にあたる「ちつ」という部分に勃起《ぼっき》した陰茎《いんけい》をさしこみ、射精《しゃせい》すると、精子《せいし》は長い尾《お》の部分をさかんに動かしながら、泳ぐようにしてちつを進む。

　子宮《しきゅう》をとおって卵管《らんかん》にむかった精子《せいし》は、運よく卵子《らんし》とであうと受精《じゅせい》する。一度の射精《しゃせい》でだされた数億《すうおく》の精子《せいし》のうち、卵子《らんし》と受精《じゅせい》できるのは、わずか1個《こ》。こうしてできた「受精卵《じゅせいらん》」が、女の人のおなかのなかで成長《せいちょう》し、やがて赤ちゃんになるというわけだ。

胎児《たいじ》（おなかのなかの赤ちゃん）をつつんでいる羊膜《ようまく》という膜《まく》のなかは、なにで満《み》たされている？　**1** 気体　**2** 液体《えきたい》　**3** 固体《こたい》　（答えは110ページ）

もっと知りたい!

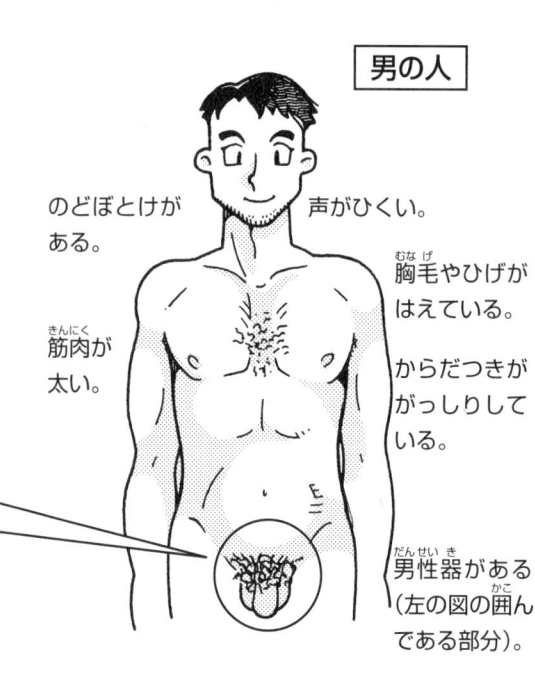

男の人・女の人のからだ

子どものときは、男の子も女の子も、からだつきに大きな差《さ》はない。成長するにつれ、それぞれちがいがあらわれてきて、子どもをつくるための準備《じゅんび》がはじまる。

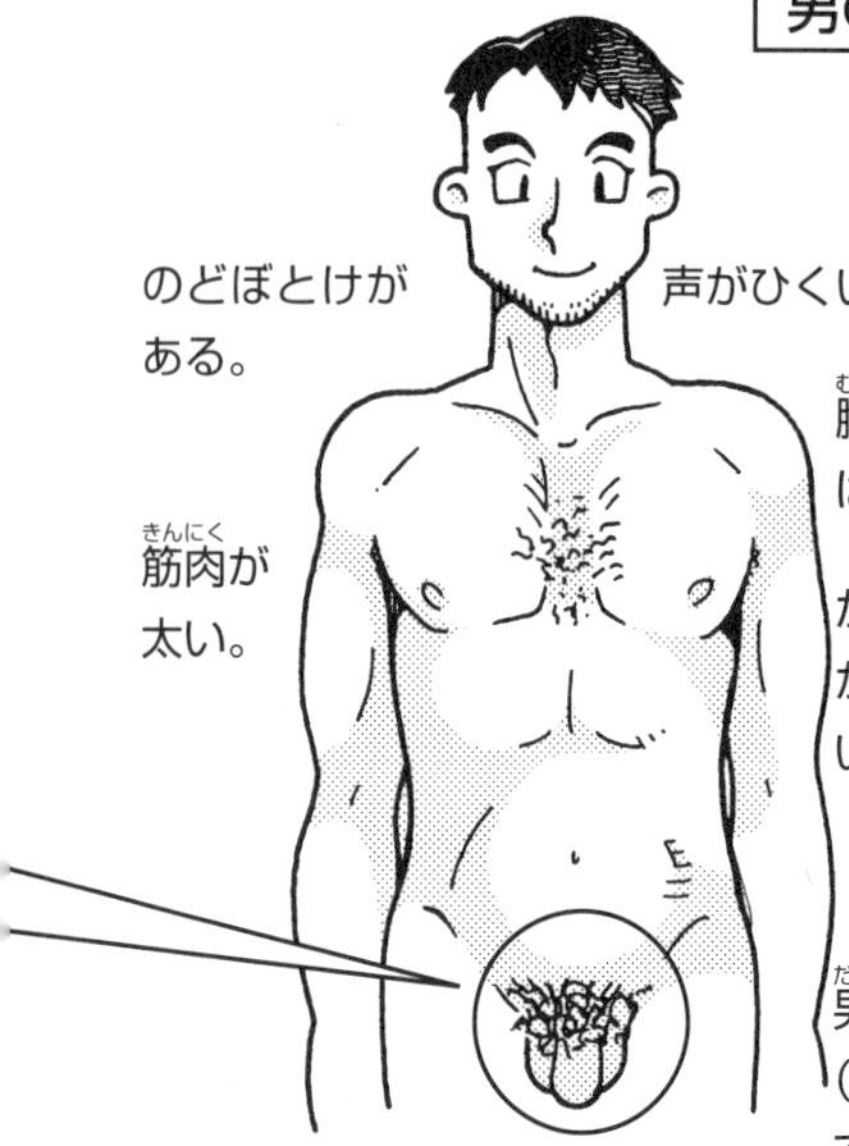
男の人
のどぼとけがある。
声がひくい。
胸毛《むなげ》やひげがはえている。
筋肉《きんにく》が太い。
からだつきががっしりしている。
男性器《だんせいき》がある（左の図の囲《かこ》んである部分）。

女の人
のどぼとけがない。
声が高い。
胸毛《むなげ》やひげがはえていない。
乳房《ちぶさ》がある。
筋肉《きんにく》が細い。
からだつきが丸みをおびている。
女性器《じょせいき》がある（左の図の囲《かこ》んである部分）。

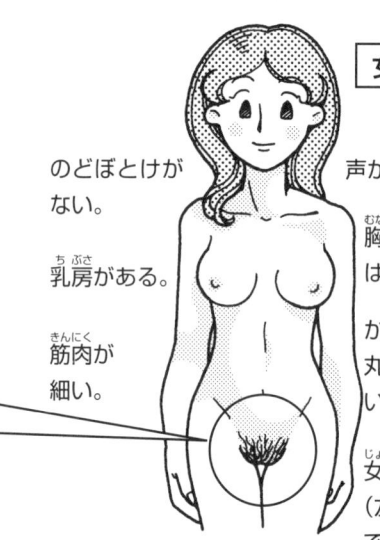

横から見た男の人の下腹部《かふくぶ》の断面図《だんめんず》

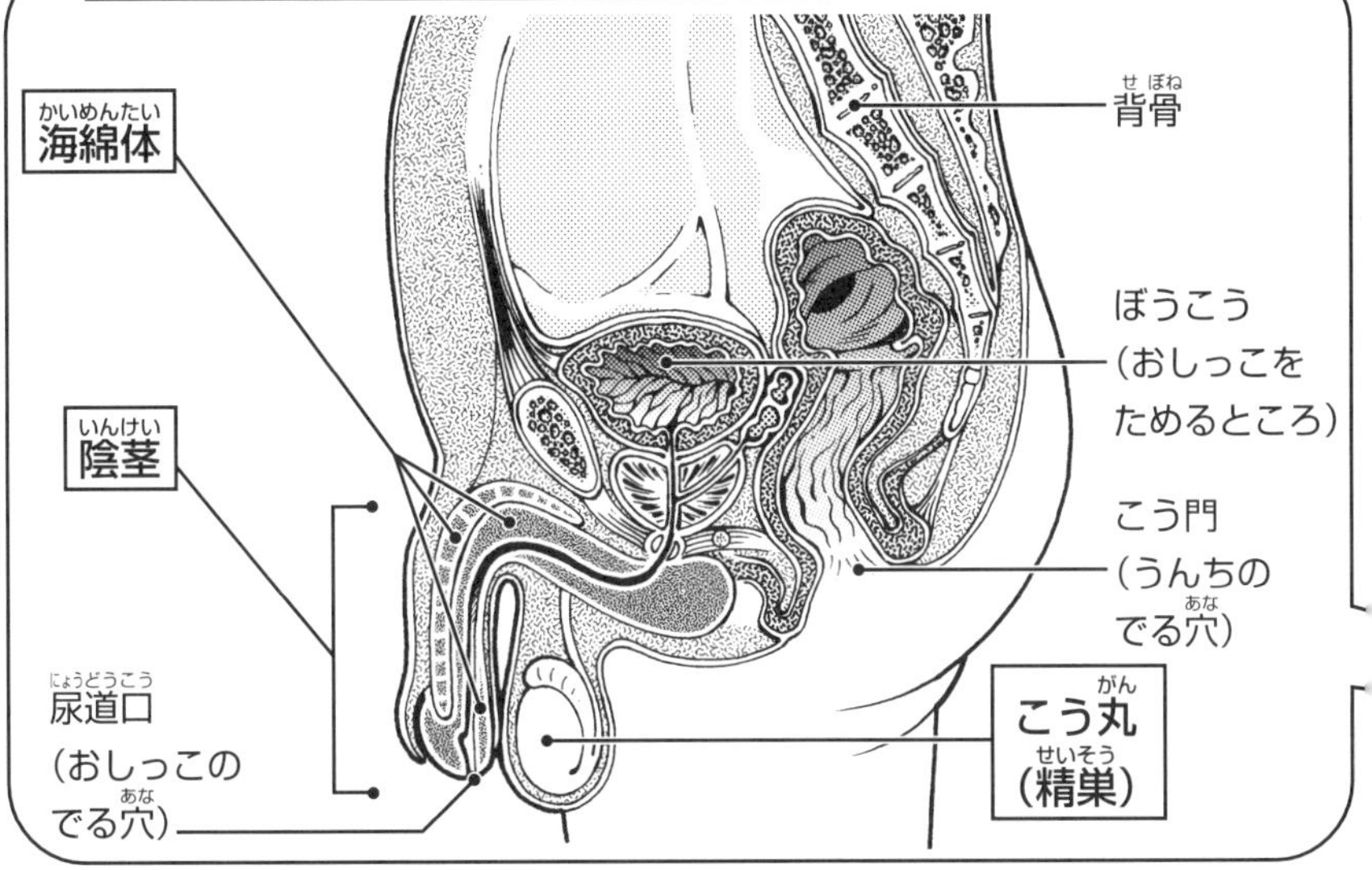
海綿体《かいめんたい》
背骨《せぼね》
ぼうこう
（おしっこを
ためるところ）
陰茎《いんけい》
こう門
（うんちの
でる穴《あな》）
尿道口《にょうどうこう》
（おしっこの
でる穴《あな》）
こう丸《がん》
（精巣《せいそう》）

横から見た女の人の下腹部《かふくぶ》の断面図《だんめんず》

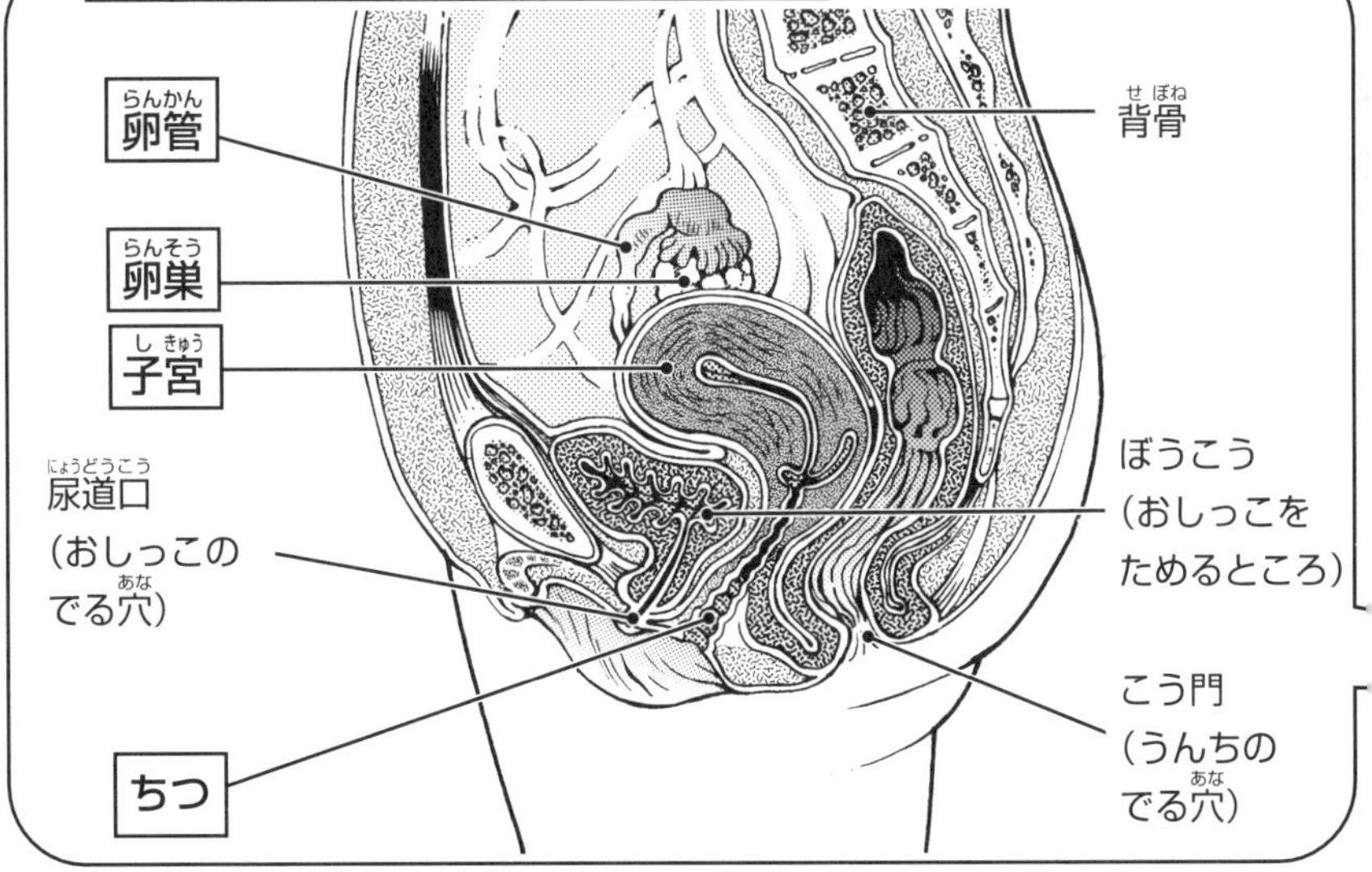
卵管《らんかん》
背骨《せぼね》
卵巣《らんそう》
子宮《しきゅう》
尿道口《にょうどうこう》
（おしっこの
でる穴《あな》）
ぼうこう
（おしっこを
ためるところ）
ちつ
こう門
（うんちの
でる穴《あな》）

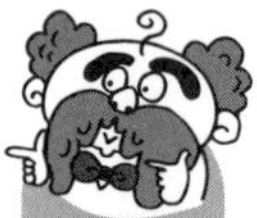

遺《い》伝《でん》　子どもが親とにるわけ

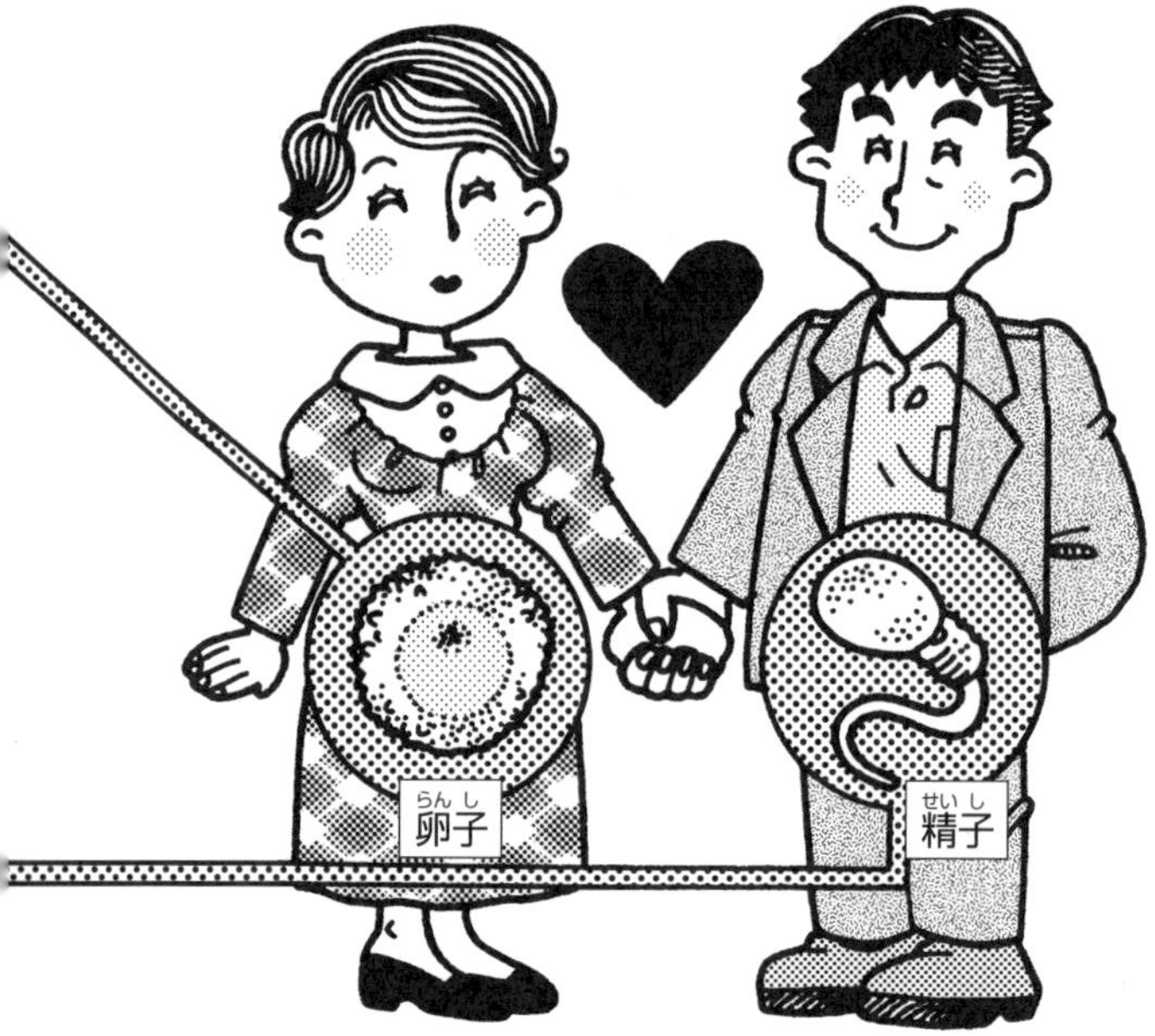

だれでも一度は「お父さんそっくり」とか「お母さんにている」といわれた経験《けいけん》があるはず。たしかに、親子は顔やからだつき、性質《せいしつ》などがにていることが多い。このように、親から姿形《すがたかたち》や性《せい》質《しつ》をうけつぐことを「遺伝《いでん》」という。遺伝《いでん》には、ＤＮＡ《ディーエヌエー》のなかにある「遺伝子《いでんし》」というものが、深く関係《かんけい》している。

人間のからだのすべての細胞《さいぼう》には、染色体《せんしょくたい》というものがあり、そのなかには人体の設計図《せっけいず》にあたるＤＮＡ《ディーエヌエー》がはいっている。そして、その人のからだのすべての特徴《とくちょう》は、このＤＮＡ《ディーエヌエー》のなかの「遺伝《いでん》子《し》」という部分に、暗号のような形でおさめられている。人間の場合、すべてのＤＮＡ《ディーエヌエー》のうち、遺《い》伝子《でんし》としての役目をもつ部分は約《やく》２～５パーセン

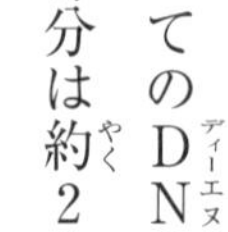

107ページの答え　**2**　液体《えきたい》　羊膜《ようまく》のなかは、羊水《ようすい》という液体《えきたい》で満たされている。胎児《たいじ》は、この羊水《ようすい》のなかにうかんだ状態《じょうたい》で約9か月をすごすのだ。

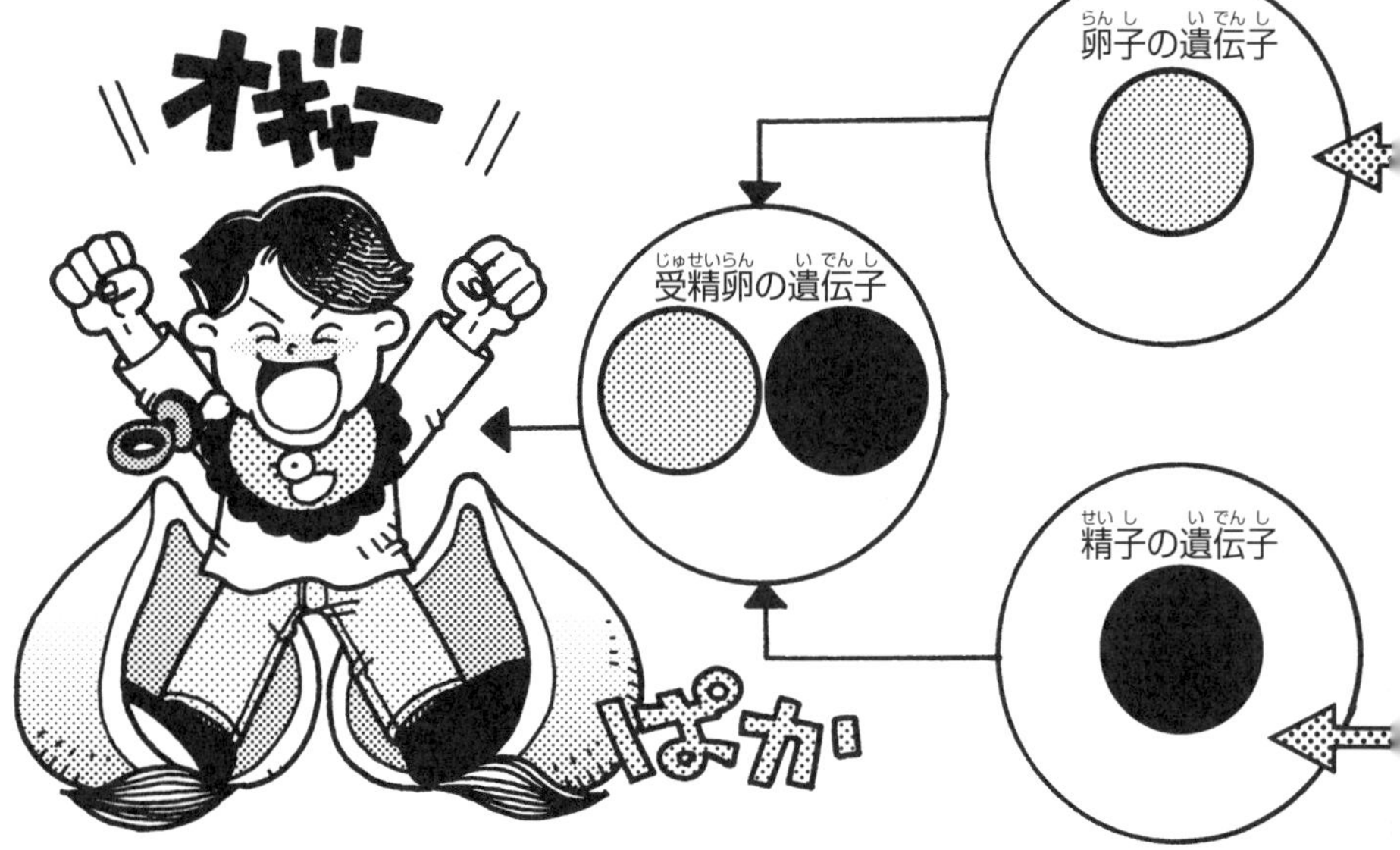

トといわれる。人間一人ひとりの姿形《すがたかたち》や性質《せいしつ》のちがいの多くは、この遺伝子《いでんし》の細《こま》かなちがいによってうまれるというわけ。

では、なぜ顔やからだつき、性質《せいしつ》などが親とにるのか。そのひみつは、お父さんとお母さんの遺《い》伝子《でんし》を、半分ずつうけついで生まれてくるということにある。

人間は、親の精子《せいし》と卵子《らんし》が受精《じゅせい》することで生まれるが、お父さんの精子《せいし》にはお父さんの遺伝子《いでんし》が、お母さんの卵子《らんし》にはお母さんの遺伝子《いでんし》がはいっている。つまり、受精卵《じゅせいらん》は、お父さんとお母さんから遺伝子《いでんし》を半分ずつうけつぐことになる。そのため、親に姿形《すがたかたち》や性質《せいしつ》がにていることが多くなるというわけ。

遺伝《いでん》というしくみは、とてもふしぎなものなのだ。

1865年に遺伝《いでん》に関《かん》する研究を発表したメンデルが、その研究に使っていた植物は？　**1** エンドウ　**2** アサガオ　**3** ツユクサ　（答えはつぎのページ）

胎児《たいじ》と胎盤《たいばん》

おなかの赤ちゃんは息をしなくても平気なの?

受精《じゅせい》したばかり受精卵《じゅせいらん》は、直径《ちょっけい》が約《やく》0.2ミリメートルで、まだひとつの細胞《さいぼう》にすぎない。でも、受《じゅ》精《せい》から2～3時間たつと、ふたつに分裂《ぶんれつ》しはじめ、

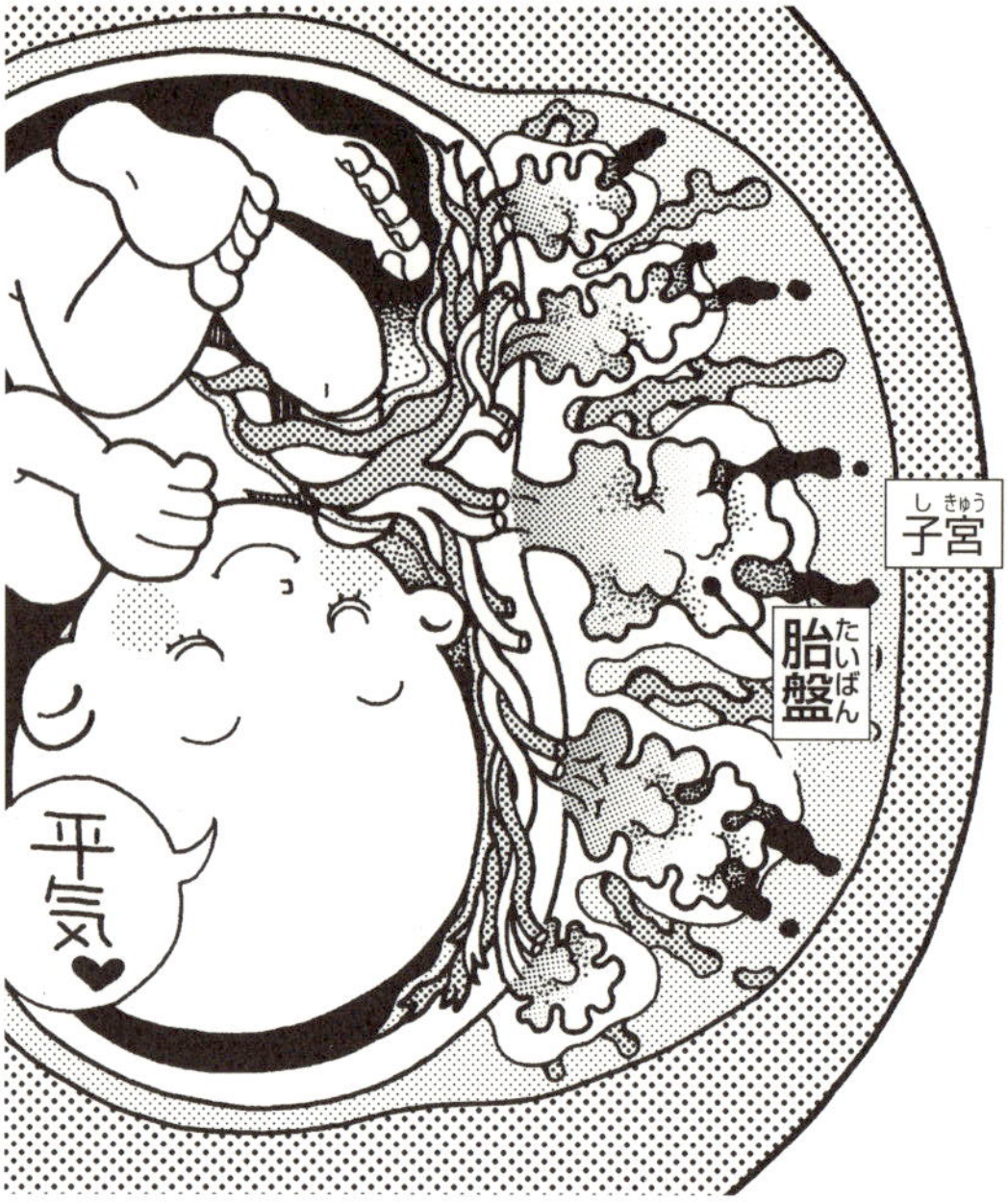

その後も細胞分裂《さいぼうぶんれつ》をくりかえして、2→4→8→16と数をどんどんふやしながら成長《せいちょう》をはじめる。そして、5日めごろには、子宮《しきゅう》のかべにくっついて動かなくなる。これを「着床《ちゃくしょう》」という。

受精卵《じゅせいらん》が着床《ちゃくしょう》すると、その部分の子宮《しきゅう》のかべがあつくなって、やがて「胎盤《たいばん》」という組織《そしき》になる。受精卵《じゅせいらん》はやがて胎児《たいじ》となる。胎盤《たいばん》と胎児《たいじ》は「へそのお」でつながっていて、さらに胎盤《たいばん》のなかでは、お母さんの血管《けっかん》と、へそのおからのびた胎児《たいじ》の血《けっ》管《かん》が、あみの目のようにからみあっている。胎児《たいじ》は、お母さんからうけとった酸素《さんそ》や栄養分《えいようぶん》を、この部分でとりこんでいる。そのため、胎児《たいじ》は息をしたり、ものを食べたりしなくても生きていくことができるというわけだ。

111ページの答え **1** エンドウ　メンデルは、エンドウの花や種《たね》を分類《ぶんるい》して、遺伝《いでん》の基本的《きほんてき》な法則《ほうそく》である「メンデルの法則《ほうそく》」を発見した。

双生児《そうせいじ》　どうして双子《ふたご》が生まれてくるの？

双子《ふたご》とは、お母さんのおなかのなかでいっしょに大きくなり、生まれてくる赤ちゃんのことをいう。じつは、双子《ふたご》のできかたには、2種類《しゅるい》ある。

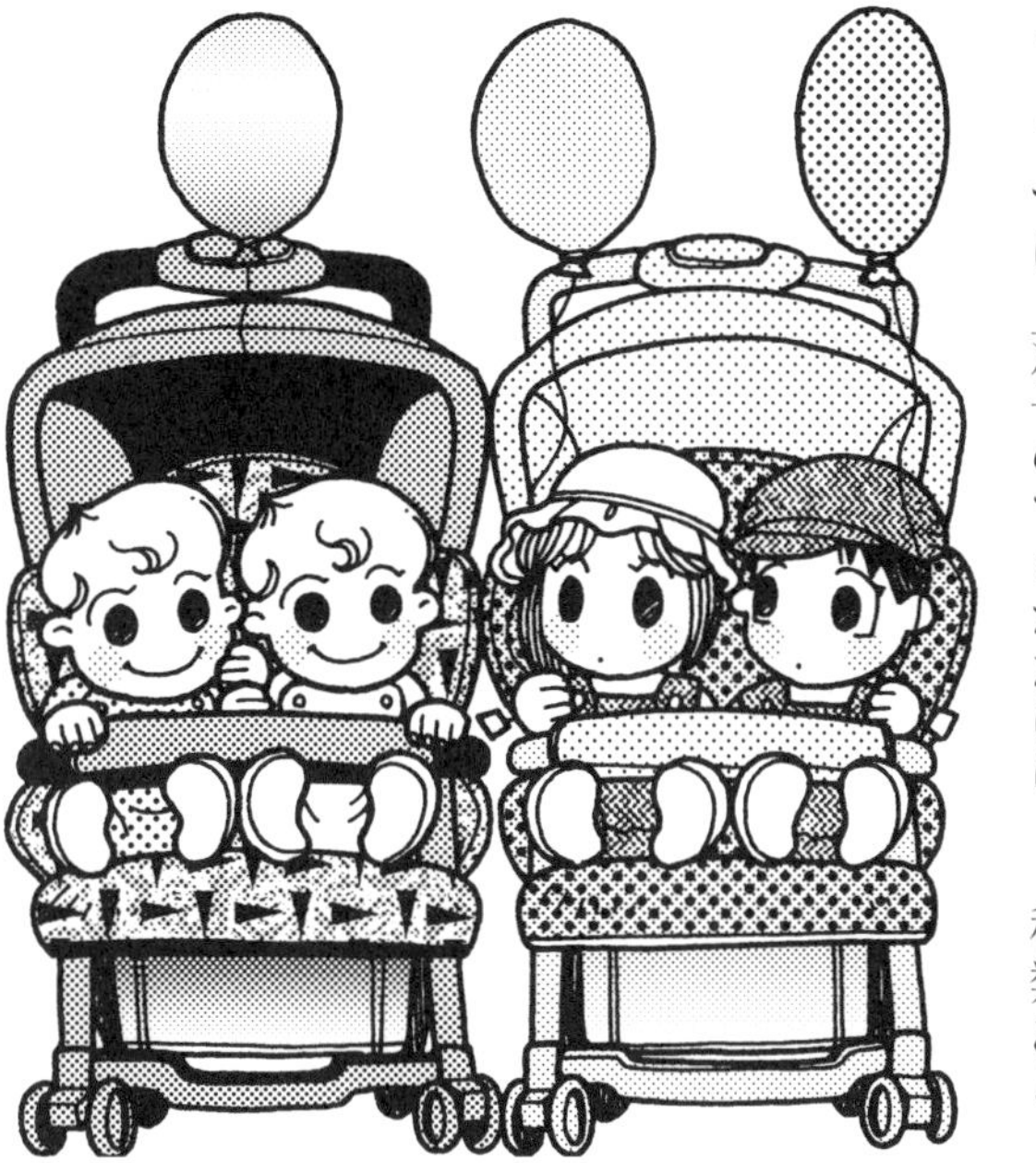

卵管《らんかん》にでてきたお母さんの卵子《らんし》が、お父さんの精子《せいし》と受精《じゅせい》することで赤ちゃんになる。ふつう、お母さんの卵子《らんし》は、一度に1個《こ》しか卵管《らんかん》にでてこないので、生まれてくる子どもはひとりだ。でも、まれに卵子《らんし》が2個《こ》でてきてしまうことがあり、この卵子《らんし》が両方とも受精《じゅせい》して育つと、双子《ふたご》になる。このような双子《ふたご》を「二卵性双生児《にらんせいそうせいじ》」という。

いっぽう、1個《こ》の卵子《らんし》が受精《じゅせい》したあとでふたつの別《べつ》べつの卵子《らんし》にわかれて、そのまま双子《ふたご》に育つこともある。このような双子《ふたご》を「一卵性双生児《いちらんせいそうせいじ》」という。二卵性双生児《にらんせいそうせいじ》が、それぞれちがう遺伝子《いでんし》をもっている（110・111ページ参照《さんしょう》）のに対して、一卵性双生児《いちらんせいそうせいじ》は1個の受精卵《じゅせいらん》から生まれてきたために、まったく同じ遺伝子《いでんし》をもっているのだ。

一卵性双生児《いちらんせいそうせいじ》の男の子と女の子の組みあわせは？　**1** かならず同性《どうせい》　**2** かならず異性《いせい》　**3** 同性《どうせい》のときも異性《いせい》のときもある　（答えはつぎのページ）

右ききと左きき

なぜ右ききの人と左ききの人がいるの？

身近《みぢか》な人について調べてみると、左ききの人よりも、右ききの人が多い。今から1万年以上《いじょう》前の人たちが使っていた石器《せっき》などを調べてみても、ほとんどが右きき用につくられているらしい。大昔《おおむかし》も今も、右ききの人がずっと多いというわけだ。でも、どうして右ききの人が多いのだろう。

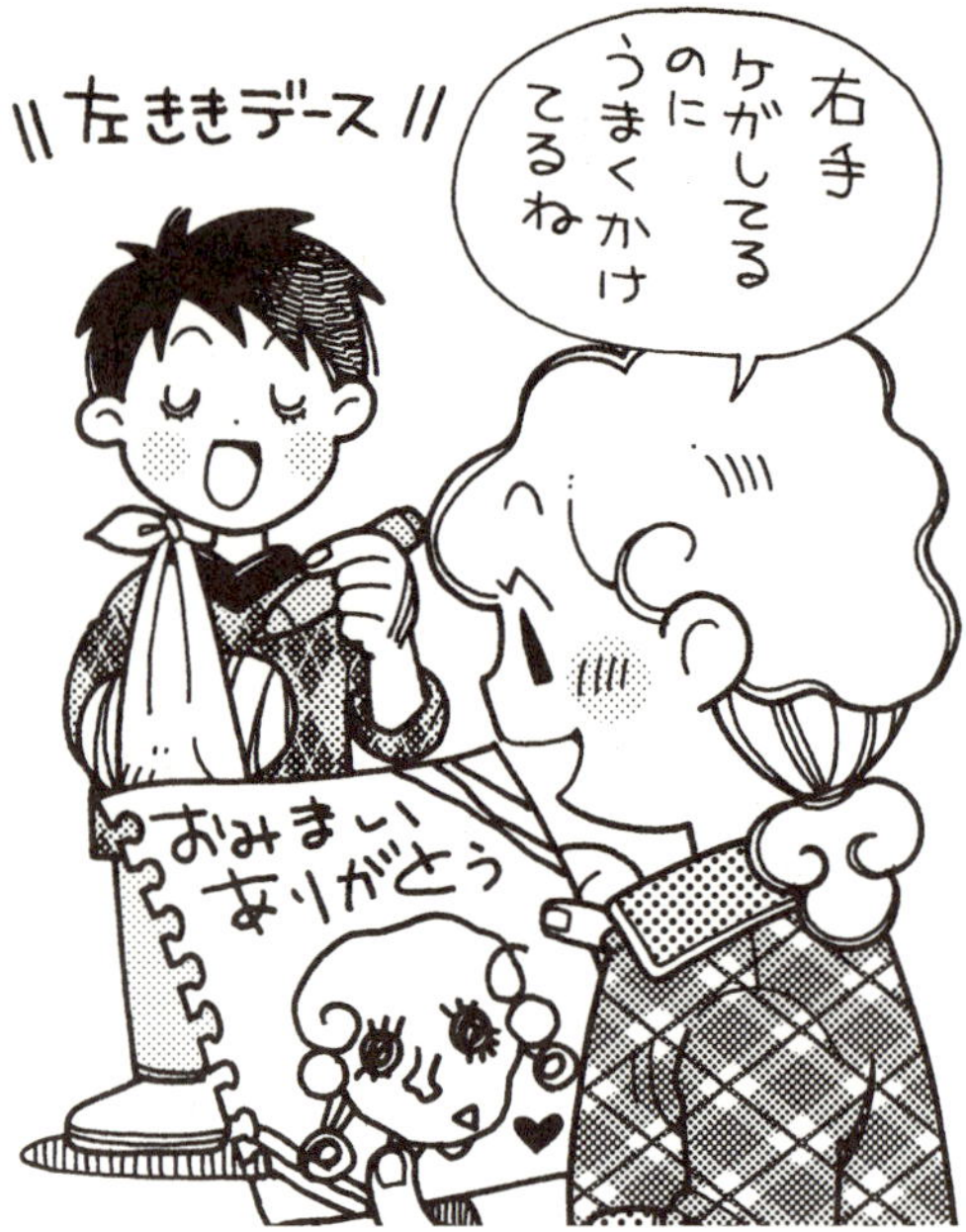
右手ケガしてるのにうまくかけてるね
左ききデース
おみまいありがとう

　ある調査《ちょうさ》では、生まれたばかりの赤ちゃんの80パーセントが、両手を同じように使っていた。つまり、多くの赤ちゃんは、右ききでも左ききでもない。ところが、成長《せいちょう》のとちゅうで、親のまねをしたり、右手を使うように教えられたりして、いつのまにか右ききになってしまうというわけだ。

　人間のからだの左側《ひだりがわ》は、おもに右脳《うのう》がコントロールしていて、右脳《うのう》は直感でものを考える能力《のうりょく》にすぐれているといわれる。そのため、いつも右脳《うのう》を使っている左ききの人は、芸術《げいじゅつ》家《か》など、直感でものを考える仕事にむいているともいわれている。

113ページの答え **1** かならず同性《どうせい》　一卵性双生児《いちらんせいそうせいじ》は、同じ遺伝子《いでんし》をもっているので、かならず同性《どうせい》になる。ちなみに、二卵性双生児《にらんせいそうせいじ》は同性《どうせい》の場合も異性《いせい》の場合もある。

からだの大常識…

その6

健《けん》康《こう》・病気・ケガのひみつ

たんこぶとまめ

たんこぶやまめができるのはどうして?

頭などを強くぶつけると、その部分にたんこぶができる。たんこぶの正体は、皮《ひ》ふの下の血管《けっかん》が切れてできた、血のかたまりなのだ。

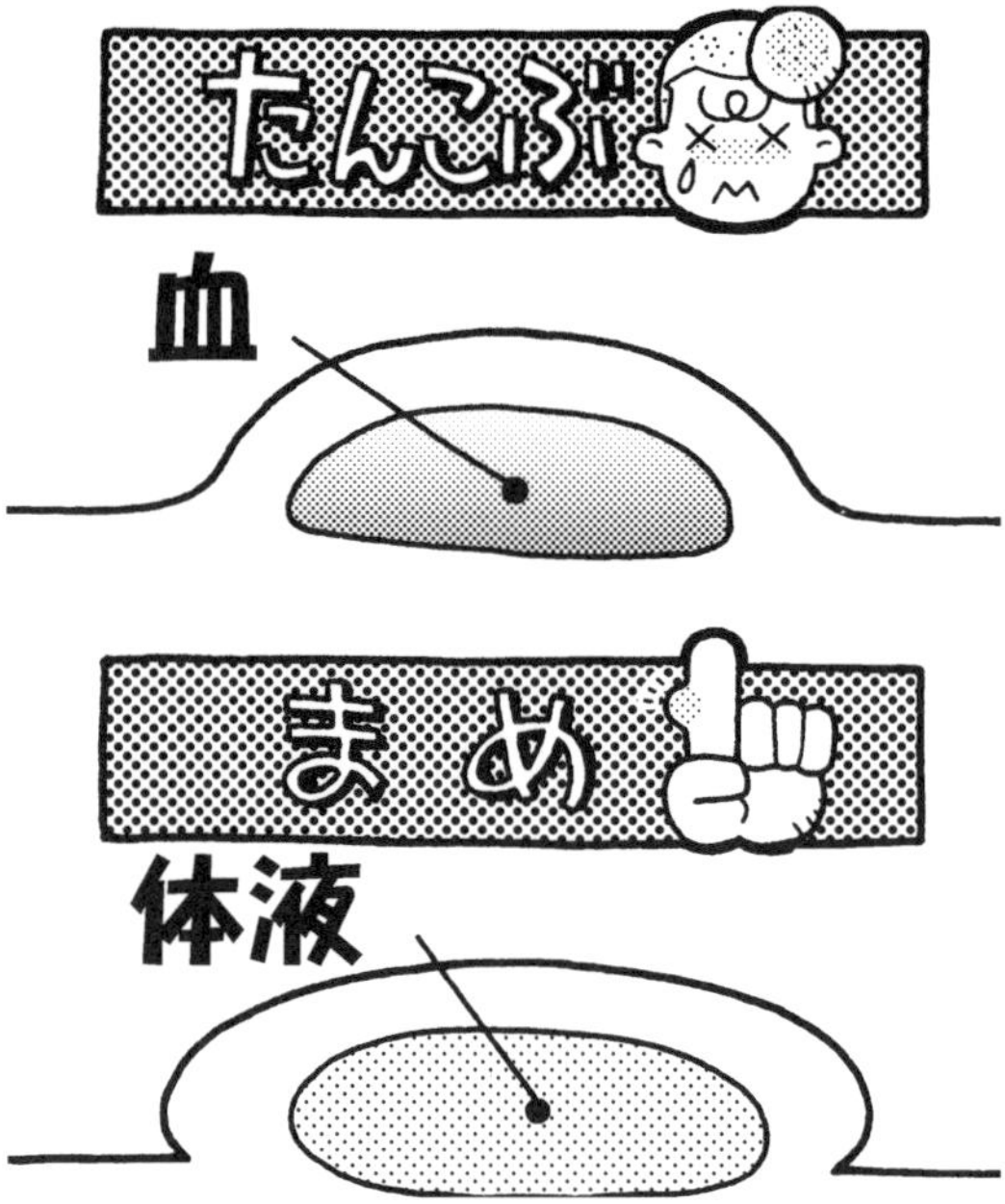

からだ中の皮《ひ》ふの表面近くには、毛細血管《もうさいけっかん》があみの目のようにはりめぐらされている。皮《ひ》ふのすぐ下に骨《ほね》がある部分では、ぶつけたショックで毛《もう》細血管《さいけっかん》が切れると、あふれた血が皮《ひ》ふの下にたまって皮《ひ》ふをおしあげ、たんこぶになるというわけだ。

また、野球の練習で、何十回もすぶりをすると、手のひらにまめができることがある。このまめは、皮《ひ》ふの表面が何度も横に強くずらされているうちに、皮《ひ》ふの表面の細胞《さいぼう》と、その奥《おく》の部分がはがれて、そのすきまに体液《たいえき》がたまることでできる。たんこぶもまめも、やがてたまっている血や体液《たいえき》が、からだのなかに吸収《きゅうしゅう》されるとなおってしまう。

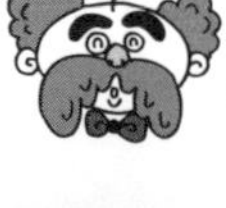

いよいよ最後の章じゃ。
もうひといきがんばろう!

かさぶた どうしてケガをするとかさぶたができるの？

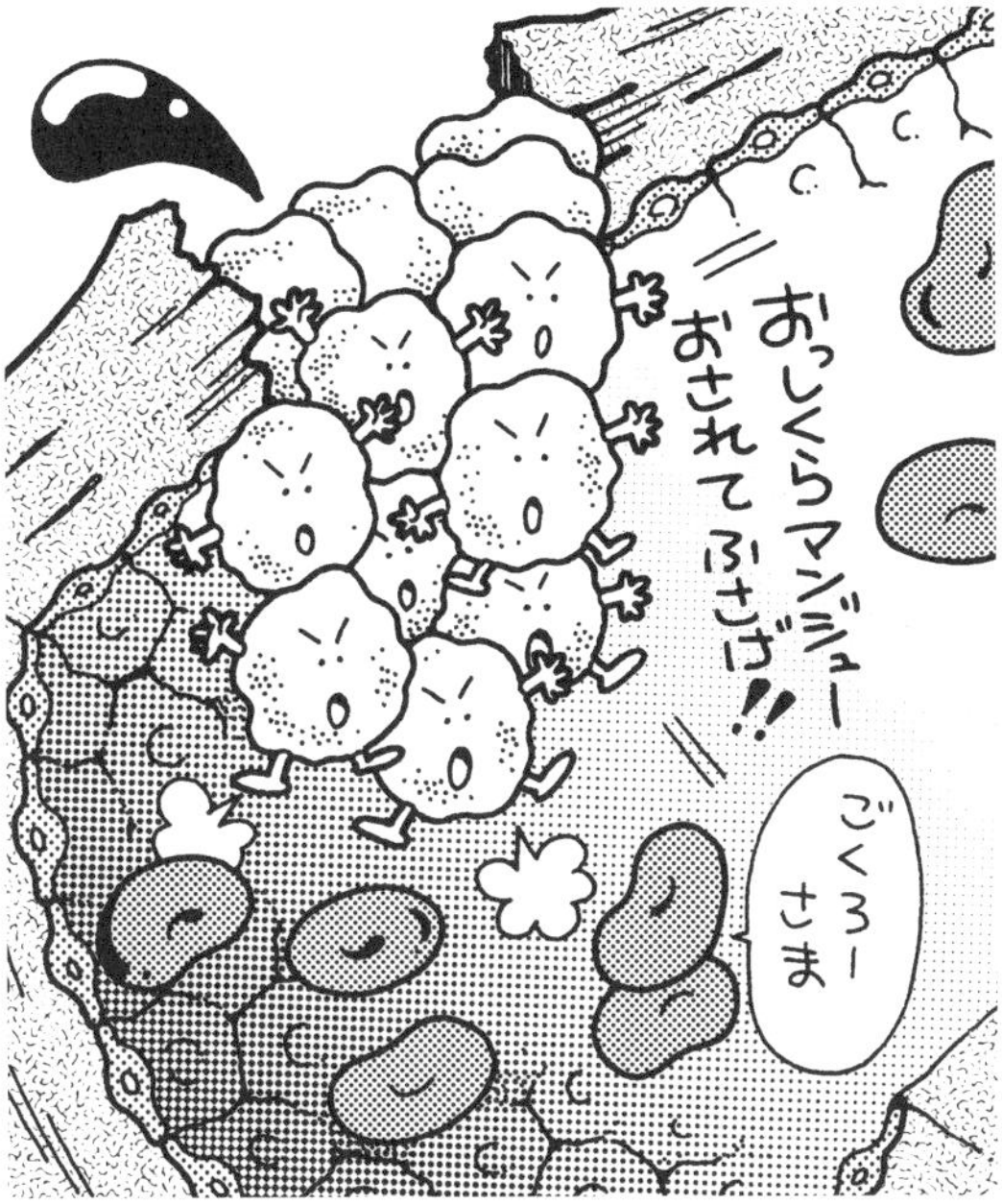

ケガをして血がでても、しばらくそのままにしておくと、かさぶたができて、やがて傷口がふさがってしまう。このかさぶたは、血の成分が変化してできたものなのだ。

血のなかには、血小板（50・51ページ参照）という、血をかためるはたらきをする細胞がふくまれている。その数は、1立方ミリメートルあたり20〜50万個にもなる。血管が切れて血が外にでると、この血小板がこわれ、もれだした物質が、血のなかの物質と反応して「フィブリン」という糸のようなものをつくる。このフィブリンは、血のなかの赤血球にからみついてかたまり、やがて血管の傷口をふさぐ。これが、かさぶただ。

かさぶたの下では、傷口をふさぐために、新しい細胞がさかんにつくられはじめる。そして、新しい皮ふができると、役目をおえたかさぶたははがれおちてしまうのだ。

生まれつき血がかたまりにくい病気をなんという？

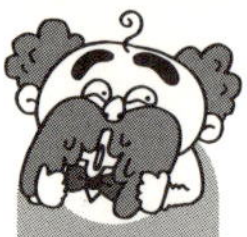

虫歯 どうして虫歯になるの?

食べたあと、きちんと歯をみがかないと、虫歯になりやすい。虫歯とは、口のなかにすんでいる細菌によって歯がとけてしまう病気のことだ。

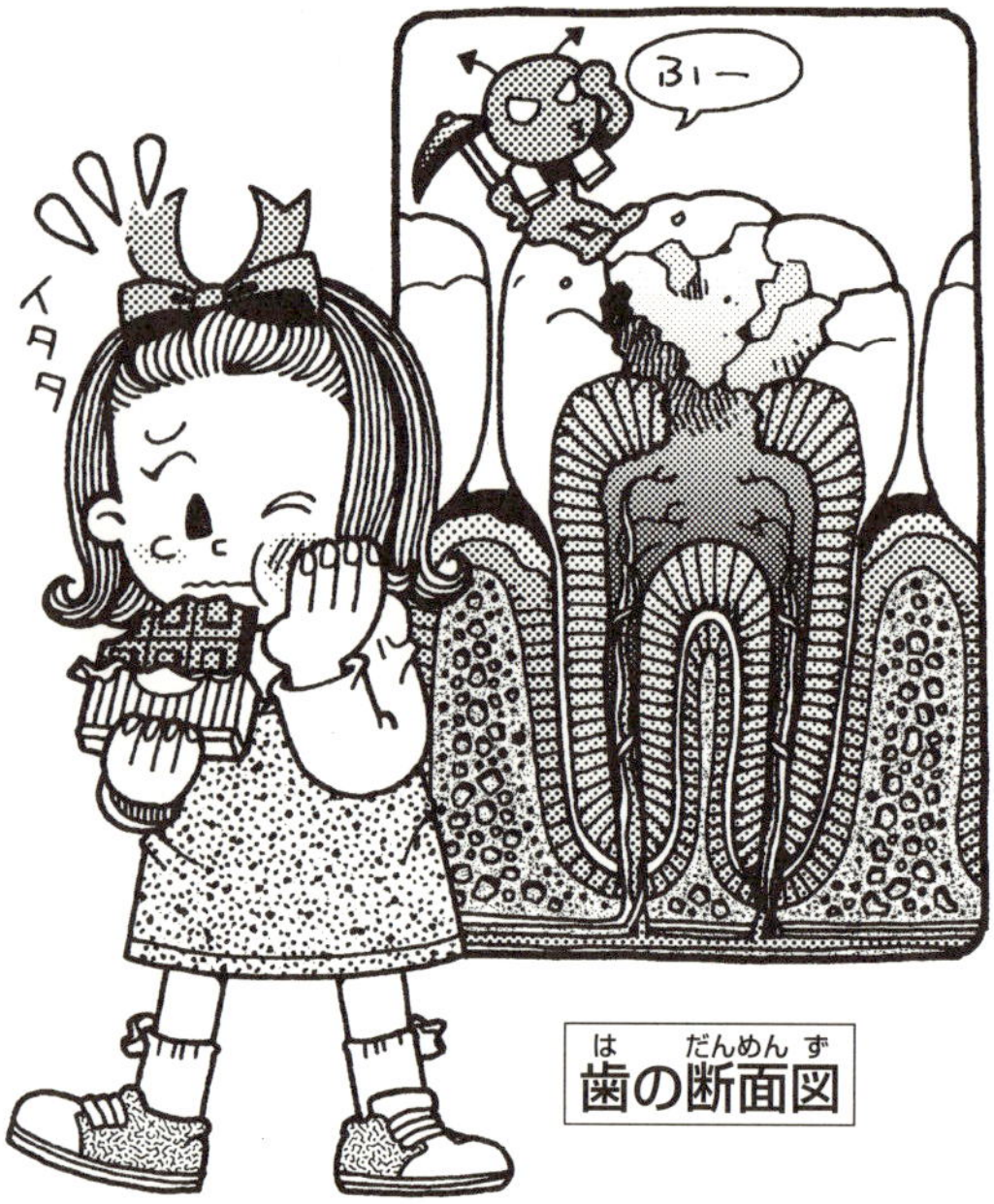

歯の断面図

歯のくぼみなどについた食べもののかけらは、口のなかにすんでいる「ミュータンス菌」という細菌によって分解され、乳酸などの酸になる。糖分は、とくに乳酸になりやすい。この酸が、歯をとかすと虫歯になる。最初は、歯の表面の「エナメル質」という部分がとかされるだけなので痛くないが、その奥にある「象牙質」という部分がとかされはじめると、冷たいものがしみるようになる。そして、その奥にある「歯髄」という部分まで進むと、神経が細菌におかされ、はげしく痛みはじめる。

虫歯は、ほおっておくと骨までおかされてしまうことがある、こわい病気だ。虫歯を予防するためにも、食後の歯みがきがとても大切なのだ。

117ページの答え **3 血友病** 血友病は、血をかためることに関係する物質をつくる遺伝子に異常があるため、血がかたまりにくくなる病気だ。

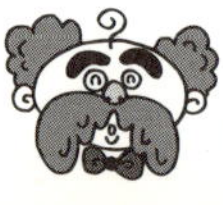

夜ふかし

夜ふかしはからだによくないの？

ある科学者が、まどや時計がない部屋のなかで何日も生活し、生活リズムの変化《へんか》を調べる実験《じっけん》をおこなった。その結果《けっか》、25時間という、ほぼ1日に近い周期《しゅうき》の生活リズムをたもつことがわかった。どうやら人間は、からだのなかにあるなにかを時計のようにはたらかせ、その感覚《かんかく》と太陽の明るさなどを目安にして、約《やく》1日周期《しゅうき》の生活リズムをつくっているらしい。これは、人間だけでなく、多くの生きものが、何十億年《なんじゅうおくねん》という長い時間をかけて身につけた能力《のうりょく》なのだ。

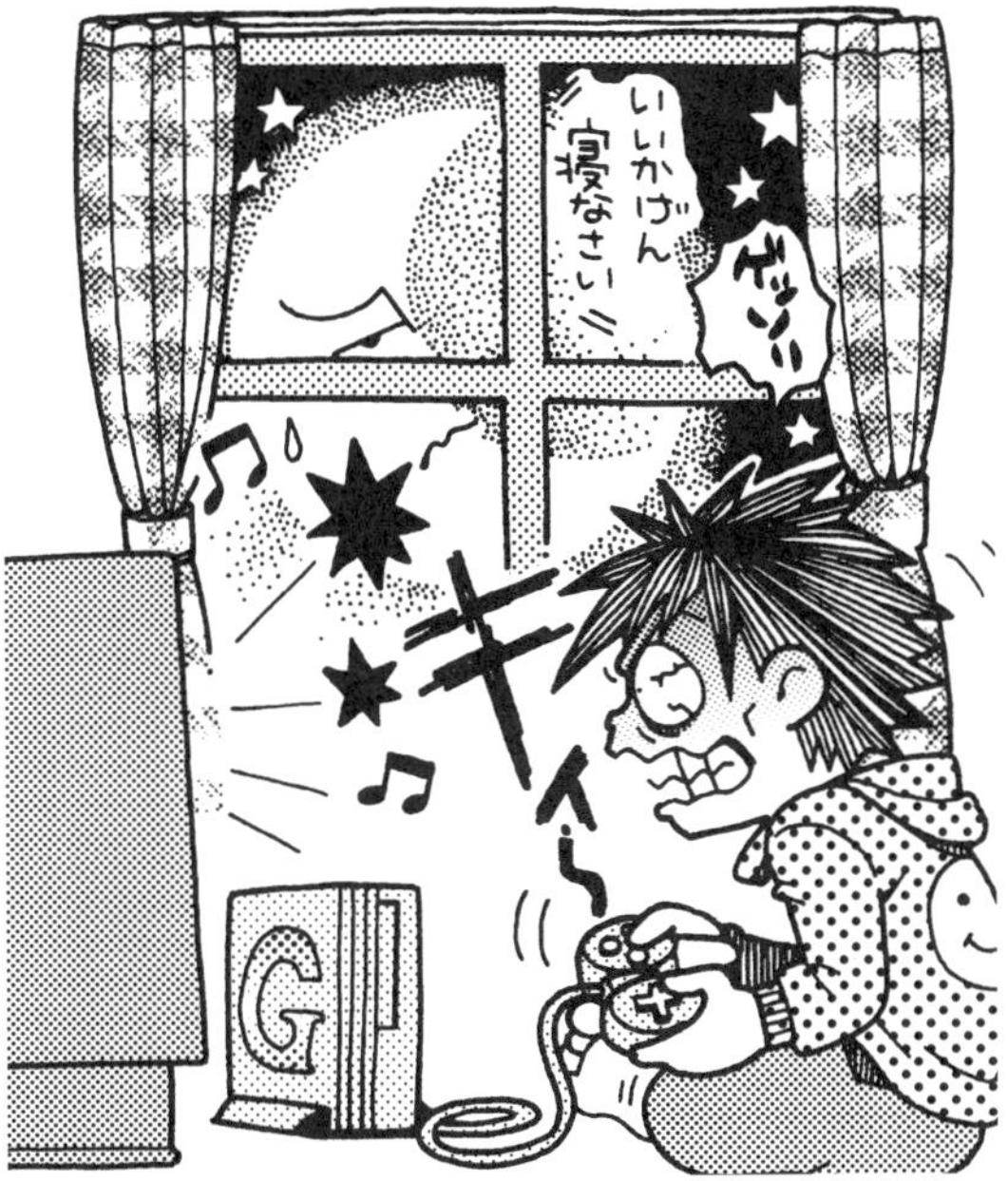

　では、夜ふかしをつづけるとどうなるか。このリズムにさからって生活するために、だんだんと体力や細菌《さいきん》などに対する抵抗力《ていこうりょく》がおとろえ、さまざまな病気にかかりやすくなってしまう。

　夜ふかしは、からだにとって百害《ひゃくがい》あって一利《いちり》なし。健康《けんこう》をたもつためには、夜ふかしをしないで、規則《きそく》正しい生活をすることが大切なのだ。

ミュータンス菌《きん》は、酸《さん》といっしょに白いドロドロしたものをつくる。これはなにか？　**1** 歯《し》こう　**2** エナメル質《しつ》　**3** フッ素《そ》　（答えはつぎのページ）

健《けん》康《こう》・病気
タバコをすうとからだに悪いの？

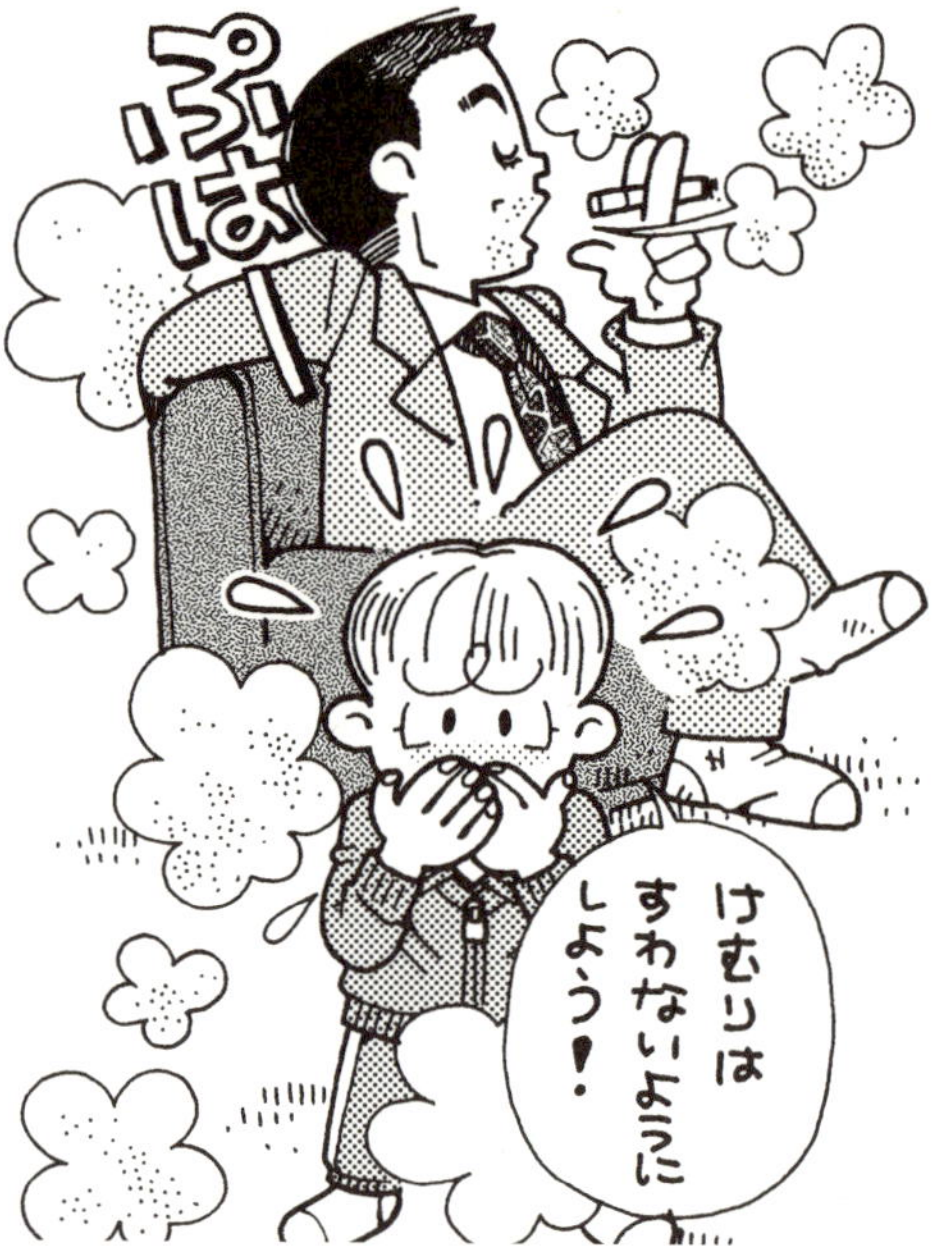
ぷはー
けむりは すわないように しよう！

タバコのけむりには、さまざまな有害物質《ゆうがいぶっしつ》がふくまれている。たとえば、タールという物質《ぶっしつ》は、長いあいだとりつづけると、ガンをひきおこす。

一酸化炭素《いっさんかたんそ》という物質《ぶっしつ》には、血のなかにある赤血《せっけつ》球《きゅう》という成分《せいぶん》と結《むす》びついて呼吸《こきゅう》のじゃまをし、心《しん》臓《ぞう》や血管《けっかん》の病気をひきおこすはたらきがある。また、これらの物質《ぶっしつ》以外《いがい》に、肺《はい》や気管《きかん》の病気の原因《げんいん》になる物質《ぶっしつ》もふくまれている。そのため、タバコをすう人はガンや血管《けっかん》の病気になる確率《かくりつ》が、すわない人に比《くら》べてとても高い。タバコはからだにとって悪いものなのだ。

また、タバコにはもうひとつ、ニコチンという物質《ぶっしつ》がふくまれている。この物質《ぶっしつ》は、長いあいだからだにとりいれていると、その物質《ぶっしつ》がへったときに禁断症状《きんだんしょうじょう》（ほしくてたまらなくなる症状《しょうじょう》）がおこる。このニコチンが、タバコをなかなかやめられない原因《げんいん》をつくっているのだ。

119ページの答え **1** 歯《し》こう　歯《し》こうは酸《さん》や細菌《さいきん》をとじこめる性質《せいしつ》があるため、ほうっておくと、歯《し》こうの下で虫歯がどんどん進行する。

健《けん》康《こう》・病気

ストレスってなに？

ストレスとは、外からのしげきによって、心やからだの調《ちょう》子《し》が変《へん》化《か》することをいう。このしげきには、疲《つか》れや睡《すい》眠《みん》不《ぶ》足《そく》などのほか、喜びや悲しみまで、さまざまなものがふくまれる。ただし、一《いっ》般《ぱん》的《てき》には、心やからだの調《ちょう》子《し》を悪くさせる原《げん》因《いん》をストレスとよび、心《しん》理《り》的《てき》なものをさすことが多い。

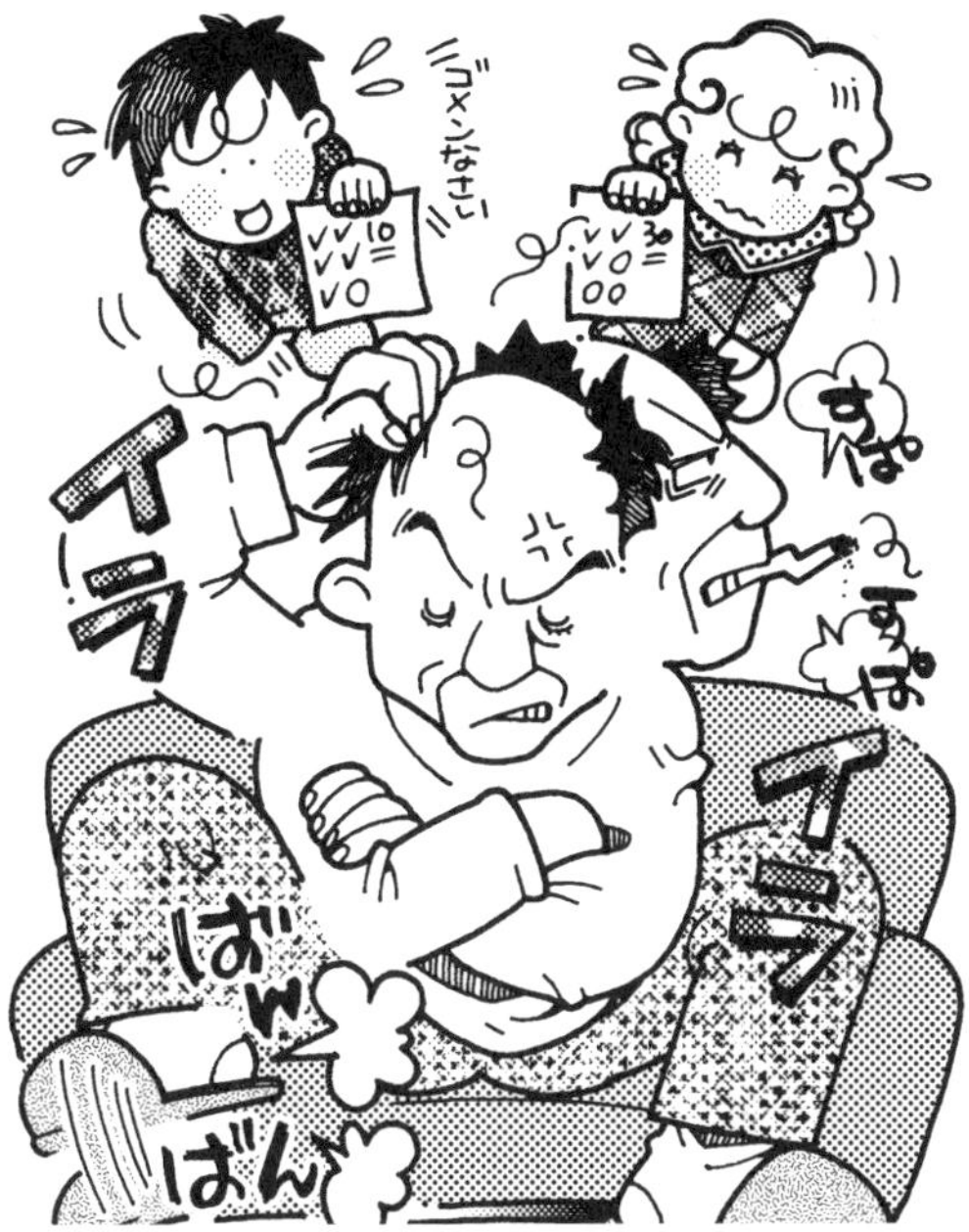

悪いストレスがおこると、心が不安定になり、イライラしたり、やる気がなくなったりするばかりではない。おなかや頭が痛《いた》くなったり、髪《かみ》の毛がぬけたり、からだの一部が思いどおりに動かなくなったりすることもある。

ストレスは、それ自体は病気ではないけれど、胃《い》かいようなど、さまざまな病気の引き金になることも多い。健《けん》康《こう》をたもつためには、できるだけストレスをおこさないようにすると同時に、日ごろから規《き》則《そく》正しい生活をして、病気に負けないからだをつくっておくことが大切なのだ。

口からすいこむタバコのけむりと、タバコの先からでるけむり。どっちがからだに悪い？

1 すいこむけむり　**2** 先からでるけむり　**3** どちらも同じ　（答えはつぎのページ）

病気

かぜってなに？

かぜをひくと熱《ねつ》がでたり、せきや鼻水がでたり、場合によっては頭やおなかまたはのどが痛《いた》くなったりする。かぜとは、これらの症状《しょうじょう》をさす言葉で、かぜという決まった病気があるわけではないのだ。

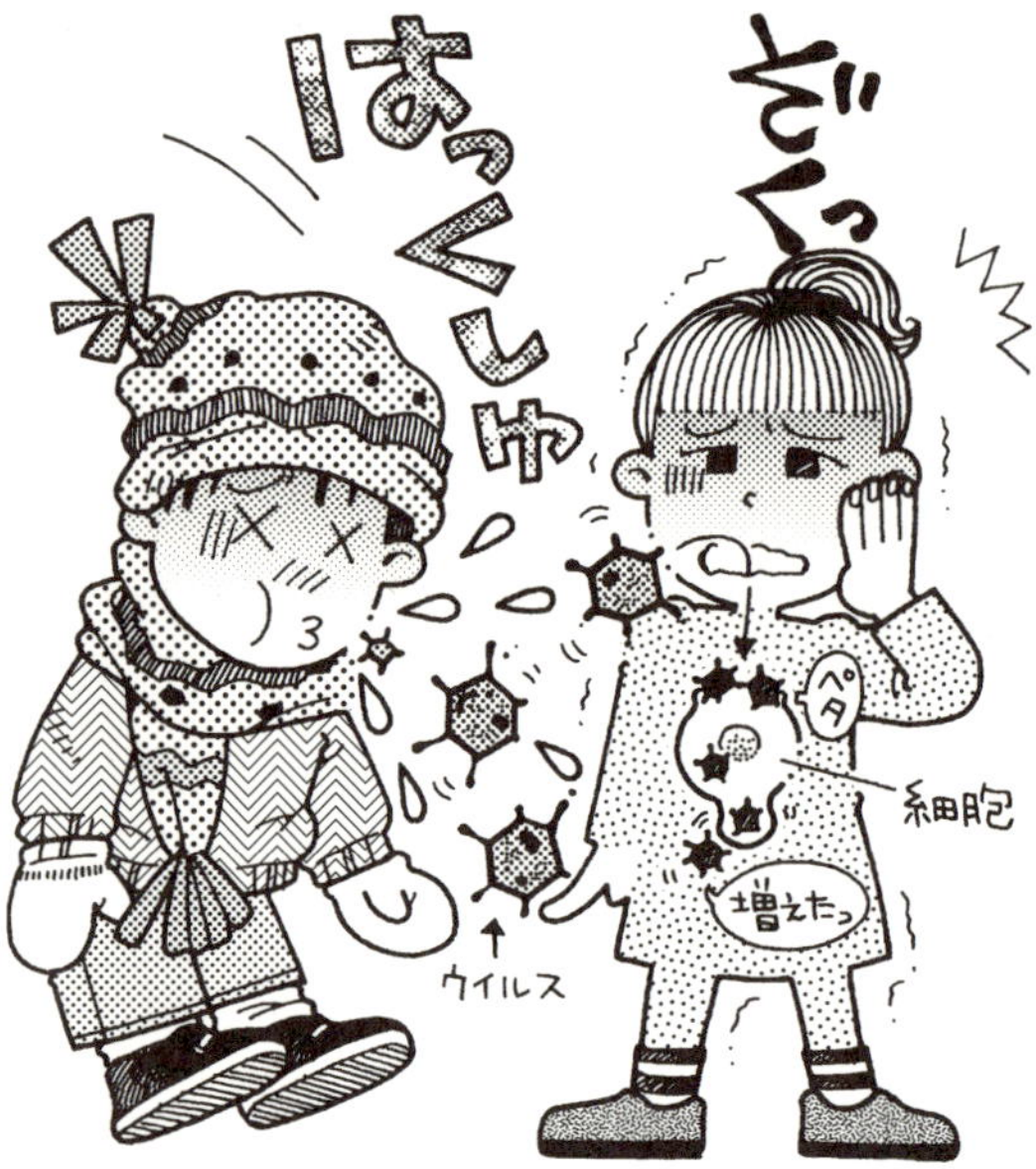

かぜは、ウイルスというものによってひきおこされる。かぜをおこすウイルスは、50種類《しゅるい》以上《いじょう》が知られている。これらのウイルスは、いつも空気中にうかんでいて、鼻や口から人間のからだにはいってきているのだ。健康《けんこう》なときは、からだのなかの細胞《さいぼう》がウイルスをやっつけるので、かぜをひくことはない。でも、つかれたりしてからだが弱っていると、ウイルスがからだのなかでふえはじめ、かぜをひくというわけ。

かぜをなおすには、体力を回復《かいふく》させることがいちばんだ。からだをあたため、栄養《えいよう》のあるものを食べてゆっくり休むことが大切だ。

121ページの答え **2** 先からでるけむり　タバコの先からでるけむりのほうが、有害物《ゆうがいぶつ》質《しつ》を多くふくむ。だから、タバコをすっている人の近くにいるだけで、害《がい》をうけるのだ。

病気

かぜをひくとせきがでるのはどうして？

かぜをひくと、せきがでる。せきは、からだを悪いものから守ろうとするはたらきなのだ。のどから肺《はい》につづく気管《きかん》の内側《うちがわ》には粘膜《ねんまく》があり、

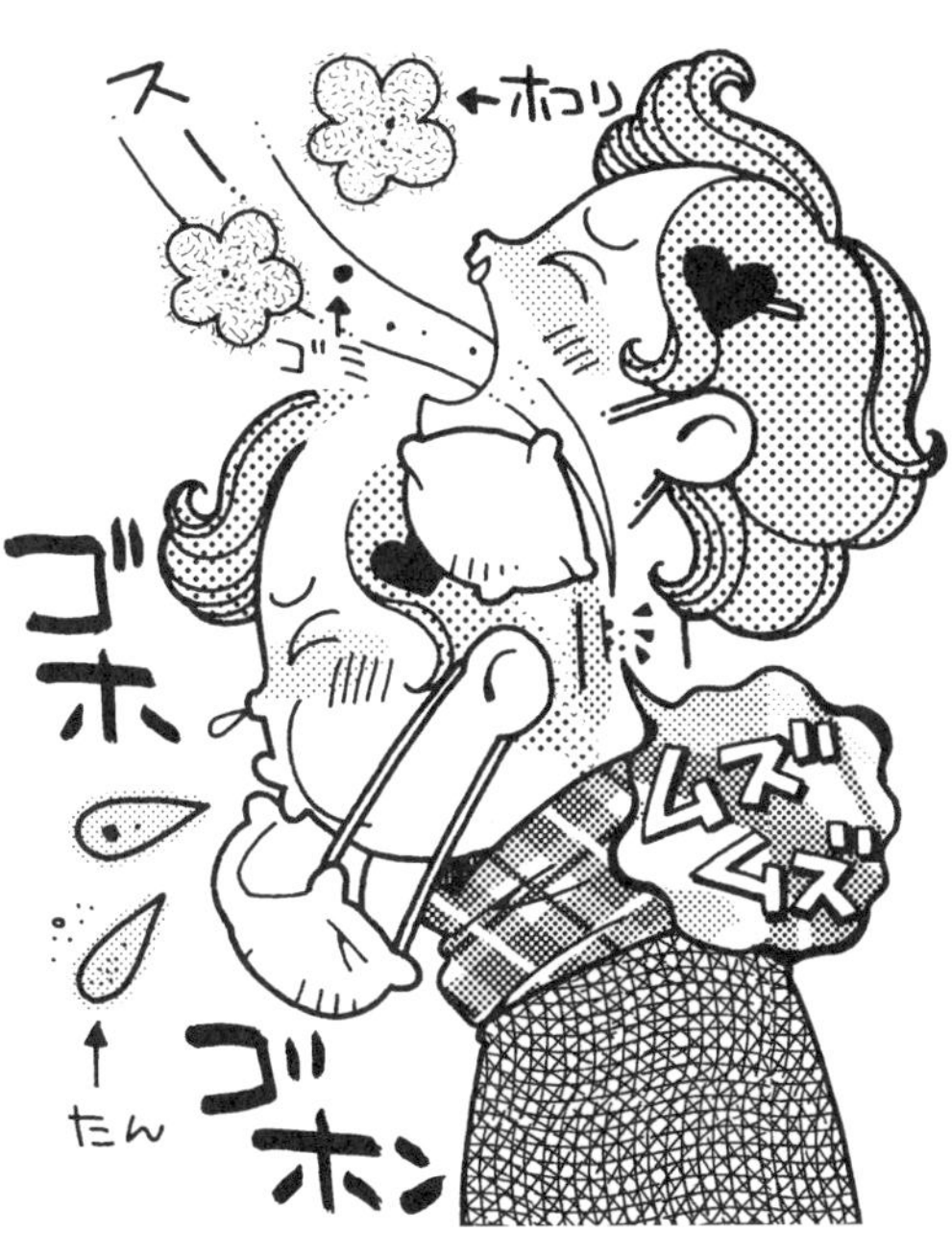

その表面はいつも粘液《ねんえき》でおおわれている。さらに、粘膜《ねんまく》には「せん毛《もう》」というたくさんのこまかい毛がはえている。この毛に、口や鼻からはいったほこりやゴミのつぶなどがさわると、これらを外にだすためにせきがでるのだ。とくに、かぜをひいたときには、細菌《さいきん》やウイルスが原因《げんいん》で気管《きかん》がはれ、粘膜《ねんまく》が敏感《びんかん》になる。そのため、いらないものを外にだそうとするはたらきが活発になり、せきもたくさんでるようになるというわけ。

また、せきをすると、いっしょにたんがでてくる。このたんは、粘液《ねんえき》が気管《きかん》のなかのほこりやゴミ、細菌《さいきん》やウイルスなどをからめとったもの。せきやたんは、からだのなかの悪いものを外にだすための、大切なはたらきなのだ。

「ウイルス」ということばのもともとの意味は？
1 酸素《さんそ》 2 要素《ようそ》 3 毒素《どくそ》 （答えはつぎのページ）

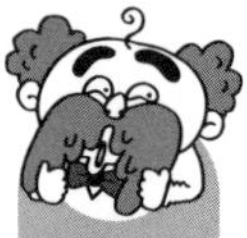

病気

アレルギーってなに?

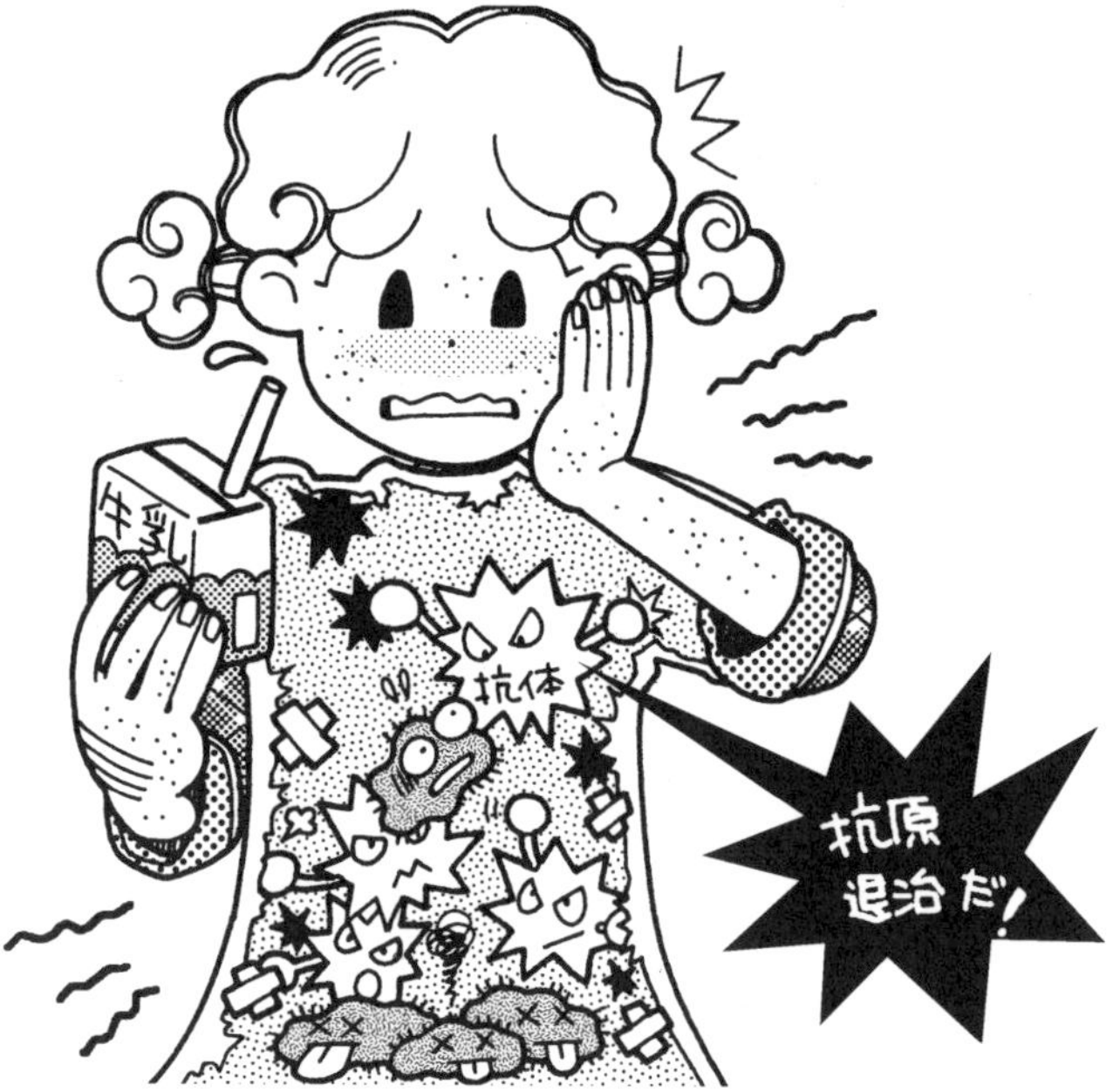

人間のからだには、外からはいってくるものを退治《たいじ》して、からだのなかを守ろうとするはたらきがある。このようなはたらきを「免疫《めんえき》」という。ある物質《ぶっしつ》（抗原《こうげん》）がからだにはいると、白血球《はっけっきゅう》の一種《いっしゅ》であるリンパ球《きゅう》がそれを感知して、抗原《こうげん》を退治《たいじ》する物質《ぶっしつ》（抗体《こうたい》）をつくりはじめる。抗体《こうたい》には、決められた種類《しゅるい》の抗原《こうげん》だけをやっつける性質《せいしつ》がある。そのため、新しい抗原《こうげん》がはいってくるたびに、その抗原《こうげん》にあった抗体《こうたい》がつくられ、新しい免疫《めんえき》ができるのだ。空気中には病気のもとになるウイルスなどがたくさんふくまれているのに、なかなか病気になりにくかったり、はしかや風しんなどの病気に一度かかってしまうと、二度とかからなかったりするのは、この免疫《めんえき》のおかげ。

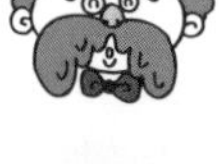

123ページの答え **3** 毒素《どくそ》　「ウイルス」とは、もともとラテン語で「毒素《どくそ》（毒《どく》になる物質《ぶっしつ》）」という意味。

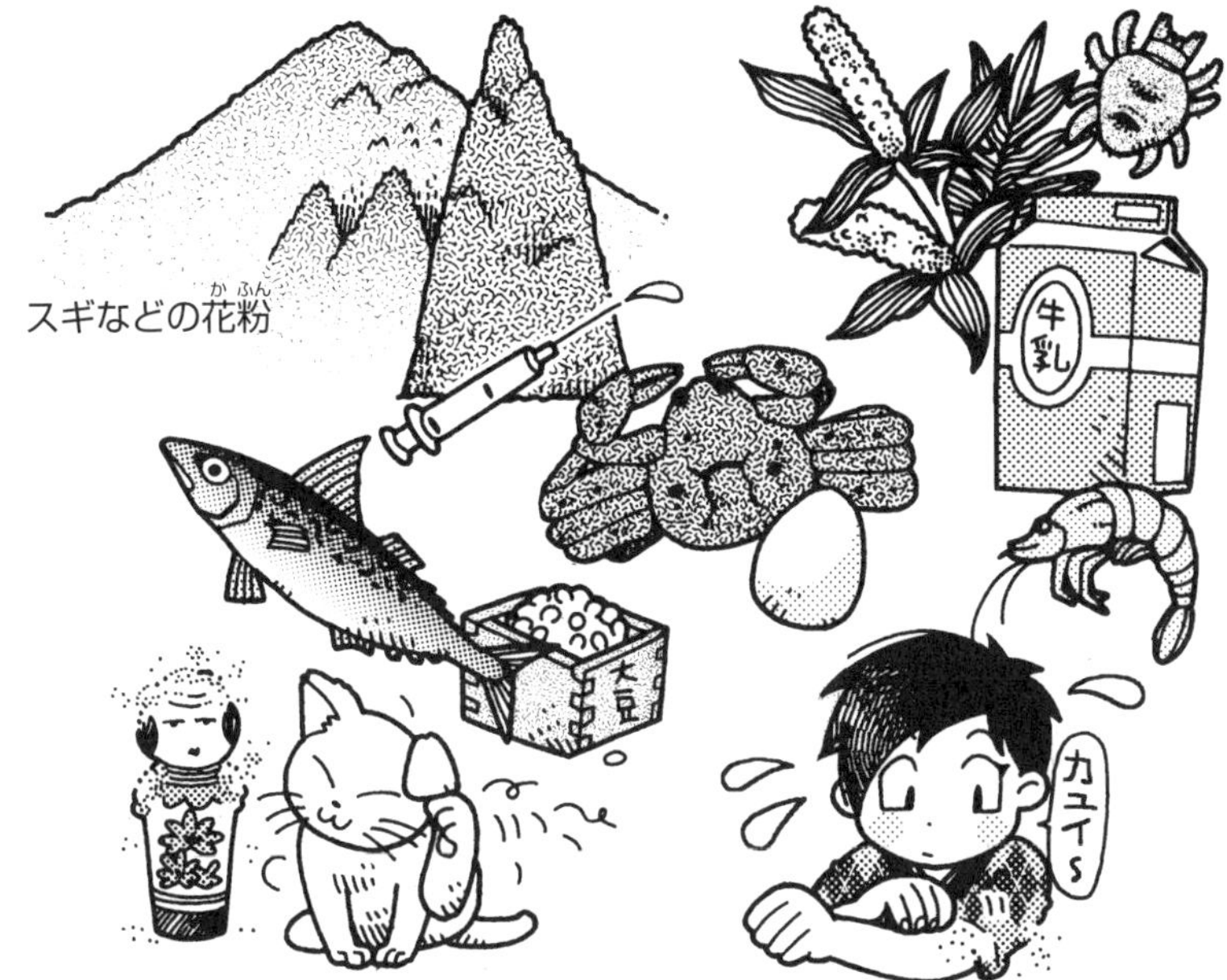

日常生活《にちじょうせいかつ》のなかにもアレルギーをおこすものはいろいろある。

ところが、免疫《めんえき》がはたらきすぎると、からだに害《がい》になることがある。これが「アレルギー」だ。たとえば花粉症《かふんしょう》では、からだにはいった花粉《かふん》をやっつけようとして抗体《こうたい》がはたらきすぎ、かゆみやはれなどの症状《しょうじょう》がでる。そのほかに、ある決まった食べものを食べるとかゆくなったり、息が苦しくなるなどの発作《ほっさ》をおこす「食物アレルギー」もある。

また、臓器《ぞうき》を移植《いしょく》する手術《しゅじゅつ》をうけたときに、その臓器《ぞうき》がうまくはたらかなくなることがある。これは、免疫《めんえき》によって、からだが新しい臓器《ぞうき》の細胞《さいぼう》をやっつけようとする「拒絶反応《きょぜつはんのう》」が原因《げんいん》だ。

免疫《めんえき》のはたらきは、とても大切なものだが、反対に害《がい》をおよぼすこともある。人間は、このふしぎなからだのしくみと、じょうずにつきあっていかなければならないのだ。

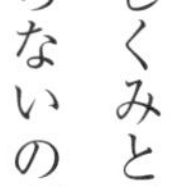

花粉症《かふんしょう》はいろいろな花粉《かふん》が原因《げんいん》になるが、なかでも春に花粉症《かふんしょう》をおこす代表的な植物は？　**1** サクラ　**2** スギ　**3** チューリップ　（答えはつぎのページ）

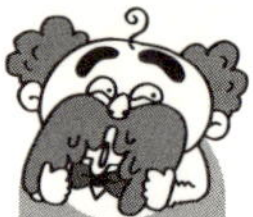

病気

ガンってなに？

人間の細胞《さいぼう》は、分裂《ぶんれつ》することで同じ細胞《さいぼう》をつくり、その数をふやしていく。ところが、なにかのきっかけで細胞《さいぼう》のなかの染色体《せんしょくたい》に異常《いじょう》がおこり、

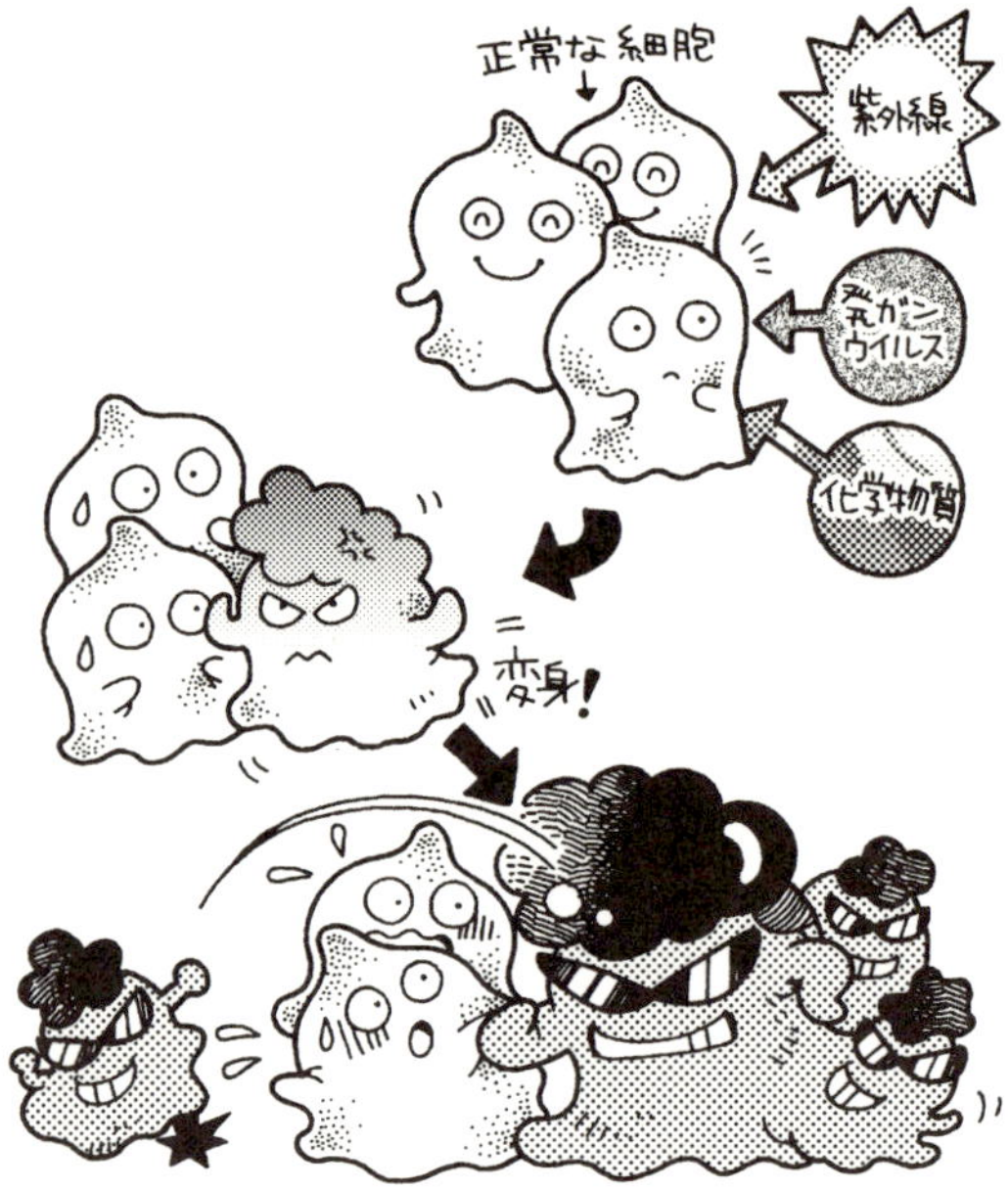

その細胞《さいぼう》がかってに分裂《ぶんれつ》しはじめることがある。これが「ガン」だ。ガンができると正常《せいじょう》な細胞《さいぼう》のはたらきがじゃまされて、さまざまな害《がい》がおこる。

ガンは、胃《い》ガンや肺《はい》ガンのように内臓《ないぞう》にできる場合もあれば、皮《ひ》ふガンなどからだの表面にできる場合もある。また、白血病《はっけつびょう》のように、血のなかの白血球《はっけっきゅう》がガンになることもある。ひとことでガンといっても、さまざまな種類《しゅるい》があるのだ。

ガンの原因《げんいん》は、外からはいってくる有害《ゆうがい》な化学物質《ぶっしつ》（発《はつ》ガン性物質《せいぶっしつ》）や、紫外線《しがいせん》、発ガンウイルスのほか、その人が生まれながらにもつ性質《せいしつ》が関《かん》係《けい》していると考えられている。でも、どのようにしてふつうの細胞《さいぼう》がガンの細胞《さいぼう》になるのかなど、まだわかっていないことも多い。

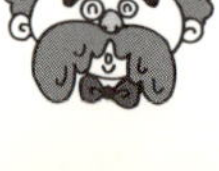

125ページの答え **2** スギ　花粉症《かふんしょう》は、おもにスギの花粉《かふん》でおこるが、人によっては5月にヒノキ、秋にブタクサなどが原因《げんいん》でなることもある。

病気 O《オー》-1《いち》5《ご》7《なな》ってなに？

人間の腸《ちょう》のなかには、目に見えないほど小さな細菌《さいきん》がたくさんすんでいる。これらの細菌《さいきん》は、人間が食べたものを分解《ぶんかい》して、自分たちの栄養分《えいようぶん》にしている。そのなかで、もっとも代表的なものが「大腸菌《だいちょうきん》」だ。

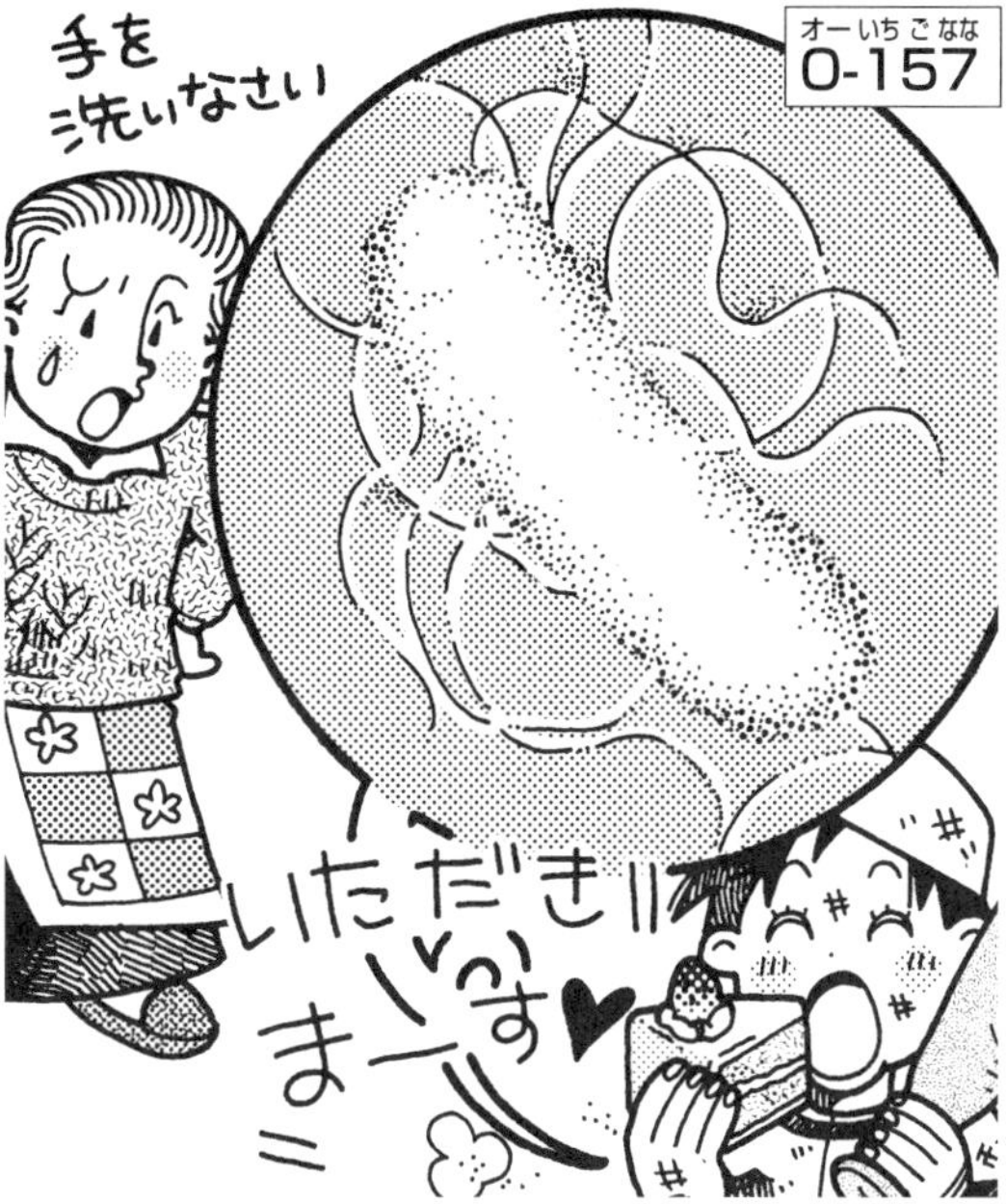

ほとんどの大腸菌《だいちょうきん》は、人間にとって害《がい》がないが、一部の大腸菌《だいちょうきん》で汚染《おせん》された食べものなどがからだにはいると、食中毒《しょくちゅうどく》などの病気をひきおこす。このような大腸菌《だいちょうきん》を「病原性大腸菌《びょうげんせいだいちょうきん》」という。「O《オー》-157《いちごなな》」は、この病原性大腸菌《びょうげんせいだいちょうきん》のなかまなのだ。

このO《オー》-157《いちごなな》は、大腸菌《だいちょうきん》のなかでもとくに毒《どく》が強く、この細菌《さいきん》で食中毒《しょくちゅうどく》になると、毒《どく》が原因《げんいん》で腸《ちょう》が傷《きず》ついて、うんちに血が混《ま》じるようになり、ひどいときには死んでしまうこともある。

食中毒《しょくちゅうどく》にならないためには、古いものは食べないようにしたり、家に帰ったら手を洗《あら》ったりすることが大切だ。

O-157《オーいちごなな》がはじめて見つかったのはいつ？

1 1982年　**2** 1932年　**3** 1882年　（答えはつぎのページ）

エイズってなに？

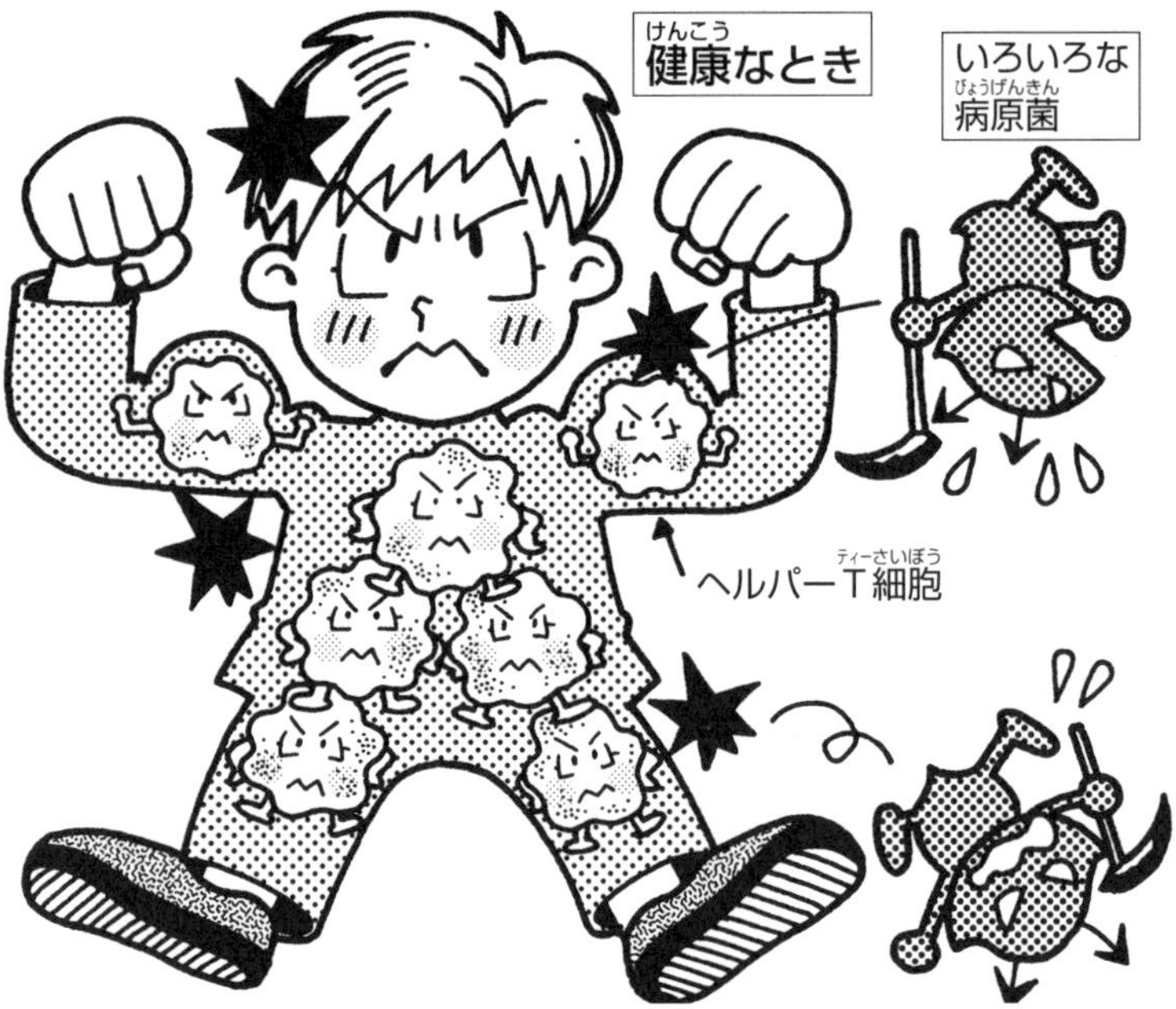
健康《けんこう》なとき
いろいろな病原菌《びょうげんきん》
ヘルパーT細胞《ティーさいぼう》

エイズは、正式には後天性免疫不全症候群《こうてんせいめんえきふぜんしょうこうぐん》といい、人間のからだにそなわっている病気から身を守る力（免疫力《めんえきりょく》）をうばいとる病気だ。そのため、エイズになると、健康《けんこう》な人はかからない特別《とくべつ》な肺《はい》炎《えん》や皮《ひ》ふガンなどにかかりやすくなる。発病すると多くの場合死んでしまううえ、まだ治療方法《ちりょうほうほう》が見つかっていない、おそろしい病気だ。

エイズは、「HIV《エイチアイブイ》（ヒト免疫不全《めんえきふぜん》ウイルス）」というウイルスが原因《げんいん》だ。このウイルスはからだにはいると、ヘルパーT細胞《ティーさいぼう》という、病原菌《びょうげんきん》をやっつけて、からだの免疫力《めんえきりょく》をたもつ白血球《はっけっきゅう》の一種《いっしゅ》にとりつき、染色体《せんしょくたい》のなかにあるDNA《ディーエヌエー》の形を変《か》えてしまう。形を変《か》えられたDNA《ディーエヌエー》は、HIV《エイチアイブイ》をたくさんつくりはじめる。こうして、HIV《エイチアイブイ》は、

127ページの答え **1** 1982年 O-157《オーいちごなな》は、1982年にアメリカのオレゴン州ではじめて見つかった新しい細菌《さいきん》だ。

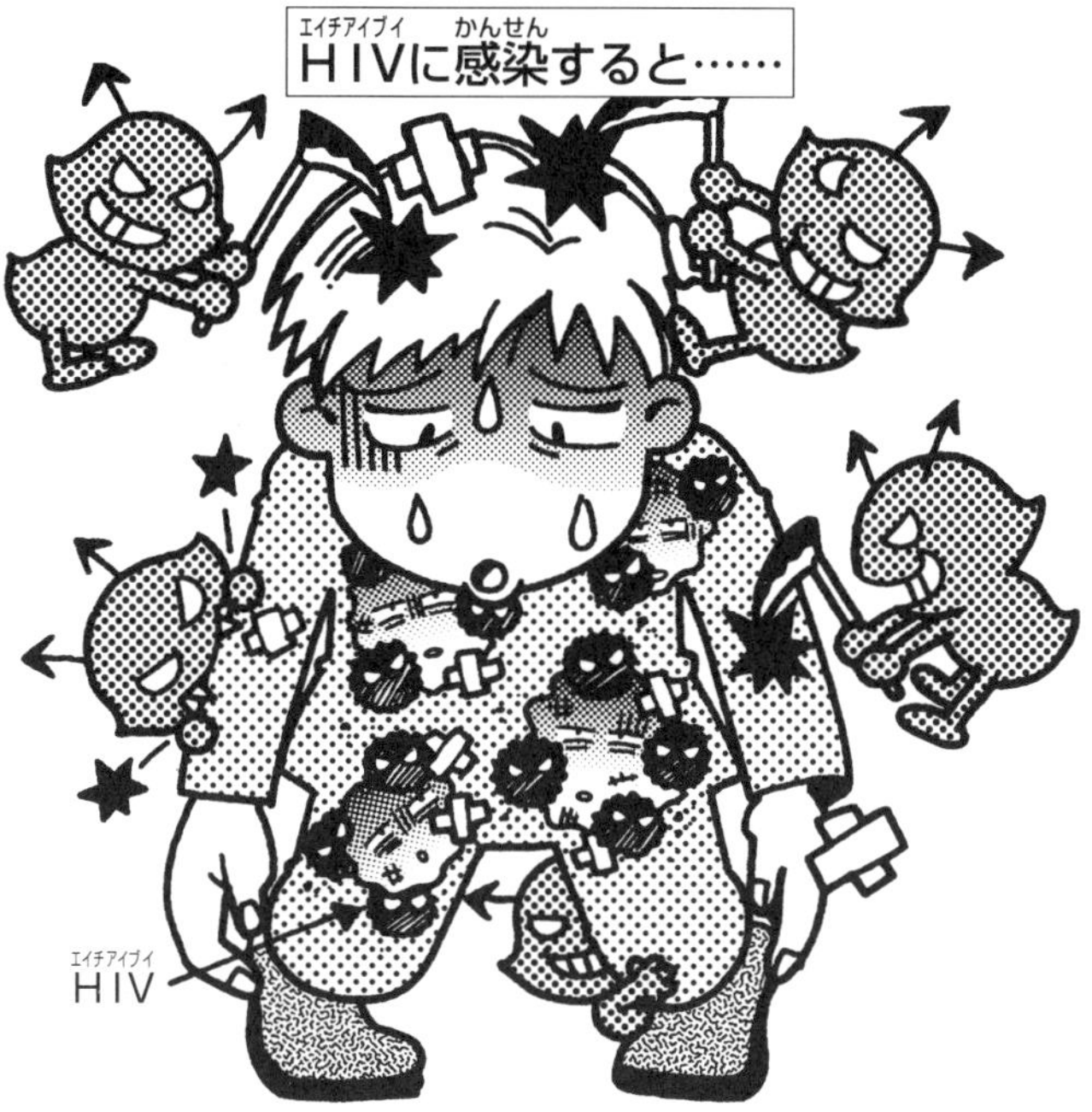

ものすごいスピードでふえ、からだの免疫力《めんえきりょく》をうばってしまうのだ。

エイズは、ウイルスに感染《かんせん》している人から輸血《ゆけつ》したり、その人と性的《せいてき》せっしょくをもったり、1本の注射器《ちゅうしゃき》を消毒《しょうどく》せずにみんなで使ったりすることでうつる。また、感染《かんせん》しているお母さんから、おなかの子どもにうつることもある。しかし、もともとHIV《エイチアイブイ》の感染《かんせん》する力は弱く、ふつうに生活をしているだけで、うつることはない。

1980年代には「血液製剤《けつえきせいざい》」という薬にウイルスが混《ま》じり、それを使った患者《かんじゃ》がエイズになったことがあった。今では、加熱処理《かねつしょり》することで、そのようなことはなくなった。しかし、これが原《げん》因《いん》でエイズになり、苦しんでいる人たちが、今も多い。最近《さいきん》、病気の進行をおさえる薬が開発《かいはつ》されたが、多くのエイズ患者《かんじゃ》を助けるために、完全《かんぜん》になおす薬をできるだけはやくつくることが必要《ひつよう》だ。

エイズは、感染《かんせん》してから症状《しょうじょう》がでるまでに、数年の時間がかかる。このような期間をなんというか？　**1** 潜水期《せんすいき》　**2** 潜伏期《せんぷくき》　**3** 停滞期《ていたいき》　（答えはつぎのページ）

遺伝子治療《いでんしちりょう》

遺伝子治療《いでんしちりょう》ってなに？

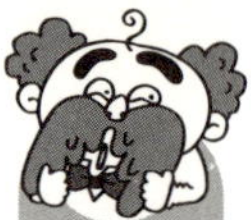

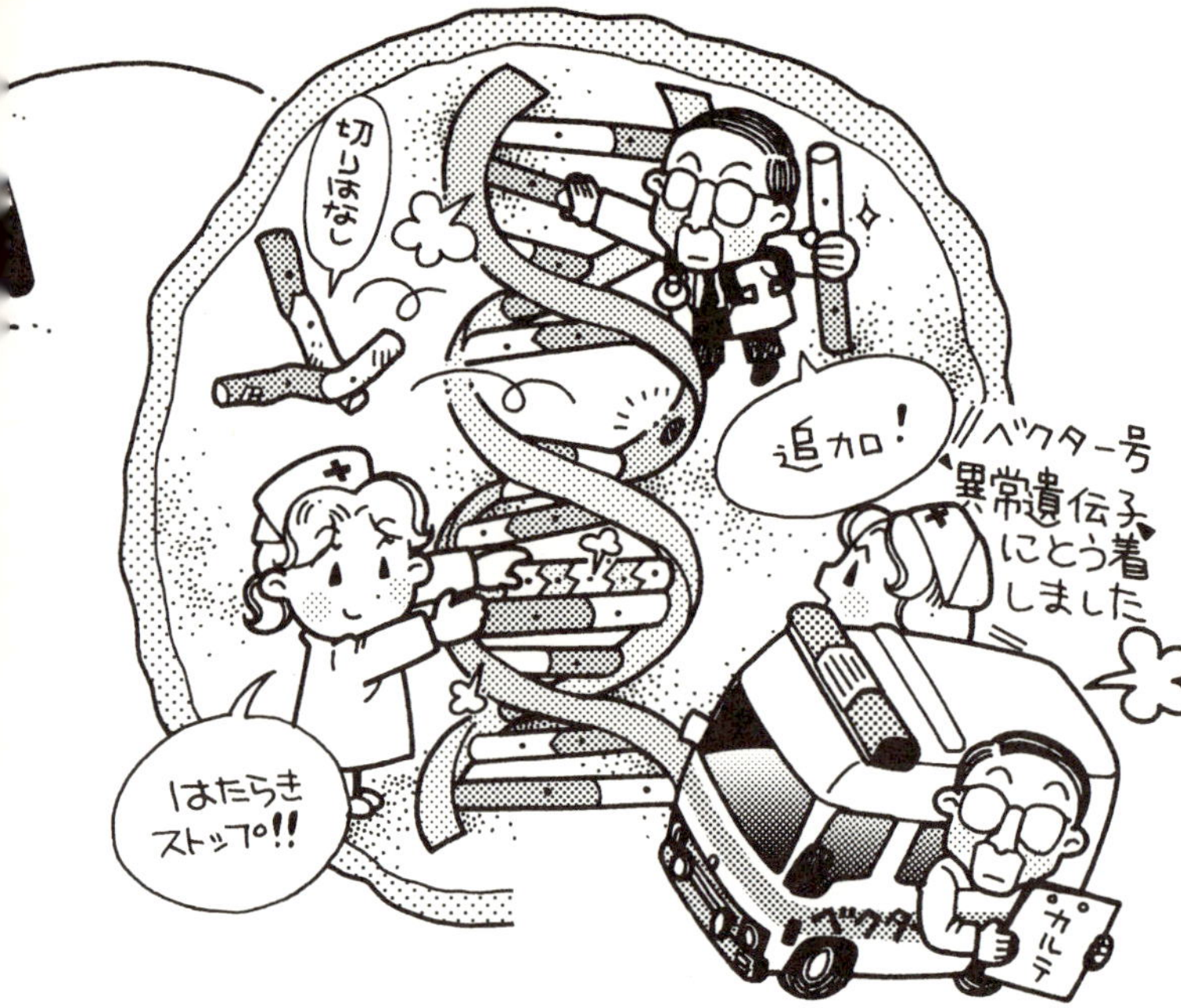
ベクター号
異常遺伝子にとう着しました
追加！
切りはなし
はたらきストップ!!
カルテ
ベクタ

細胞《さいぼう》のなかにある染色体《せんしょくたい》内の遺伝子《いでんし》をつくりかえることで、遺伝子《いでんし》の異常《いじょう》による病気をなおす治療法《ちりょうほう》、それが「遺伝子治療《いでんしちりょう》」だ。まだ、本格的《ほんかくてき》にはおこなわれていないが、近い将来《しょうらい》に実用化することをめざして、今さかんに研究が進められている。

遺伝子治療《いでんしちりょう》には、たりない遺伝子《いでんし》をたす方法《ほうほう》や、新しい遺伝子《いでんし》を使って異常《いじょう》な遺伝子《いでんし》がはたらかないようにしてしまう方法《ほうほう》などがある。このように、新しい遺伝子《いでんし》を組みこむためには、組みこみたい遺伝子《いでんし》を植えつけた、特別《とくべつ》なウイルスが使われる。

ウイルスには、細胞《さいぼう》にはいると、自分の遺伝子《いでんし》を細胞内《さいぼうない》の遺伝子《いでんし》にくっつけ、その細胞《さいぼう》にウイルスをつくらせるようにしてしまう性質《せいしつ》がある。こ

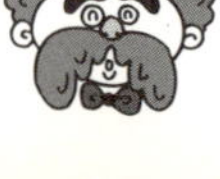

129ページの答え **2** 潜伏期《せんぷくき》　一般《いっぱん》に、感染《かんせん》してから症状《しょうじょう》がでるまでの期間を潜伏期《せんぷくき》という。潜伏期《せんぷくき》の長さは、病気によってだいたい決まっている。

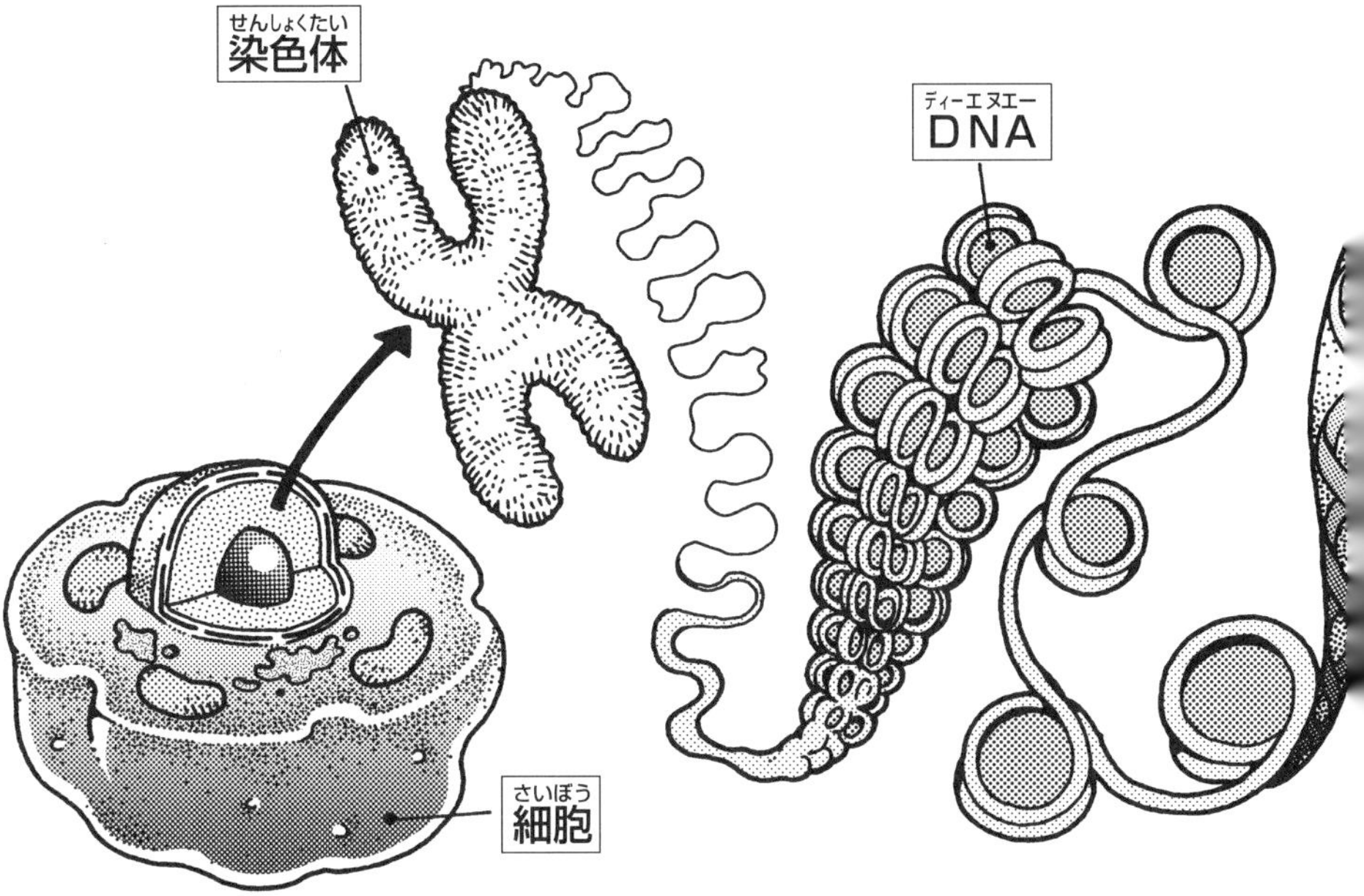

の性質《せいしつ》を利用《りよう》して、新しい遺伝子《いでんし》を細胞内《さいぼうない》の遺伝《いでん》子《し》に組みこませてしまおうというわけだ。もちろん、ウイルス自体は害《がい》にならないように加工《かこう》されている。このように、遺伝子《いでんし》のなかに新しい遺伝《いでん》子《し》を組みこむウイルスを「ベクター」という。

しかし、もし新しい遺伝子《いでんし》が、まちがった場所に組みこまれてしまうとどうなるか。また、もし新しい遺伝子《いでんし》がはたらきすぎて、よぶんなものをつくりすぎてしまったらどうなるか。さらに、ヒトの設計図《せっけいず》ともいえる遺伝子《いでんし》をつくりかえることが、どこまでゆるされるのか。じつは、遺伝子治《いでんしち》療《りょう》が病気の治療《ちりょう》に使われるようになるまでには、まだまだ解決《かいけつ》しなければならない問題が多い。

しかし、もしこれらの問題が解決《かいけつ》されて、遺伝《いでん》子治療《しちりょう》が実現《じつげん》すれば、今までなおすことがむずかしかった、多くの病気をなおすことができるようになることはまちがいない。

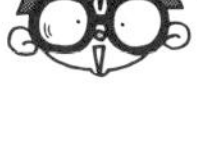

DNA《ディーエヌエー》は、はしごがねじれたような形になっている。この形をなんというか？

1 二重らせん構造《こうぞう》　**2** 二重ばしご構造《こうぞう》　**3** 二重階段構造《こうぞう》（答えはつぎのページ）

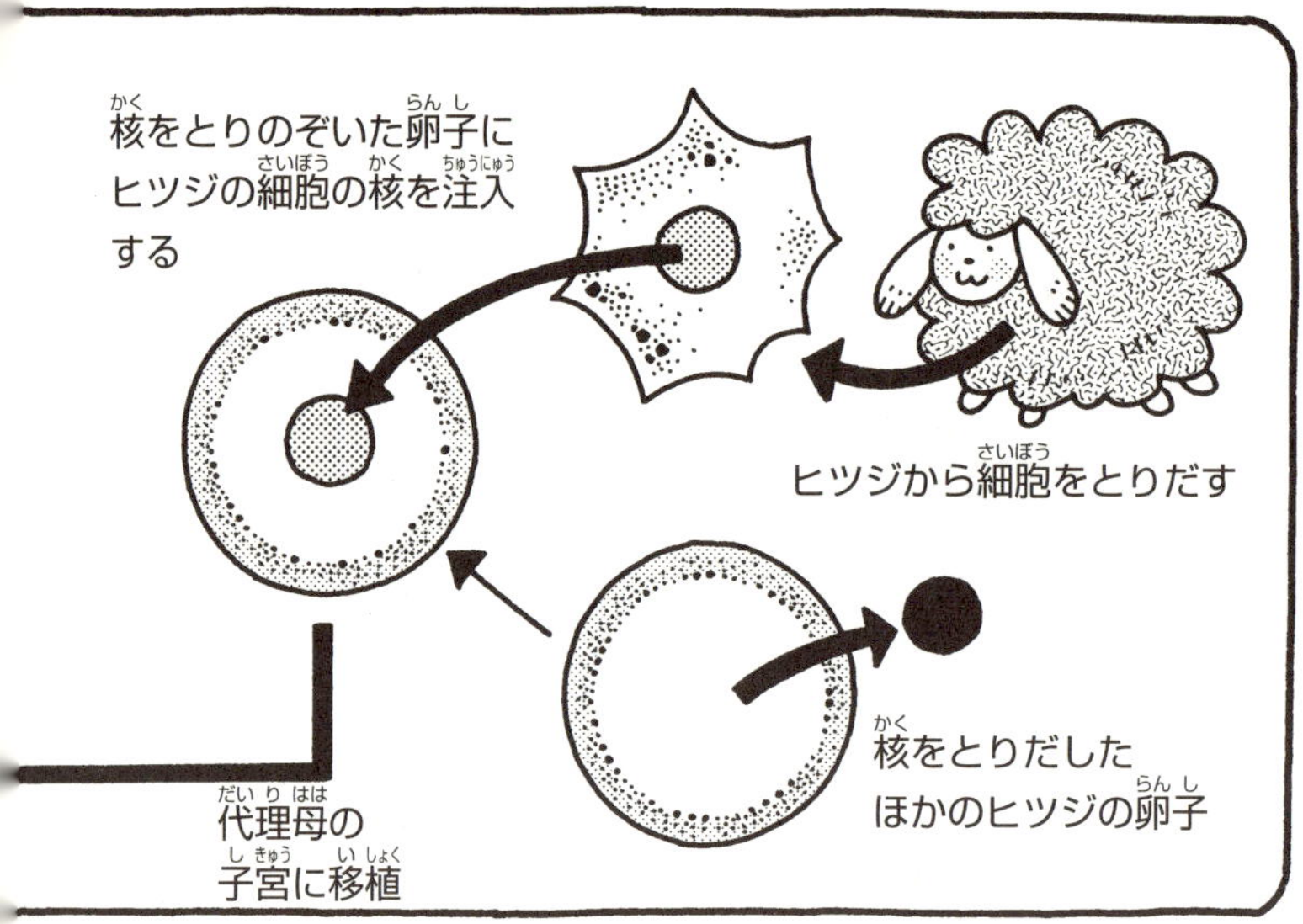

クローン技術 クローン技術ってなに？

核をとりのぞいた卵子にヒツジの細胞の核を注入する

ヒツジから細胞をとりだす

核をとりだしたほかのヒツジの卵子

代理母の子宮に移植

「クローン」とは、同じ遺伝子をもつ生きもののこと。たとえば、からだがひとつの細胞でできていて、細胞分裂でふえるアメーバやゾウリムシなどは、クローンといえる。

いっぽう、ウシやヒツジ、人間などは、お父さんとお母さんから遺伝子を半分ずつうけつぐことで生まれてくる。だから、一卵性双生児の場合をのぞいて、ほかの動物や人間と完全に同じ遺伝子をもっているものはいない。ところが最近の研究では、からだの細胞（体細胞）を使ってウシやヒツジのクローンをつくることができるようになった。このような技術を「クローン技術」という。

クローン技術をじょうずに使えば、今まで長い時間がかかっていた家畜の品種改良を、短時間に

131ページの答え 1 二重らせん構造 1953年にアメリカ人科学者のワトソンとイギリス人科学者のクリック、ウィルキンズらが、この構造を発見した。

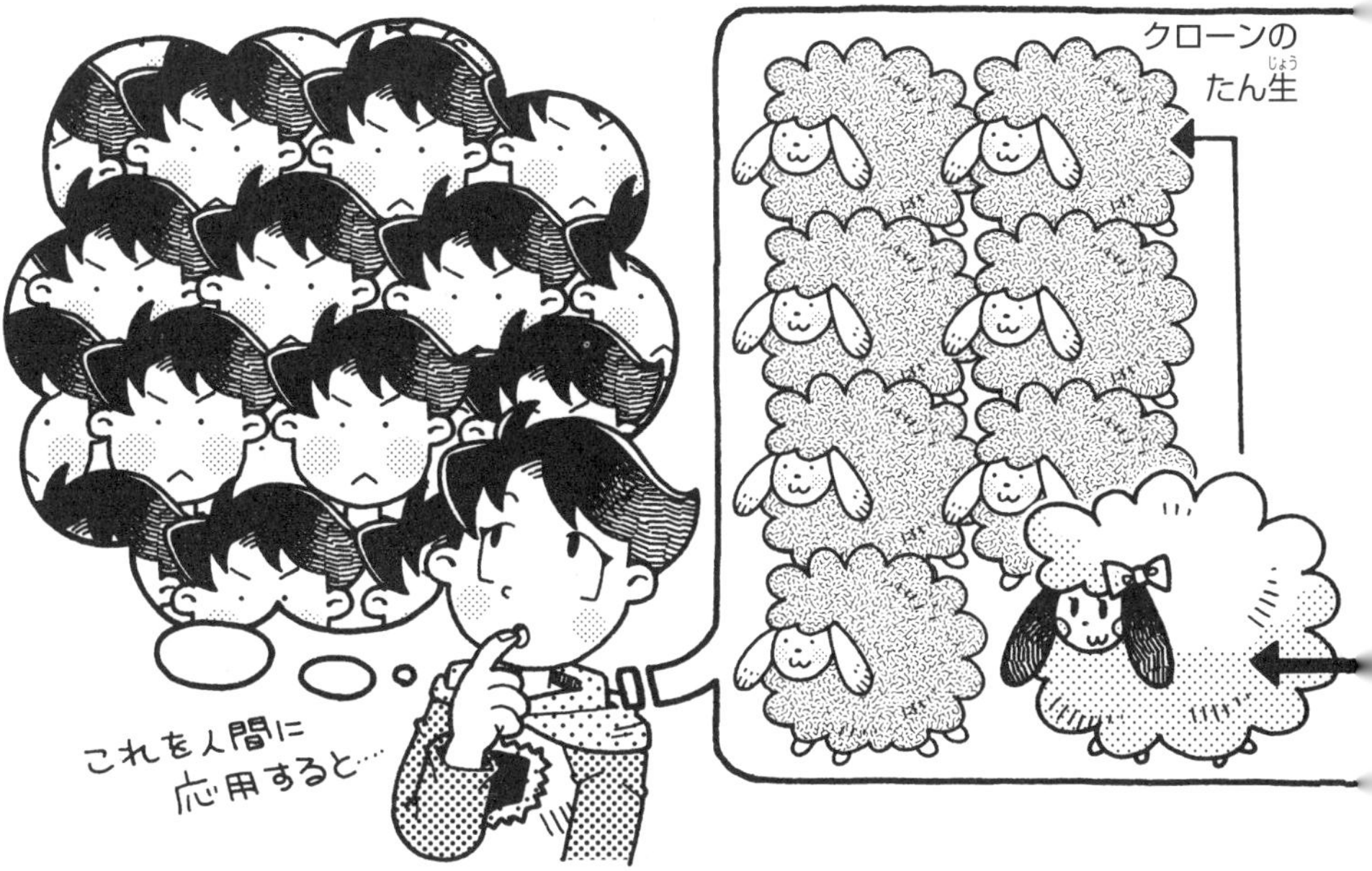
クローンのたん生《じょう》
これを人間に応用すると…

おこなうことができる。また、遺伝子《いでんし》治療《ちりょう》の研究に利用《りよう》できるとも期待《きたい》されている。

しかしいっぽうで、クローン技術《ぎじゅつ》には、問題点もある。１９９６年には、イギリスで親とまったく同じ遺伝子《いでんし》をもつクローンヒツジ「ドリー」がつくられ、世界中がおどろいた。この方法を使えば、親とまったく同じ人間を、たくさんつくりだすことができてしまう。そのようなことに反対する人たちによって、ここ数年、クローン技術《ぎじゅつ》を人間に応用《おうよう》することを禁止《きんし》する法律《ほうりつ》が、世界各国《かっこく》でつくられはじめている。日本でも、２００１年にクローン人間作製《さくせい》を禁止《きんし》する法律《ほうりつ》がつくられた。

また、最近《さいきん》になって、ドリーには原因《げんいん》不明《ふめい》の遺《い》伝子《でんし》の異常《いじょう》があったことがわかった。人工的《じんこうてき》に新しい命を生みだすクローン技術《ぎじゅつ》には、まだわからないことが多いのだ。

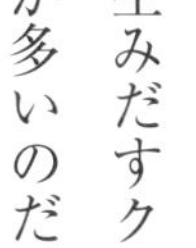
世界最初《さいしょ》の人工クローン動物は？
1 フナ　**2** ワニ　**3** カエル　（答えはつぎのページ）

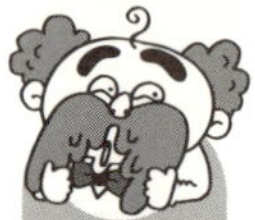

環境《かんきょう》ホルモンってなに？

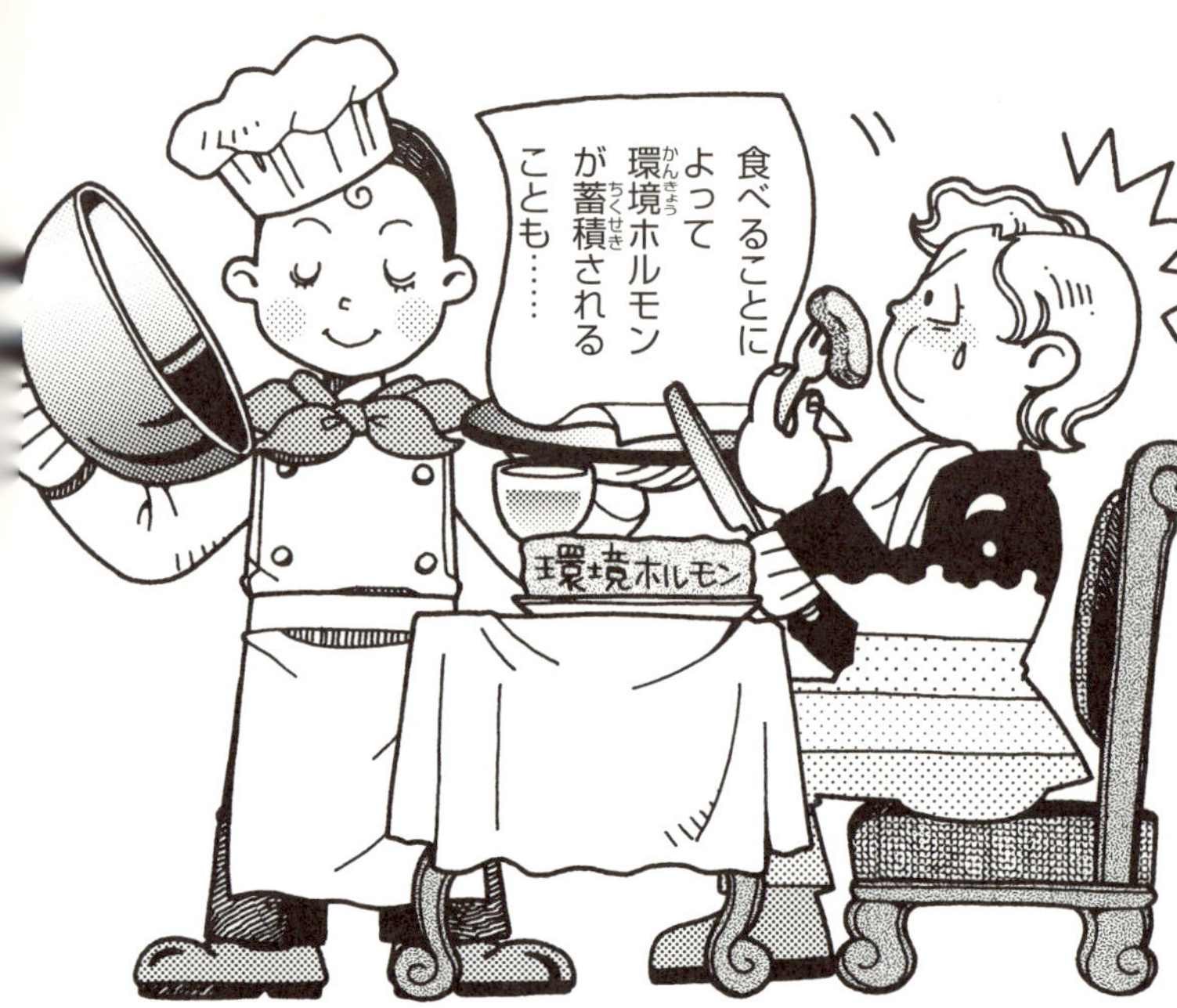
食べることに
よって
環境《かんきょう》ホルモン
が蓄積《ちくせき》される
ことも……
環境ホルモン

ホルモンとは、からだの成長《せいちょう》を助けたり調子《ちょうし》をととのえるはたらきをしている物質《ぶっしつ》で、おもなものに男性《だんせい》ホルモンや女性《じょせい》ホルモン、成長《せいちょう》ホルモンなどがある。また、体内のさまざまな物質《ぶっしつ》の量《りょう》や、神経《しんけい》のはたらきを調節《ちょうせつ》するのもホルモンの役目だ。ホルモンは、すこしの量《りょう》で大きな効果《こうか》がある。だから、量《りょう》が多すぎても少なすぎても、体内のバランスがくずれ、病気になることが多い。

ホルモンは、ふつうはからだのなかでつくられる。でも、ホルモンそっくりの化学物質《かがくぶっしつ》がからだの外からはいってきて、影響《えいきょう》をおよぼすことがある。このような物質《ぶっしつ》を「環境《かんきょう》ホルモン」という。

環境《かんきょう》ホルモンには、さまざまな種類《しゅるい》があり、そのはたらきもさまざま。一部の環境《かんきょう》ホルモンは、

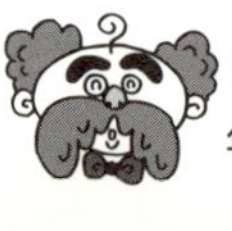

133ページの答え **3** カエル　世界最初《さいしょ》の人工的《じんこうてき》なクローン動物は、1960年代にイギリスの科学者がつくりだしたクローンガエルだ。

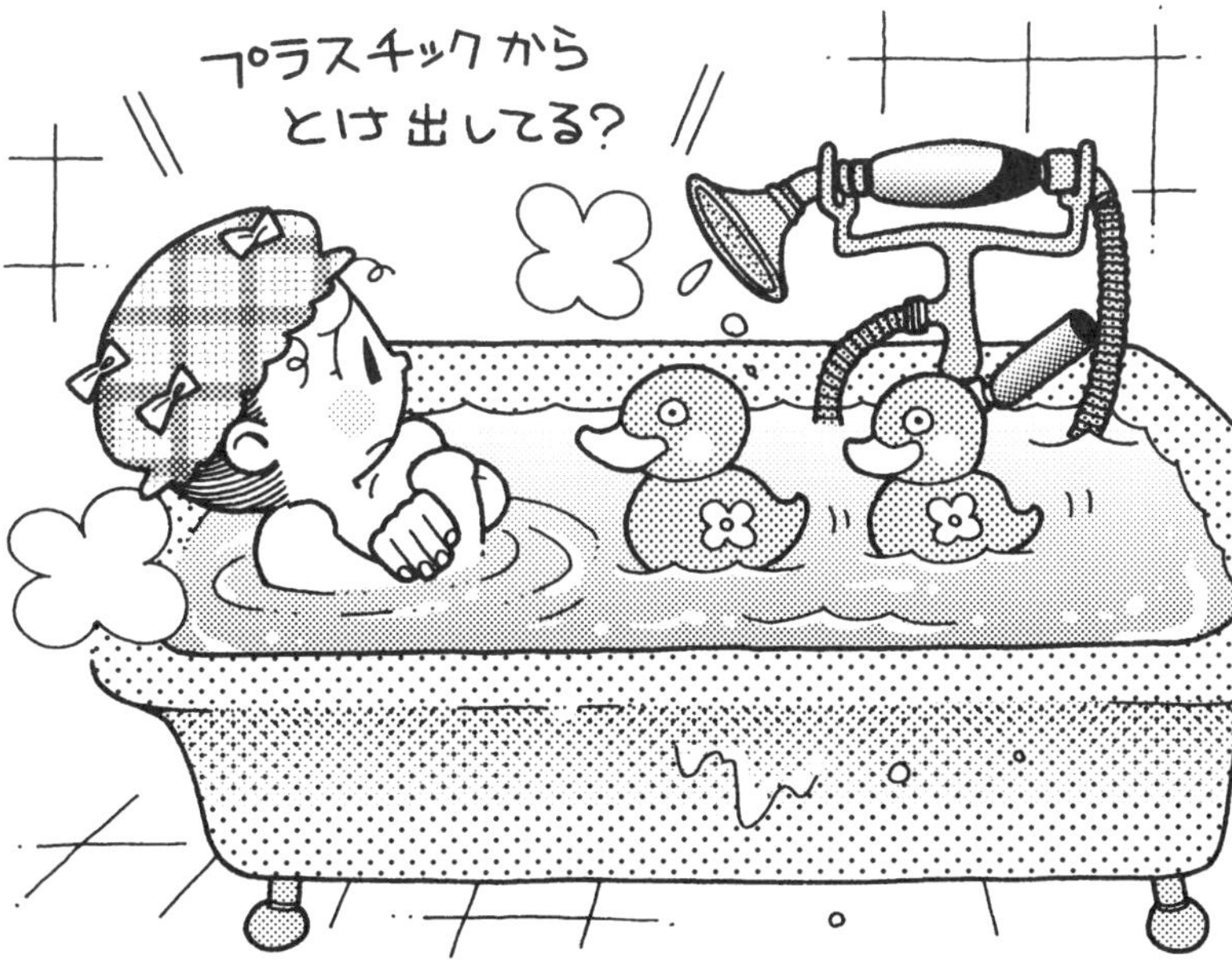
プラスチックから
とけ出してる？

からだにはいると、奇形《きけい》の子どもが生まれる原因《げんいん》になったり、子どもをつくれなくなったりするといわれている。多摩川《たまがわ》では、環境《かんきょう》ホルモンが原因《げんいん》で、コイのオスが減《へ》ったという研究結果《けっか》もある。

環境《かんきょう》ホルモンは、ふだん使っているプラスチックの製品《せいひん》などにふくまれていることもある。これが水にとけだしたり、工場から排水《はいすい》に混《ま》じったりして、川や池に流れこむと、水にすむ生きもののからだにはいる。そして、その生きものを食べた、別《べつ》の生きものの体内にもたくわえられる。こうして環境《かんきょう》ホルモンは、さまざまな生きもののあいだに広がっていく。人間のからだのなかにも、いつのまにかたくわえられているかもしれないのだ。

最近《さいきん》は、環境《かんきょう》ホルモンをださない紙や木、安全が確認《かくにん》された製品《せいひん》がつくられるようになってきた。

地球《ちきゅう》の生きものを守るためにも、環境《かんきょう》ホルモンをださないように心がけることが大切なのだ。

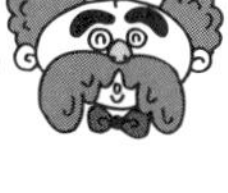
クイズはこれでおしまい。
むずかしかったかな？

もっと知りたい!

びっくり人間大集合

世界には、人間にまつわるびっくりするような話がたくさんある。ここに紹介《しょうかい》したのは、ほんの一部だ。

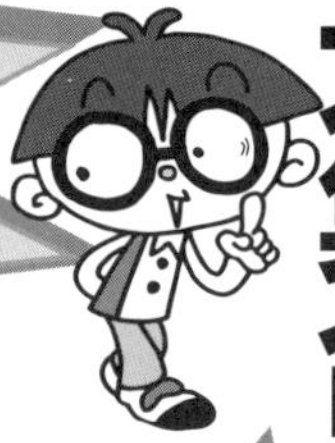

もっとも背《せ》の高い人

アメリカのロバート・ワドロウは、272㎝の身長(1940年測定《そくてい》)があった。

もっとも重い人

アメリカのジョン・ブラウア・ミノックという人は、635㎏の体重(1978年測定《そくてい》)があった。

もっとも長い髪《かみ》

タイのヒュ・サエラオは、70年以上髪《かみ》を切っておらず、その長さを1997年にはかったところ、なんと515㎝あった。

もっとも長い鼻

18世紀《せいき》にイギリスにすんでいた、トーマス・ウェダーズは、19㎝という長い鼻をもっていた。

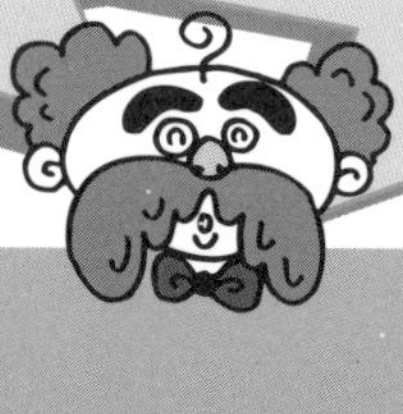

もっとも長生きした人

フランスのジャンヌ・ルイーゼ・カルマンは、1997年になくなったとき、122歳《さい》164日だった。

もっとも長い爪《つめ》

アメリカのリー・レッドモンドは、爪《つめ》の長さを合計すると663㎝になる。もっとも長いのは、左手の親指の68.58㎝。

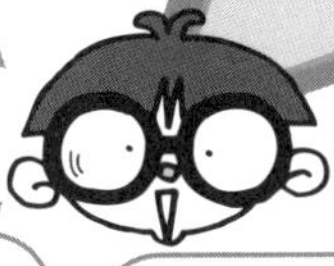

もっとも長生きした日本人

徳之島《とくのしま》にすんでいた泉《いずみ》重千代《しげちよ》さんは、1986年になくなったとき、120歳《さい》237日だった。

もっとも子だくさんの母親

18世紀のロシアのフョードル・ワシリエフの妻《つま》は、27回のお産《さん》で69人をうんだ。

もっとも子孫《しそん》の多い人

アメリカのサミュエル・S・マストという人は、1992年に96歳《さい》でなくなったとき、824人の子孫《しそん》（子11人、孫《まご》97人、ひ孫《まご》634人、やしゃご82人）がいた。

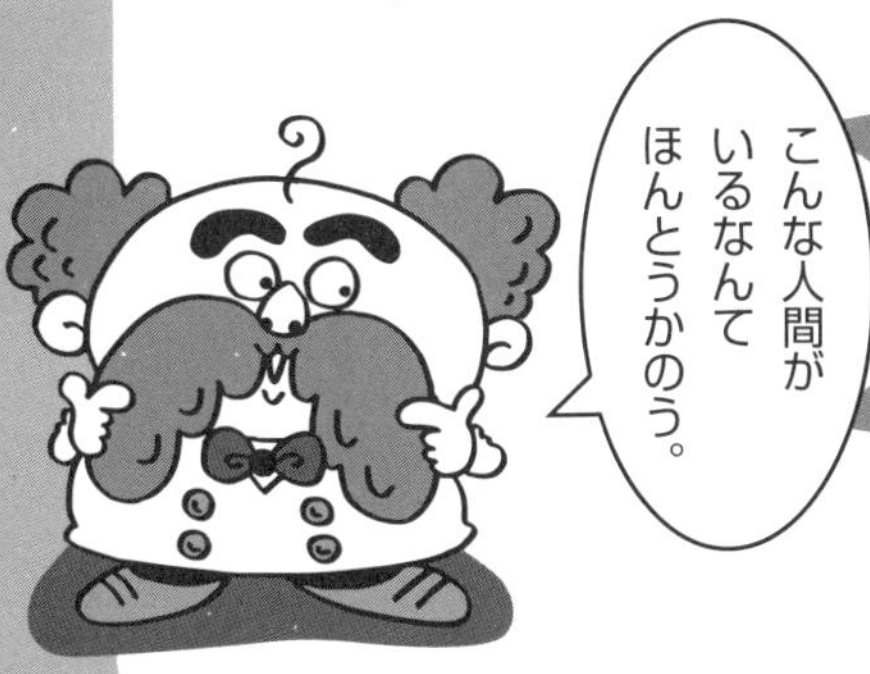
こんな人間が
いるなんて
ほんとうかのう。

からだ 達人度《たつじんど》チェック！

わしが、きみの「からだ」達人度《たつじんど》を
判定《はんてい》するぞ！　挑戦《ちょうせん》するのじゃ〜！

1 食べたものを胃《い》におくるときに、食道がおこなう運動は？
1 有酸《ゆうさん》素《そ》運動《うんどう》　**2** ぜん動《どう》運動　**3** 無《む》酸《さん》素《そ》運動《うんどう》

2 うんちが茶色いのは、なんという物質《ぶっしつ》のせい？
1 ビリルビン　**2** インドール　**3** スカトール

3 自分の意思《いし》で動かせない、内臓《ないぞう》などの筋肉《きんにく》をなんという？
1 不《ふ》随《ずい》意《い》筋《きん》　**2** 随《ずい》意《い》筋《きん》　**3** 骨格筋《こっかくきん》

4 熱いものにさわると手がひっこむ反応《はんのう》をなんという？
1 せきずい発射《はっしゃ》　**2** せきずい反発《はんぱつ》　**3** せきずい反射《はんしゃ》

5 血が赤いのは、赤血球《せっけっきゅう》にふくまれるなんという物質《ぶっしつ》のせい？
1 グルタミン　**2** ヘモグロビン　**3** オロナミン

6 ものごとをおぼえたり、考えたり、判断《はんだん》するはたらきをしている脳《のう》をなんという？　**1** 小脳《しょうのう》　**2** 中脳《ちゅうのう》　**3** 大脳《だいのう》

7 目のおくにある、像《ぞう》がうつる部分をなんという？
1 角膜《かくまく》　**2** 粘膜《ねんまく》　**3** 網膜《もうまく》

8 耳のおくにある、からだのなかでもっとも小さな３つの骨をなんという？　1 耳小骨《じしょうこつ》　2 肋骨《ろっこつ》　3 大腿骨《だいたいこつ》

9 目と鼻をつないでいる細い管《くだ》の名前は？
1 耳管《じかん》　2 水道管《すいどうかん》　3 鼻涙管《びるいかん》

10 表皮《ひょうひ》のいちばん外側《そとがわ》にある、死んだ細胞《さいぼう》からなる層《そう》をなに層《そう》という？
1 角質層《かくしつそう》　2 オゾン層《そう》　3 形成層《けいせいそう》

11 毛の根もとについて、ちぢむと鳥はだをおこす小さな筋肉《きんにく》をなんという？　1 骨格筋《こっかくきん》　2 立毛筋《りつもうきん》　3 大胸筋《だいきょうきん》

12 子どもの歯を乳歯《にゅうし》というのに対して、大人の歯をなんという？
1 永久歯《えいきゅうし》　2 大臼歯《だいきゅうし》　3 小休止

13 お父さんやお母さんににるのは、なにをうけつぐから？
1 案山子《かかし》　2 手拍子《てびょうし》　3 遺伝子《いでんし》

14 虫歯《むしば》の原因《げんいん》になっている細菌《さいきん》は？
1 大腸菌《だいちょうきん》　2 ミュータンス菌《きん》　3 ナットウ菌《きん》

15 花粉症《かふんしょう》などの原因《げんいん》になる、からだにはいった物質《ぶっしつ》をやっつけようとするはたらきをなんという？　1 免税《めんぜい》　2 検疫《けんえき》　3 免疫《めんえき》

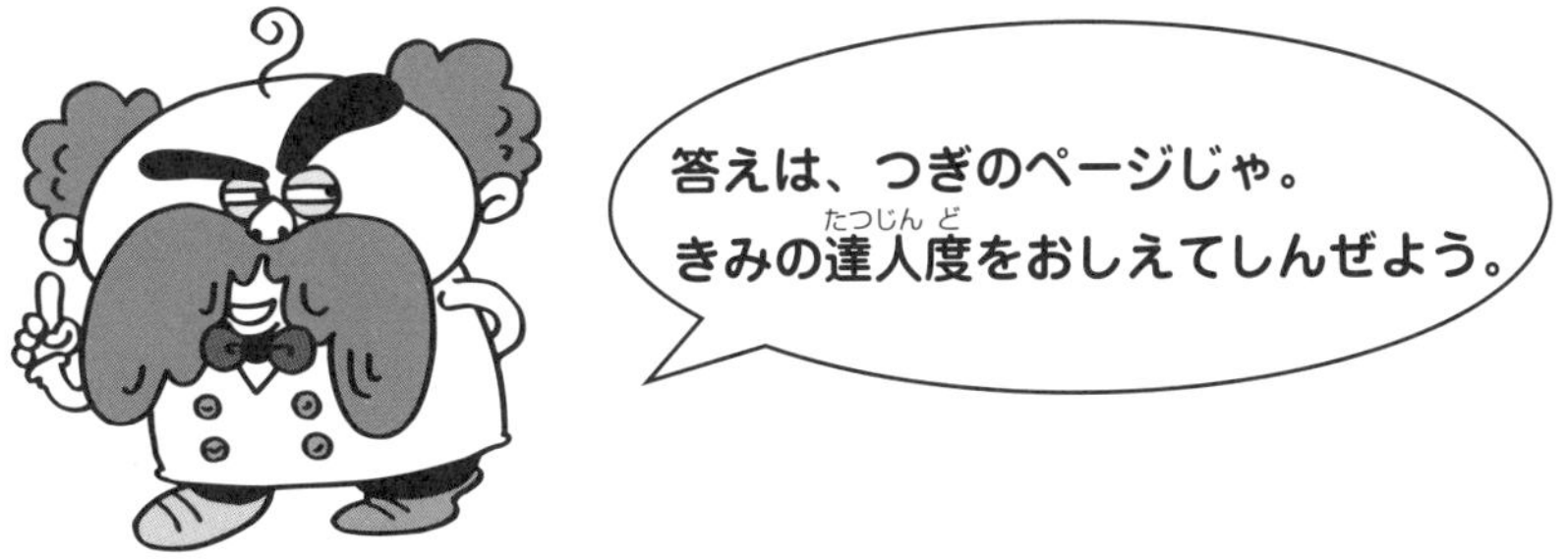
答えは、つぎのページじゃ。
きみの達人度《たつじんど》をおしえてしんぜよう。

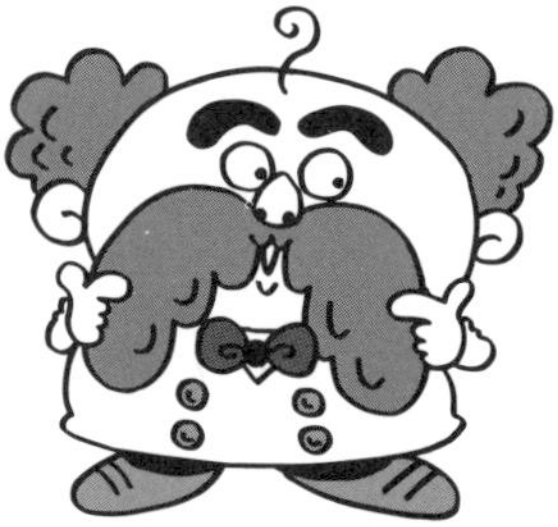

からだ達人度《たつじんど》チェック！

答えのページ

1 2　ぜん動《どう》運動 （25ページを見てみよう）　ぜん動《どう》運動をおこなうことで、さかだちしていても胃《い》に食べものをおくることができる。

2 1　ビリルビン （31ページを見てみよう）　うんちの色は、胆汁《たんじゅう》という消《しょう》化液《かえき》にふくまれるビリルビンという茶色い物質《ぶっしつ》の色だ。

3 1　不随意筋《ふずいいきん》 （37ページを見てみよう）　不随意筋《ふずいいきん》に対して自分の意思《いし》で動かすことができる筋肉《きんにく》を随意筋《ずいいきん》という。

4 3　せきずい反射《はんしゃ》 （39ページを見てみよう）　大脳《だいのう》ではなく、背骨《せぼね》のなかにあるせきずいという器官《きかん》から命令がだされる反応だ。

5 2　ヘモグロビン （50ページを見てみよう）　ヘモグロビンは酸素《さんそ》と結《むす》びつき、全身の細胞《さいぼう》に酸素《さんそ》をおくるはたらきをしている。

6 3　大脳《だいのう》 （60ページを見てみよう）　人間は、約《やく》140億個《おくこ》の神経細胞《しんけいさいぼう》からできている大脳《だいのう》の表面の大脳皮質《だいのうひしつ》という部分でものを考えている。

7 3　網膜《もうまく》 （70ページを見てみよう）　目の表面にある角膜《かくまく》からはいった光は、水晶体《すいしょうたい》をとおり目のおくにある網膜《もうまく》で像《ぞう》を結《むす》ぶ。

8 1　耳小骨《じしょうこつ》 （74ページを見てみよう）　耳小骨《じしょうこつ》は、耳からはいった音の振《しん》動《どう》を約《やく》20倍の大きさにするはたらきがある。

9 3　鼻涙管《びるいかん》 （83ページを見てみよう）　目をうるおした涙《なみだ》の一部は、鼻涙《びるい》管《かん》をとおって鼻におくられる。

10 1　角質層《かくしつそう》 （85ページを見てみよう）　表皮の細胞《さいぼう》は、約《やく》2週間かけて角質《かくしつ》層《そう》になり、さらに約《やく》2週間後《しゅうかんご》にあかとなってはがれおちる。

11 2　立毛筋《りつもうきん》 （87ページを見てみよう）　立毛筋《りつもうきん》は毛を立てるための筋肉《きんにく》で、毛を立てることによって、鳥はだができる。

12 **1**　**永久歯《えいきゅうし》**（100ページを見てみよう）　乳歯《にゅうし》は全部で20本、永久歯《えいきゅうし》は32本だ。

13 **3**　**遺伝子《いでんし》**（111ページを見てみよう）　遺伝子《いでんし》は細胞《さいぼう》のなかにある染色体《せんしょくたい》をつくっているＤＮＡ《ディーエヌエー》の一部だ。

14 **2**　**ミュータンス菌《きん》**（118ページを見てみよう）　虫歯は、ミュータンス菌《きん》が食べもののかすを分解《ぶんかい》してできる乳酸《にゅうさん》が歯をとかすためにできる。

15 **3**　**免疫《めんえき》**（124ページを見てみよう）　免疫《めんえき》はもともとからだを守るはたらきだが、はたらきすぎるとからだに害《がい》になる。

きみは何問正解《せいかい》だった？
正解の数で、きみの達人度《たつじんど》を
チェックするのじゃ！

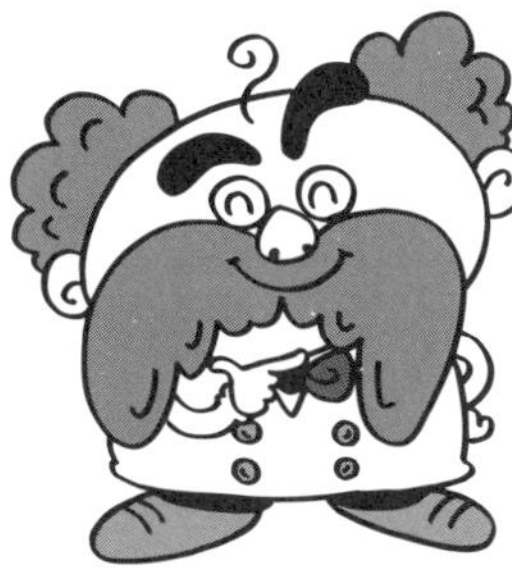

がんばれ！ 0〜5問

きみはまだまだからだの勉強がたりないようじゃな。
この本を読みなおして、もう一度クイズにチャレンジだ！

まだまだー！ 6〜10問

からだについて、ちょっとは勉強しているようじゃな。だが達人への道はけわしいぞ。苦手な部分をもう一度読みなおしてがんばるのじゃ！

もうちょっと！ 11〜14問

なかなかがんばっているようじゃが、まだまだわしにはかなわないようじゃのう。もっとがんばれば、わしに追いつく日も遠くはないぞ！

おみごと！ 15問

きみに、からだ博士《はかせ》の名をあたえよう！
このままがんばってぜひ、からだの道をきわめてほしいものだ。

精子《せいし》……105,107
声帯《せいたい》……104
せきずい……39
赤血球《せっけっきゅう》……50,51,117
染色体《せんしょくたい》……102,103
ぜん動《どう》運動……25
前頭葉《ぜんとうよう》……60,61
象牙質《ぞうげしつ》……118
側頭葉《そくとうよう》……60,61

た

体脂肪《たいしぼう》……34
大腿骨《だいたいこつ》……40,51
大腸《だいちょう》……12
大脳《だいのう》……60～62,66,67
胎盤《たいばん》……112
だ液《えき》……18
胆汁《たんじゅう》……10,31,50
炭水化物《たんすいかぶつ》……20,21
たんぱく質《しつ》……20,21
血……48～56,59
ちみつ質《しつ》……40
中耳《ちゅうじ》……74,75
腸《ちょう》……31,32
つば……18
爪《つめ》……92,97
DNA《ディーエヌエー》……102,103,110,111,
128～131
頭頂葉《とうちょうよう》……60,61
動脈《どうみゃく》……52,53,56

な

内耳《ないじ》……74,75
涙《なみだ》……82
軟骨《なんこつ》……43,104
におい……80
乳酸《にゅうさん》……38,118
二卵性双生児《にらんせいそうせいじ》……113
脳《のう》……60～65,73
ノンレム睡眠《すいみん》……66,67

は

歯……100,118
肺《はい》……46,47
排卵《はいらん》……106
白血球《はっけっきゅう》……50,51,124,125,128,129
鼻……80,83,84
半規管《はんきかん》……77
ビタミン……21
皮《ひ》ふ……85,89,94
病原性大腸菌《びょうげんせいだいちょうきん》……127
鼻涙管《びるいかん》……83
不随意筋《ふずいいきん》……37
平衡感覚《へいこうかんかく》……77
ヘルパーT細胞《ティーさいぼう》……128,129
勃起《ぼっき》……105
骨《ほね》……40～42
ホルモン……99,134,135

ま

味覚《みかく》……23
耳……74～77
無機質《むきしつ》……20,21
虫歯……118
目……70～73
明順応《めいじゅんのう》……72
メラニン色素《しきそ》……88,89,98
免疫《めんえき》……54,124,125
毛細血管《もうさいけっかん》……46,47,52
毛乳頭《もうにゅうとう》……96
網膜《もうまく》……70～72

ら

卵管《らんかん》……107
卵子《らんし》……106,107
卵巣《らんそう》……106,107
リンパ液《えき》……77
涙腺《るいせん》……82
レム睡眠《すいみん》……66,67

さくいん

あ

あか……85
あくび……65
汗《あせ》……86
アレルギー……124,125
暗順応《あんじゅんのう》……72
胃《い》……9,16,26,27,30
一卵性双生児《いちらんせいそうせいじ》……113
遺《い》伝《でん》……110,111,130,131
遺《い》伝《でん》子《し》治《ち》療《りょう》……130,131
ウイルス……122,128〜131
うんち……30,31
HIV《エイチアイブイ》……128,129
エイズ……128,129
栄養分《えいようぶん》……20,21,34,46
エナメル質《しつ》……118
遠《えん》視《し》……71
O-157《オーいちごなな》……127
おしっこ……33
おなら……32
親知らず……100

か

外《がい》耳《じ》……74
海綿体《かいめんたい》……105
蝸《か》牛《ぎゅう》……74
角質層《かくしつそう》……85,92,94
角膜《かくまく》……70
髪《かみ》の毛……89,96〜98
ガン……126
環境《かんきょう》ホルモン……134,135
汗腺《かんせん》……86
間脳《かんのう》……62
寄《き》生虫《せいちゅう》……28
吸収《きゅうしゅう》……30,32,33
筋原《きんげん》せんい……36
近《きん》視《し》……71
筋《きん》せんい……36
筋肉《きんにく》……36〜38
食《く》いあわせ……22
クローン……132,133
血液型《けつえきがた》……54,55
血管《けっかん》……42,52,53,56,59,86
月経《げっけい》……106
血《けっ》しょう……50,51
血小板《けっしょうばん》……50,51,117
口《こう》がい垂《すい》……24
こう丸《がん》……105
虹彩《こうさい》……70,72
後頭葉《こうとうよう》……60,61
呼《こ》吸《きゅう》……46,47,49,65
骨格筋《こっかくきん》……37
骨髄《こつずい》……40
鼓《こ》膜《まく》……74,75,78

さ

細胞《さいぼう》……85,102,103
子《し》宮《きゅう》……106,107,112
歯《し》髄《ずい》……118
舌《した》……17
脂《し》肪《ぼう》……20,21
受精《じゅせい》……105,107
受精卵《じゅせいらん》……107,112
消化……26,31〜33
小腸《しょうちょう》……10,11,30,33
静脈《じょうみゃく》……52,53,56
食道……8,25
自《じ》律神経《りつしんけい》……59,82
視《し》力《りょく》……71
神経《しんけい》……58,59
心臓《しんぞう》……48,49
じん臓《ぞう》……33
随《ずい》意《い》筋《きん》……37
水晶体《すいしょうたい》……70,71
ストレス……121
精液《せいえき》……107

監修者紹介

丸山　敬（まるやま けい）

1957年東京生まれ。1981年東京大学医学部卒業・1985年同博士課程卒業。カナダ・トロント大学医学部博士研究員、東京大学医学部助手などを経て、1992年埼玉医科大学薬理学教室教授となる。現在アルツハイマー病の治療を目指し、研究中。著書に『人はなぜ痴呆になるのか』、『夢！21世紀の生命科学』（ともに丸善）、『からだというふしぎな「きかい」』（全6巻・小峰書店）など多数。

●装丁・キャラクターイラスト
伊東ぢゅん子（株式会社ココット）
●本文・口絵イラスト
あすみ きり
●編集協力
山内ススム

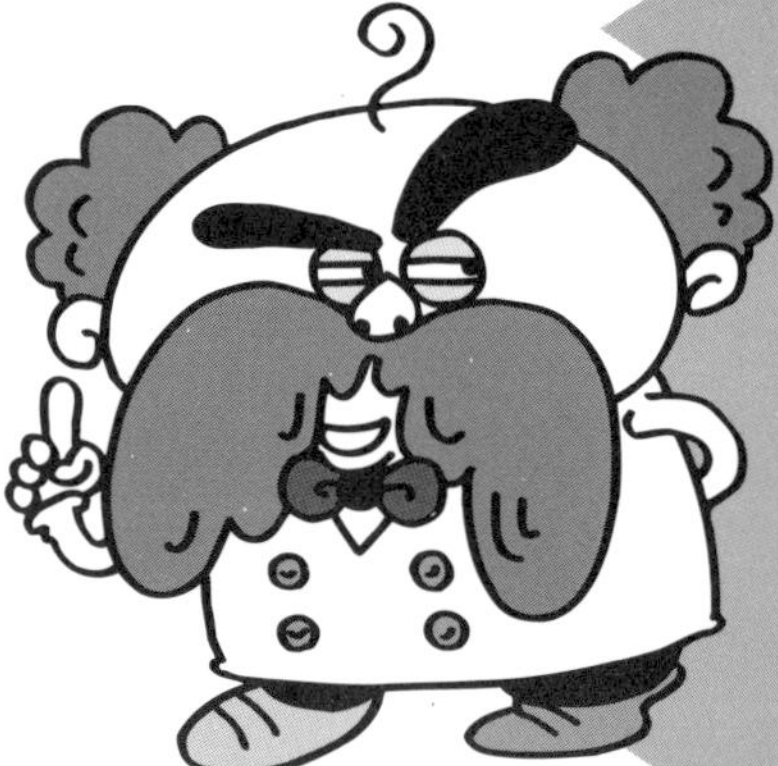

これだけは知っておきたい（3）

からだの大常識

発　行　2003年11月　第1刷©

【監修】丸山 敬（まるやま けい）
【 文 】山内ススム（やまうち すすむ）
【発行者】坂井宏先　　【編集】山里暁子
【発行所】株式会社ポプラ社
〒160-8565　東京都新宿区須賀町5
電話　03-3357-2213（営業）　03-3357-2216（編集）
03-3357-2211（受注センター）
FAX　03-3359-2359（ご注文）
インターネットホームページ　http://www.poplar.co.jp
【印刷所】瞬報社写真印刷株式会社
【製本所】株式会社難波製本

ISBN4-591-07652-0　N.D.C.491／143P／22cm
Printed in Japan
●落丁本、乱丁本は送料小社負担でお取り替えいたします。
ご面倒でも小社営業部宛にお送りください。

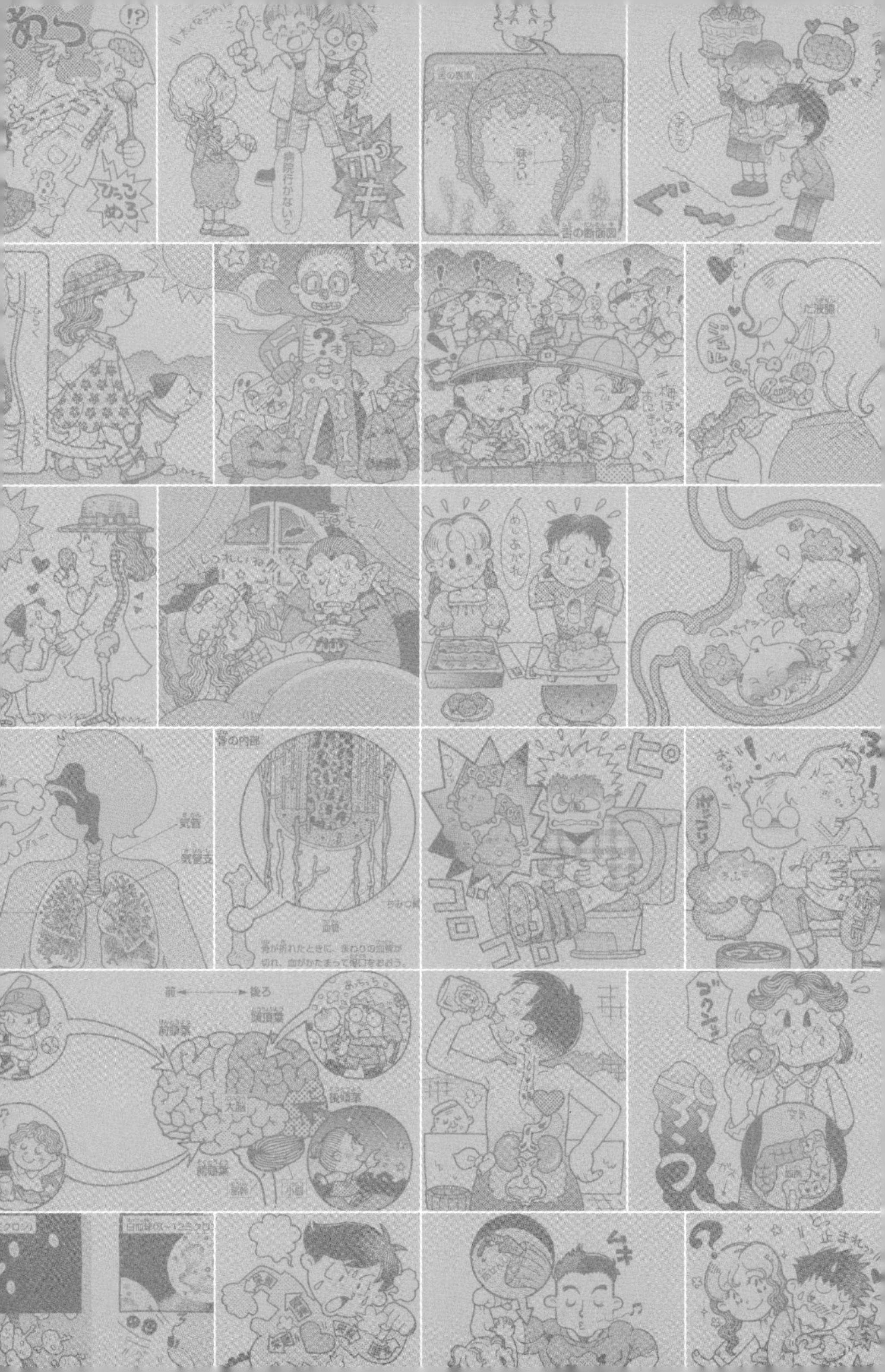

わっ
!?
ひっこめろ
病院行かない?
ポキ
舌の表面
味らい
舌の断面図
食べてて
あとで
ぐ〜
ひらく
とじる
本
梅ぼしのおにぎりだ
おいしー
だ液腺
ジュル
まずそ〜
しつれいね!!
めしあがれ
ペプシン
気管
気管支
骨の内部
ちみつ質
血管
骨が折れたときに、まわりの血管が切れ、血がかたまって傷口をおおう。
SOS
ピ
ゴロゴロ
ふー
ポッコリ
前
後ろ
頭頂葉《とうちょうよう》
前頭葉《ぜんとうよう》
大脳
後頭葉《こうとうよう》
側頭葉《そくとうよう》
小脳
あっちっち
ゴクン
空気
ガス
白血球(8〜12ミクロン
ムキ
とっ止まれっ
?